脑深部电刺激——基于病例分析

Deep Brain Stimulation A Case-Based Approach

[美]希尔帕·奇特尼斯 [美]普拉文·赫曼尼 [美]迈克尔·奥肯

编著

王学廉 李 楠

主译

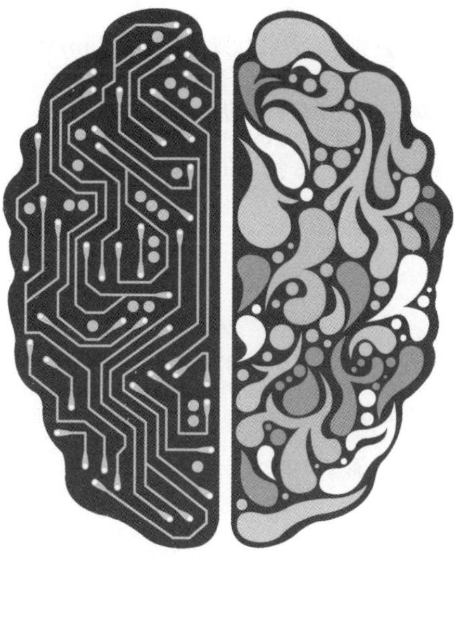

陕西新华出版传媒集团

陕西科学技术出版社

Shaanxi Science And Technology Press

西 安

著作权合同登记号：25－2021－280

图书在版编目(CIP)数据

脑深部电刺激：基于病例分析／(美)希尔帕·奇特尼斯，(美)普拉文·赫曼尼，(美)迈克尔·奥肯编著；王学廉，李楠译. — 西安：陕西科学技术出版社，2021.8

书名原文：DEEP BRAIN STIMULATION：A CASE－BASED APPROACH，FIRST EDITION

ISBN 978－7－5369－8199－7

Ⅰ．①脑… Ⅱ．①希… ②普… ③迈… ④王… ⑤李… Ⅲ．①神经系统疾病－电疗法 Ⅳ．①R741.05

中国版本图书馆 CIP 数据核字(2021)第 153253 号

脑深部电刺激——基于病例分析

NAOSHENBU DIANCIJI—JIYU BINGLI FENXI

[美]希尔帕·奇特尼斯 [美]普拉文·赫曼尼

[美]迈克尔·奥肯 编著

王学廉 李 楠 主译

责任编辑 张 戬 焦 洁

封面设计 曾 珂

出版者 陕西新华出版传媒集团 陕西科学技术出版社

西安市曲江新区登高路 1388 号陕西新华出版传媒产业大厦 B 座

电话(029)87205187 传真(029)81205155 邮编 710061

http://www.snstp.com

发行者 陕西新华出版传媒集团 陕西科学技术出版社

电话(029)81205180 81206809

印刷者 陕西瑞升印务有限公司

规 格 720mm×1020mm 16 开本

印 张 19.25

字 数 320 千字

版 次 2021 年 8 月第 1 版

2021 年 8 月第 1 次印刷

书 号 ISBN 978－7－5369－8199－7

定 价 148.00 元

原 著 作 者

[美]希尔帕·奇特尼斯
[美]普拉文·赫曼尼　　编著
[美]迈克尔·奥肯

原著编者

Mitra Afshari,MD,MPH
Assistant Professor of Neurological Sciences
Department of Neurological Sciences
Rush University
Chicago,IL

Jawad A. Bajwa,MD
Assistant Professor,Neurology
National Neuroscience Institute
King Fahad Medical City
Riyadh,Riyadh Province

Oscar Bernal-Pacheco,MD
Neurologist—Movement Disorders
Department of Neurology
Instituto Roosevelt
Chia,Cundin

Sagari Bette,MD
Movement Disorders Neurologist
Parkinson's Disease and Movement Disorders Center of Boca Raton
Boca Raton,FL

Brent Bluett,DO
Clinical Assistant Professor
Department of Neurology and Neurological Sciences
Stanford Movement Disorders Center
Palo Alto,CA

Helen Bronte-Stewart, MD, MSE, FAAN, FANA
Director, Stanford Movement Disorders Center
Department of Neurology and Neurological Sciences
Stanford University School of Medicine
Stanford, CA

Ethan G. Brown, MD
Assistant Professor of Neurology
UCSF Movement Disorders and Neuromodulation Center
Weill Institute of Neurosciences
Department of Neurology
University of California San Francisco
San Francisco, CA

Ankur Butala, MD
Assistant Professor of Neurology, Psychiatry and Behavioral Sciences
Parkinson Disease and Movement Disorders Center
Johns Hopkins University School of Medicine
Baltimore, MD

Elena Call, MD
Movement Disorders Specialist
Department of Neurology
Kaiser Permanente
Redwood City, CA

Lana Chahine, MD
Assistant Professor
Department of Neurology
University of Pittsburgh
Pittsburgh, PA

David Charles, MD
Professor and Vice-Chair
Department of Neurology
Vanderbilt University
Nashville, TN

Shilpa Chitnis, MD, PhD
Professor of Neurology and Neurotherapeutics
University of Texas Southwestern Medical Center
Dallas, TX

Shannon Y. Chiu, MD, MSc
Sr. Movement Disorders Fellow
University of Florida
Gainesville, FL

Hrishikesh Dadhich, MD
Neurology Resident
University of Alabama
Birmingham, AL

Laura S. Surillo Dahdah, MD
Neurologist, Movement Disorder Specialist
Department of Neuroscience
Manati Medical Center
San Juan, PR

Richard B. Dewey, Jr. , MD
Professor
Department of Neurology and Neurotherapeutics
UT Southwestern Medical Center
Dallas, TX

Kristen A. Dodenhoff, BA
Medical Student
Wake Forest University School of Medicine
Winston-Salem, NC

Mazen Elkurd, DO
Department of Neurology and Neurotherapeutics, Movement Disorder Section
University of Texas Southwestern
Dallas, TX

Rasheda El-Nazer, MD
Fellow
Department of Neurology and Neurotherapeutics
UT Southwestern Medical Center
Dallas, TX

Mary Fonseca-Ramos, MD
Department of Neurosurgeon
Bogotá, Colombia

Nicholas B. Galifianakis, MD, MPH
Associate Professor of Neurology
UCSF Movement Disorders and Neuromodulation Center
Weill Institute of Neurosciences
Department of Neurology
University of California San Francisco
San Francisco, CA

Anjali Gera, MD
Movement Disorders Physician
Winfield, IL

Sergiu Groppa, MD, PhD
Department of Neurology
University of Mainz
Mainz, Germany

Mallory Hacker, PhD, MSCI
Assistant Professor
Department of Neurology
Vanderbilt University Medical Center
Nashville, TN

Anhar Hassan, MB, BCh, FRACP
Assistant Professor of Neurology
Department of Neurology
Mayo Clinic
Rochester, MN

Nobutaka Hattori, MD, PhD
Department of Neurology
Juntendo University Faculty of Medicine
Tokyo, Japan

Susan Heath, MSN, RN, CNRN
UCSF Movement Disorders and Neuromodulation Center
Weill Institute of Neurosciences
Department of Neurology
University of California San Francisco
San Francisco, CA

Jared Hinkle, MD, PhD Candidate
Neuroscience
Johns Hopkins University School of Medicine
Baltimore, MD

Tooru Inoue, MD, PhD
Chair and Professor of Neurosurgery
Department of Neurosurgery
Fukuoka University Hospital
Fukuoka, Japan

Saman P. Javedan, MD, FAANS
Neurosurgeon
Department of Neurosurgery
Collier Neurologic Specialists
Naples, Florida

Joohi Jimenez-Shahed, MD
Medical Director, Movement Disorders Neuromodulation
Associate Professor of Neurology and Neurosurgery
Department of Neurology
Icahn School of Medicine at Mount Sinai
New York, NY

Parul Jindal, MD
Movement Disorders Neurologist
Department of Neurology
Sutter Gould Medical Foundation
Modesto, CA

Jessica A. Karl, MS, PA-C
Physician Assistant
Movement Disorder Section of Neurological Sciences
Rush University Medical Center
Chicago, IL

Pravin Khemani, MD, FAAN
Movement Disorders Neurologist, Neurology
Swedish Neuroscience Institute
Seattle, WA

Sushma Kola, MD
Resident Physician
Department of Neurology
Mayo Clinic
Rochester, MN

Julia Kroth, MD
Department of Neurology
University Medical Center of the Johannes Gutenberg University
Mainz, Germany

Mónica M. Kurtis, MD
Movement Disorders Unit Director
Department of Neurology
Hospital Ruber Internacional
Madrid, Spain

Paul S. Larson, MD
Professor and Vice Chair of Clinical Neurological Surgery
UCSF Movement Disorders and Neuromodulation Center
Weill Institute of Neurosciences
Department of Neurological Surgery
University of California San Francisco
San Francisco, CA

Mitesh Lotia, MD
Assistant Professor
Department of Neurology
University of Arkansas for Medical Sciences (UAMS)
Little Rock, AR

Corneliu C. Luca, MD, PhD
Associate Professor of Clinical Neurology
Department of Neurology
University of Miami, Miller School of Medicine
Miami, FL

Marta San Luciano, MD, MS
Associate Professor of Neurology
UCSF Movement Disorders and Neuromodulation Center
Weill Institute of Neurosciences
Department of Neurology
University of California San Francisco
San Francisco, CA

Kelly E. Lyons, PhD
Research Professor of Neurology
University of Kansas Medical Center
Kansas City, KS

Irene A. Malaty, MD
Associate Professor
Department of Neurology
Fixel Institute for Neurological Diseases
University of Florida
Gainesville, FL

Zoltan Mari, MD
Ruvo Family Chair and Director
Parkinson's and Movement Disorder Program
Cleveland Clinic Lou Ruvo Center for Brain Health
Las Vegas, NV

Raja Mehanna, MD
Associate Professor of Neurology Assistant Movement Disorders
Fellowship Director of Curriculum, UT Move Co-Director,
Huntigton Disease Society of America Center of Excellence
Department of Neurology
University of Texas Health Science Center at the McGovern Medical School
Houston, TX

Shabbir Hussain I. Merchant, MD
Assistant Professor
Department of Neurology
Medical University of South Carolina
Charleston, SC

Leo Verhagen Metman, MD, PhD
Professor
Department of Neurological Sciences, Movement Disorder Section
Rush University
Chicago, IL

Jacqueline Meystedt, BA
Research Assistant
Department of Neurology
Vanderbilt University Medical Center
Nashville, TN

Kelly A. Mills, MD, MHS
Assistant Professor of Neurology
Department of Neurology
Movement Disorders
Johns Hopkins University School of Medicine
Baltimore, MD

Svjetlana Miocinovic, MD, PhD
Assistant Professor
Department of Neurology
Emory University
Atlanta, GA

Kyle T. Mitchell, MD
Assistant Professor
Department of Neurology
Movement Disorders
Duke University School of Medicine
Durham, NC

Takashi Morishita, MD, PhD
Associate Professor
Department of Neurosurgery
Fukuoka University
Fukuoka, Japan

Mariana Moscovich, MD, PhD
Department of Neurology
Klinik für Neurologie
UKSH, Campus Kiel
Curitiba, Paraná

Padraig O'Suilleabhain, MD
Professor
Department of Neurology
University of Texas Southwestern
Dallas, TX

Michael S. Okun, MD
Adelaide Lackner Chair of Neurology, Executive Director Fixel Institute for Neurological Diseases, Neurology and Neurosurgery
University of Florida Health
Gainesville, FL

Jill L. Ostrem, MD
Carlin and Ellen Wiegner Endowed Professor of Neurology
UCSF Movement Disorders and Neuromodulation Center
Weill Institute of Neurosciences
Department of Neurology
University of California San Francisco
San Francisco, CA

Genko Oyama, MD, PhD, FAAN
Department of Neurology
Juntendo University Faculty of Medicine
Tokyo, Japan

Rajesh Pahwa, MD
Laverne and Joyce Rider Professor
Department of Neurology
University of Kansas Medical Center
Kansas City, KS

Gian Pal, MD, MS
Assistant Professor
Section of Movement Disorders, Department of Neurological Sciences
Rush University Medical Center
Edison, NJ

Valeriy Parfenov, MD
Neurologist
Department of Neurology
Brigham and Women's Hospital
Weymouth, MA

Adriana Martinez Perez, MD
Neurologist/Epileptologist, Epileptologist
FOSCAL
Floridablanca, Santander

Javier R. Pérez—Sánchez, MD, PhD
Consultant Neurologist
Movement Disorders Unit
Hospital General Universitario Gregorio Maraón
Madrid, Madrid

Adolfo Ramirez-Zamora, MD
Associate Professor of Neurology
University of Florida
Fixel Center for Neurological Diseases
Gainesville, FL

Meagen R. Salinas, MD
Assistant Professor
Department of Neurology and Neurotherapeutics
University of Texas Southwestern Medical Center Dallas
Dallas, TX

Fuyuko Sasaki, MD
Department of Neurology
Juntendo University Faculty of Medicine
Tokyo, Japan

Susanne Schneider, MD, PhD
Consultant Neurologist
Department of Neurology
Ludwig Maximilians University
Munich, Germany

Andi Nugraha Sendjaja, MD
Neurosurgeon, Neurosurgery
Rumah Sakit BP Batam
Batam, Indonesia

Kathleen Shannon, MD
Chair
Department of Neurology
University of Wisconsin School of Medicine and Public Health
Madison, WI

Vibhash D. Sharma, MD
Assistant Professor
Department of Neurology
University of Kansas Medical Center
Kansas City, KS

Yasushi Shimo, MD
Department of Neurology
Juntendo University Faculty of Medicine
Tokyo, Japan

Danielle S. Shpiner, MD
Assistant Professor of Clinical Neurology
Department of Neurology, Division of Parkinson's Disease and Movement Disorders
University of Miami Miller School of Medicine
Miami, FL

Aparna Wagle Shukla, MD
Associate Professor of Neurology
Norman Fixel Institute for Neurological Diseases
University of Florida
Gainesville, FL

Junaid Siddiqui, MD, MRCP
Assistant Professor, Neurology, Movement Disorders
Department of Neurology
University of Missouri
Columbia, MO

Mustafa S. Siddiqui, MD
Professor of Neurology
Department of Neurology
Wake Forest School of Medicine
Clemmons, NC

Konstantin Slavin, MD
Professor
Department of Neurosurgery
University of Illinois
Chicago, IL

Meredith Spindler, MD
Assistant Professor of Clinical Neurology
Perelman School of Medicine of the University of Pennsylvania
Philadelphia, PA

Philip A. Starr, MD, PhD
Professor in Residence of Neurological Surgery
Dolores Cakebread Endowed Chair in Neurological Surgery
Co-Director Functional Neurosurgery Program

UCSF Movement Disorders and Neuromodulation Center
Weill Institute of Neurosciences
Department of Neurological Surgery
University of California San Francisco
San Francisco, CA

Arjun Tarakad, MD
Assistant Professor of Neurology
Director of Deep Brain Stimulation Program
Parkinson's Disease Center and Movement Disorders Clinic
Baylor College of Medicine
Houston, TX

Stephen B. Tatter, MD, PhD
Professor of Neurosurgery
Department of Neurosurgery
Wake Forest School of Medicine
Winston-Salem, NC

Teri R. Thomsen, MD, JD
Associate Professor, Clinical
Department of Neurology
Carver College of Medicine
University of Iowa Hospitals and Clinics
Iowa City, IA

Michael Ullman, BS
Cornea and External Disease Fellow
Department of Ophthalmology and Visual Sciences
Washington University in St. Louis
St. Louis, Missouri

Atsushi Umemura, MD, PhD
Department of Neurosurgery
Juntendo University Faculty of Medicine
Tokyo, Japan

Nora Vanegas-Arroyave, MD
Assistant Professor of Neurology
Department of Neurology
Columbia University
New York, NY

Vinata Vedam-Mai, PhD
Assistant Professor
Department of Neurology
University of FL
Gainesville, FL

Dhanya Vijayakumar, MD
Assistant Professor
The University of South Carolina School of Medicine Greenville
Prisma Health Upstate; Neuroscience AssociatesDepartment of Internal Medicine
Greenville, SC

Monica Volz, FNP-BC, MSN, RN
Department of Neurology
UCSF Movement Disorders and Neuromodulation Center (MDNC)
Weill Institute of Neurosciences
University of California San Francisco
San Francisco, CA

Rebecca Whiddon, MD
Neurologist
Department of Neurology
The NeuroMedical Center Clinic
Baton Rouge, LA

Anthony T. Yachnis, MD
Professor and Program Director
Department of Pathology, Immunology, and Laboratory Medicine
University of Florida College of Medicine
Gainesville, FL

Laurice Yang, MD, MHA
Clinical Assistant Professor
Department of Neurology
Stanford University School of Medicine
Palo Alto, CA

Umar Yazdani, MD
Department of Neurology and Neurotherapeutics, Movement Disorder Section
University of Texas Southwestern
Dallas, TX

Pamela R. Zeilman, MSN, APRN-BC
Nurse Practitioner, DBS Clinical and Study Coordinator
Department of Neurology, Movement Disorders & Neurorestoration Program
UF Norman Fixel Institute for Neurological Diseases
Gainesville, FL

Qiang Zhang, MD
Movement Disorder Fellow
Department of Neurology
University of Iowa Hospitals and Clinics
Iowa City, IA

主　译

王学廉　空军军医大学附属唐都医院
李　楠　空军军医大学附属唐都医院

译　者

于国渊　邯郸市中心医院
马久红　山西省人民医院
王　军　南方医科大学南方医院
王　翠　大连医科大学附属大连市中心医院
王　毅　安徽医科大学第一附属医院
王嘉嘉　中国人民解放军南部战区总医院
文　荣　重庆医科大学附属第二医院
龙　浩　南方医科大学南方医院
卢国辉　南昌大学第一附属医院
付　朋　华中科技大学同济医学院附属协和医院
冯基高　海南医学院第二附属医院
曲　亮　空军军医大学附属唐都医院
朱敏伟　哈尔滨医科大学第一附属医院
刘小红　东莞市人民医院
苏明明　空军军医大学附属唐都医院
苏道庆　聊城市人民医院脑科医院
李嘉明　空军军医大学附属唐都医院
杨治权　中南大学湘雅医院
杨春春　阜阳市人民医院
肖振勇　柳州市工人医院
吴芸昊　上海交通大学医学院附属瑞金医院
邱　纯　空军军医大学附属唐都医院
汪　鑫　空军军医大学附属唐都医院
张　训　广州医科大学附属脑科医院

张广健　潍坊市人民医院脑科分院
张卫民　湖南省脑科医院
张世忠　南方医科大学珠江医院
陆卫风　郑州大学第一附属医院
陈普建　南通市第四人民医院
金　丹　中山市中医院
郑朝辉　空军军医大学唐都医院
项　威　深圳市人民医院
赵海康　西安医学院第二附属医院
胡　安　海军安庆医院
侯旭升　南方医科大学珠江医院
姜　磊　新疆医科大学第一附属医院
洪文瑶　福建省立医院
姚培森　福建医科大学附属第一医院
秦明筠　广州医科大学附属脑科医院
夏学巍　桂林医学院附属医院
徐　硕　山东大学齐鲁医院
龚飞龙　西南医科大学附属医院
崔承志　大连医科大学附属大连市中心医院
梁军潮　中国人民解放军南部战区总医院
董　生　清华大学附属北京清华长庚医院
韩　斌　中山市中医院
鲁　峻　江苏省泰州市人民医院
谢宗义　重庆医科大学附属第二医院
赖伊杰　上海交通大学医学院附属瑞金医院
廖红展　桂林医学院附属医院
谭志刚　中南大学湘雅二医院

译者序

脑深部电刺激是治疗帕金森病等神经精神疾病的有效且重要的疗法之一，近年来在我国的发展非常迅速。这不仅得益于更多神经内、外科医生的参与，还得益于更多脑深部电刺激新产品的不断涌现。可以预见的是：在未来接受该疗法的患者日益增多的同时，对专科医务人员的需求也会随之增加，对其所掌握的知识、经验及临床诊疗水平的要求也会提高。

与现有多部阐述脑深部电刺激疗法的专著相比，这本译著的特别之处在于提供了大量真实且具有典型代表性的病例。更难能可贵的是，对于每个病例，作者均强调了疑难之处和应对策略，详细地描述了患者治疗的过程和真实结局，有成功的经验，也有不尽如人意的结果，作者结合自身经验和文献回顾总结了相应的知识精要。这样的内容不仅引人入胜，还能让读者迅速掌握相关知识的全貌。这些病例既有脑深部电刺激治疗中经常遇到的问题，也不乏一些罕见情况，有些病例还应用了分段电极、交叉电脉冲等新的治疗措施，值得借鉴。当然，书中也阐述了脑深部电刺激相关的基本知识和原理，并对帕金森病、震颤和肌张力障碍的脑深部电刺激治疗进行了系统综述。

本书的译者是来自全国各地从事脑深部电刺激疗法的临床医生，经过多次讨论和校对，以期准确地将原著内容呈现给读者，在此深表感谢。对于新进入本领域的医师，本书可作为参考书籍使用；而对于有经验的医师，有的病例也定能给您带来新的启发。

王学廉 教授、主任医师
空军军医大学附属唐都医院神经外科

原著前言

现在全世界有超过20万人植入了脑深部电刺激器来治疗神经系统或神经精神疾病。这本由Drs. Chitnis,Khemani和Okun编写的专著真的是“一针见血”,满足了教育从业者和全面改善患者治疗的迫切需要。

这本书充满了最新的信息和最先进的治疗策略。贡献各章节和病例的作者都是最优秀和专业的脑深部电刺激医师。他们来自世界各地,均造诣很深。

作者首先回顾了重要的基本概念,这适用于各种疾病的脑深部电刺激治疗。他们还为患者提供了更先进的程控策略,并且不回避脑深部电刺激治疗神经精神疾病时经常会面对的挑战。然后,这本书过渡到许多精心挑选的病例研究。我相信读者会发现真实案例的呈现,使这本书很有说服力,而且比平常的书本更有趣。以这种格式阅读脑深部电刺激的知识是令人耳目一新的,因为它有助于对主题进行全面的探讨,并包括常见的和不常见的脑深部电刺激相关问题的处理。每一个案例都包含了对相关主题的全面回顾,并总结为精要来加强临床实践。这本书肯定可以作为参考书籍来使用,但一页页地阅读这本书后,初学者能够变得老练,能够有效地处理脑深部电刺激患者。

总之,目前市场上还没有类似的图书。无论你是新手还是专家,这都是一本“必读书”。

Kelly D. Foote,MD
Professor of Neurosurgery,University of Florida
Co-Director,Fixel Institute for Neurological Diseases

目　录

◇第一部分　绪　论◇

◇第二部分　震　颤◇

◇第三部分　帕金森病◇

◇第四部分　肌张力障碍◇

◇第五部分　其他疾病◇

第一部分 绪论

第 1 章 脑深部电刺激的常见程控策略

Meagen R. Salinas

电脉冲原理

电流通过脑深部电刺激(deep brain stimulation,DBS)电极或导线发放,一般是从阴极(带负电荷的触点)到阳极(带正电荷的触点)[1]。电脉冲由其持续时间(脉宽)、平均电流或电压值(幅度)和单位时间内发放的周期数(频率)来定义(图 1.1)[2]。工作周期(duty cycle)是指患者接受 DBS 电刺激的时间窗,可以在复杂情形下进行调整(例如开机数秒、数分钟或数小时,关机数秒、数分钟或数小时的循环;睡眠时关机;工作或压力大的时候开机)[3]。

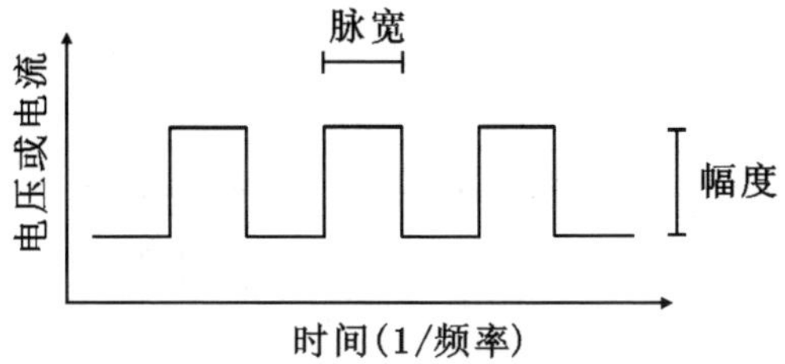

图 1.1 脑深部电刺激传递的电流波形,显示幅度、脉宽和频率等参数特征

脑深部电刺激电脉冲的产生和特性

DBS 脉冲有阴极相和阳极相。负电荷离开电极触点时为阴极相,负电荷进入电极触点时为阳极相。

脉冲的相位是一个专业术语,不能与阴极和阳极电流相混淆[1]。阴极电流是指负电荷从阴极流向阳极。阳极电流是指从阳极到阴极的逆流,与阴极电流相比电流更小、持续时间更长。虽然大多数轴突的激活是由于阴极刺激,但程控师应该了解阳极刺激[4](图 1.2)。

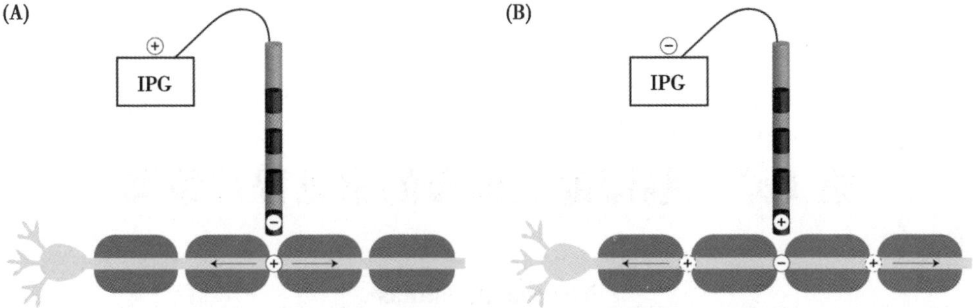

图 1.2 (A)阴极刺激,以植入式脉冲发生器(implantable pulse generator,IPG)为阳极,脑深部电刺激(DBS)导线上的触点为阴极。阴极产生的电场使附近的轴突去极化,并导致动作电位沿箭头所指的方向传播。(B)阳极刺激以 DBS 导线上的触点为阳极,而 IPG 为阴极。阳极产生的电场使附近的轴突超极化,并在邻近的郎氏节上产生正电荷聚集,足够多时将导致动作电位,然后将在图示的方向传播

激活组织范围

激活组织范围(volume of tissue activation,VTA)是由电刺激产生的轴突"兴奋"区域[1]。激活组织范围的塑形有助于优化效益和减少副作用。有许多策略可以塑形电场从而影响激活组织范围。选择不同触点和单极刺激以外的方式可以改变电场的形状,这将在后面讨论。

采用传统的环形触点进行刺激时,可以电极导线为轴线塑形电场。然而,电极导线垂直方向上的调整需要采用分段导线。分段导线可以调整电流避开邻近的其他脑结构。

电极结构:触点设计

传统的 DBS 导线已经使用了几十年,是由 4 个圆周分布的触点组成(图 1.3)。新出现的分段导线可以引导电流远离附近的脑组织,从而避免刺激这些脑组织导致的副作用。目前市场上的分段导线是分为 3 段的。

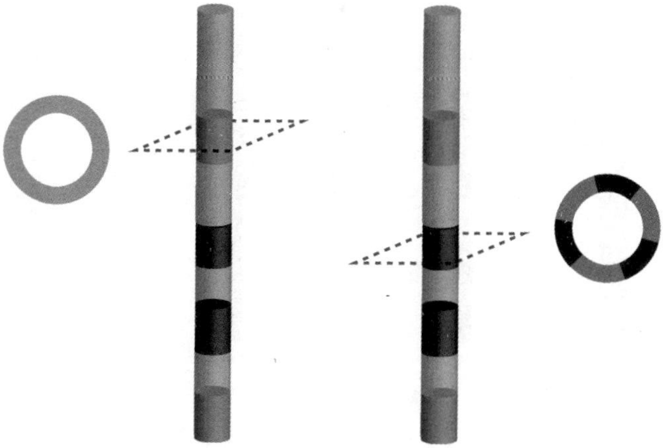

图 1.3　左边为圆周分布的触点(浅灰色),右边为分段触点(深灰色)。注意分段触点在 2 个圆周分布的触点之间

程控模式

单极刺激[图 1.4(A)]:一个触点作为阴极(负极),可植入脉冲发生器(IPG)作为阳极(正极)。通常用来逐个检查触点,以确定产生最大疗效(通常是在最小的电流下)和最小刺激副作用的最佳触点。当施加单极刺激时,电场的形状是球形的。最近阳极刺激被证明是另一种治疗可能。这种情况下,刺激器是阴极,触点为阳极。极性反转可以使邻近轴突超极化。

多点单极刺激[图 1.4(B)]:在导线上指定一个以上的触点作为阴极,而 IPG 作为阳极。

双极刺激:导线上同时存在阴极和阳极,这时电场形状为椭圆形。宽双极刺激[图 1.4(C)] 使用最背侧和最腹侧触点。一般来说,在单极刺激筛查中找到的较好触点被设为阴极,但也可以反转设置以激活另一组轴突。宽双极刺激的磁场形状更类似于单极刺激。当阴极和阳极间还有一个触点时称为间隔双极刺激[图 1.4(D)]。而窄双极刺激[图 1.4(E)]是指阴极和阳极在相邻触点上,形成典型的椭圆形电场。在宽双极刺激设置下,电荷密度最高,其次是间隔双极刺激,窄双极刺激电荷密度最低。

三极刺激[图 1.4(F)]:在导线上有 2 个阳极和 1 个阴极,一般是阴极两侧为 2 个阳极。

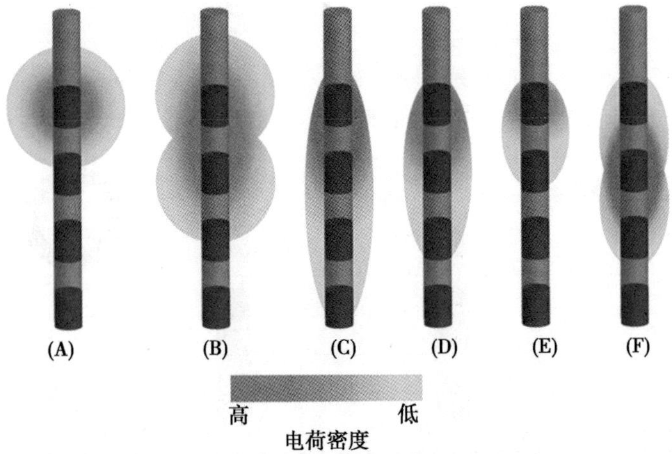

图 1.4 显示了多种程控模式,包括单极刺激(A)、多点单极刺激(B)、宽双极刺激(C)、间隔双极刺激(D)、窄双极刺激(E)和三极刺激(F)

交叉电脉冲是利用 2 个不同的程序错开时间进行刺激的策略（图 1.5）[5]。每个程序可以提供独特的刺激(因为设置不同)。通过 2 个程序刺激,患者可以获得每种刺激所能取得的疗效总和。例如,最腹侧的触点可以很好地缓解震颤,但对僵直改善不佳,那么使用第二个独立的程序,使用背侧触点刺激就有可能改善肌强直。交叉电脉冲的另一个用途是避免刺激引起的副作用。当导线植入不理想时,程控师可能面临狭窄的治疗窗,当使用单一程序时,可能只有症状部分缓解。2 个程序的交叉电脉冲可以刺激更多的轴突,因为 2 个脉冲序列有时差。当然,交叉电脉冲的一个缺点是电池消耗更快。

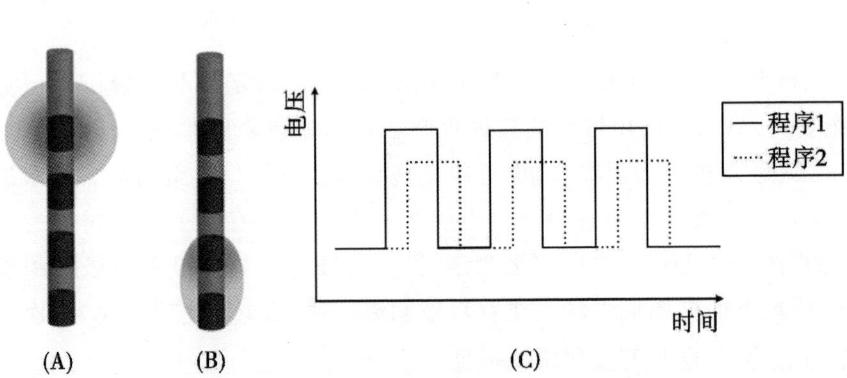

图 1.5 交叉电脉冲中程序 1 (A) 和程序 2 (B)的波形有时差(C)

独立信号源和其他程控技术

单个信号源程控时，各个触点的刺激频率和脉宽相同，这是经典的 DBS 模式(图 1.6B)[1]。多重独立电流控制(multiple independent current control, MICC)是指同一导线上的每个触点都有独立的幅值和脉冲宽度等参数(图 1.6A)。多个独立源的优势是更精确的电流控制，这种技术有望提高疗效并且最小化副作用，同时也有可能刺激 2 个不同的大脑区域。

工作周期刺激能实现开环模式下预定时间内的刺激[3]。与传统的连续刺激相比，这有利于减少刺激的总量。它已被应用于许多情况，例如最近作为一种治疗妥瑞氏综合征的成功策略，也用于那些可能受益于夜间关闭设备的患者(如震颤)。最近的研究表明，更复杂的工作周期可能用于治疗某些症状。

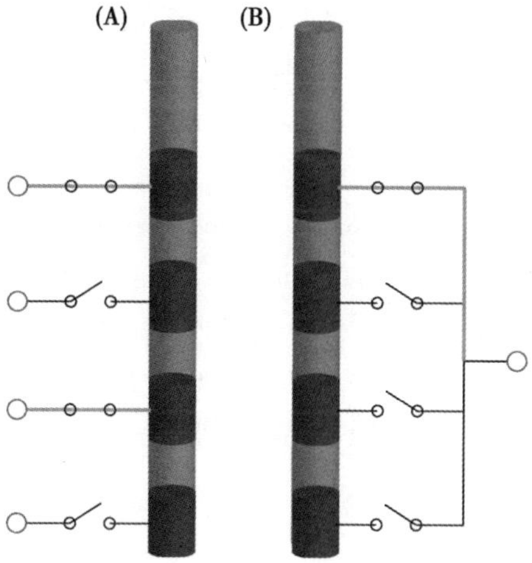

图 1.6 多个独立源(A)和单一信号源(B)的图示，以浅灰色表示连通的电流路径

未来展望

目前活跃的研究领域包括闭环刺激(自适 DBS)的感知和远程程控。闭环刺激需要连续感知各种生理参数，并根据预定算法进行分析和操作，以实现实时生理反馈控制的目的[6]。这种持续传感系统只有在检测到病理生理信号时才会进行刺激，从而可能在患者症状较重时提供刺激。这种方法可能在预设工

作周期刺激或其他类似方法仍不能满足患者需求时特别有价值。闭环刺激仍存在许多挑战，包括副作用、响应时间以及生理特征各异的不同症状的复杂性。另一种正在研究的技术是协调复位。这种技术以固定或不同的序列使用多个触点刺激脑结构。关于这种技术实用性的数据不断出现。电流塑形（如双相脉冲）是另一种有前途的方法。最后，改变刺激模式也可以提供更好的结果。技术的进步和对生理学更深入的理解可能会指导下一代 DBS 程控技术。

【参考文献】

[1] E B Montgomery. Deep brain stimulation programming: mechanisms, principles, and practice, Second ed[M]. Oxford University Press, Oxford; New York, 2017.

[2] W J Marks. Deep brain stimulation management, Second ed[M]. Cambridge University Press, Cambridge; New York, 2015.

[3] P J Rossi, E Opri, J B Shute, et al. Scheduled, intermittent stimulation of the thalamus reduces tics in Tourette syndrome[J]. Parkinsonism Relat Disord, 2016(29): 35 - 41.

[4] A D Kirsch, S Hassin-Baer, C Matthies, et al. Anodic versus cathodic neurostimulation of the subthalamic nucleus: A randomized—controlled study of acute clinical effects[J]. Parkinsonism Relat Disord, 2018(55): 61 - 67.

[5] S Miocinovic, P Khemani, R Whiddon, et al. Outcomes, management, and potential mechanisms of interleaving deep brain stimulation settings[J]. Parkinsonism Relat Disord, 2014, 20(12): 1434 - 1437.

[6] P Ghasemi, T Sahraee, A Mohammadi. Closed-and open-loop deep brain stimulation: Methods, challenges, current and future aspects[J]. J Biomed Phys Eng, 2018, 8(2): 209 - 216.

（王学廉　曲亮）

第二部分 震 颤

第 2 章　脑深部电刺激治疗特发性震颤的患者选择标准

Laura S. Surillo Dahdah, Umar Yazdani, Richard B. Dewey, Jr., Padraig O'suilleabhain, Shilpa Chitnis

患者选择

丘脑腹中间核(ventral intermediate nucleus of the thalamus, Vim)脑深部电刺激(deep brain stimulation, DBS)已被证明是药物难治性特发性震颤(essential tremor, ET)患者的一种有效且安全的治疗方法[1-5]。决定应用 DBS 治疗震颤的过程是复杂且多方面的。最基本的问题是,药物是否对 ET 有效,是否已经在最大耐受剂量下试验治疗,以及震颤是否致残。得到这些基本问题的答案后,可以考虑应用 DBS。在决定是否对药物治疗失败的患者进行 DBS 时有 2 个关键点,一是正确辨别运动障碍类型(即震颤,肌张力障碍性震颤,肌阵挛或共济失调),二是明确患者没有功能性(精神性)震颤或帕金森病(Parkinson disease, PD)。一些 ET 患者可能会出现静止性震颤[6-7],并且一定程度的不对称并不罕见[8]。频率也会随着病程的延长而降低[9]。在这种情况下,ET 可能被误诊为 PD。多巴胺转运蛋白扫描(dopamine transporter scan, DaTscan)能可靠地区分这 2 个疾病,但无法将 ET 与肌张力障碍性震颤分开[10]。因此,医生很少使用 DaTscan 选择手术患者,尤其是有经验的神经科医生进行筛选时。

在筛选 ET 患者进行 DBS 时,常用的选择标准是:ET 诊断明确,且患者具有中度至重度的动作和(或)姿势性震颤,致使他们无法进行一项或多项日常活动或生活质量下降。严重的震颤会导致功能受损,包括书写、打字、进食、个人卫生或社交困难。由 ET 引起的残疾可能在很大程度上取决于患者的职业和社会状况,以及在社交上的尴尬。

考虑接受立体定向手术的患者应当已经接受过正确的药物治疗。ET的一线治疗药物是普萘洛尔(或其他非选择性β受体阻滞剂)和扑米酮,应该先予以尝试,除非存在药物禁忌证。二线药物包括托吡酯和加巴喷丁,但在使用前要了解这些药物的潜在副作用[11-12]。需要了解的是,口服药物即使对于患者个体有效,震颤幅度的改善平均也只有50%左右[7]。医生还应当参考美国神经病学学会最新的震颤药物治疗指南。相比之下,有研究表明,成功的Vim DBS治疗可将震颤改善率提高至75%,并且通常有持续5年或更长时间的获益[8]。最近Favilla及其同事的研究认为,尽管接受了DBS治疗,ET仍会继续进展,这不同于帕金森病的震颤[13]。DBS的术前准备还应当关注患者的并发症,以及影像学、神经病学、神经外科学、神经心理和精神病学的评估。震颤检查的术前录像有助于评估基线症状的严重程度,并便于术后比较。

特发性震颤的诊断

修订的ET诊断标准为[12,14]:①双上肢动作性震颤,伴或不伴其他部位的震颤(如下肢、头部、口面部或声音);②不伴有其他神经系统体征,如肌张力障碍、共济失调、帕金森综合征等;③病程超过3年。

脑深部电刺激疗效

ET患者可以接受单侧或双侧DBS。单侧刺激可显著改善对侧肢体动作、姿势和静止性震颤,对于某些病例也有轻度同侧获益的可能[4,15,16]。单侧Vim刺激不能改善语音震颤,但可以改善头部震颤[17-20]。因此,语音震颤不能作为DBS的主要指征。无论是单侧还是双侧DBS,对头部震颤改善的结果均不一致,但针道角度被认为是影响预后的潜在因素[1,17,19,21]。

脑深部电刺激手术的风险和预期

DBS手术成功后,对震颤的改善率最高可达85%[12]。但是,如前所述,语音和头部震颤对DBS的反应不如四肢震颤可靠。要记住肢体近端震颤对DBS的反应不佳,因此术前应当评估震颤累及的部位,并将其纳入与患者及其家人的知情同意中。患者应当意识到,ET是一种进行性疾病,并且由于疾病进展是普遍发生的(尽管接受了DBS),因此有必要进行定期随访以进行DBS程控来应对任何新出现或加剧的震颤。基线震颤的视频记录能帮助患者或检查者了解术前震颤的严重程度。

ET的DBS手术风险与PD相似。此外,在ET的Vim DBS治疗中,应告知患者言语和步态异常是丘脑刺激最常见的副反应,双侧植入更是如此[22]。许多患者由于双手和双上肢震颤而选择接受双侧DBS。分期进行DBS手术,并在优势手或受影响较大的一侧进行第一次手术,可以留出足够的时间考虑进行第二次植入,这也许有必要[23]。最近,有数个研究团队证实,Vim DBS患者存在明显的认知异常。因此,应当告知患者该情况,并考虑其神经心理表现[24-25]。

共患病与脑深部电刺激

对于患有其他疾病导致手术风险增加的患者,全科医师和亚专科医师应当说明。尽管这里提及的DBS指南普遍被专家接受,但是并没有一致认可的纳入或排除标准。在选择有框架或无框架、清醒或麻醉,以及是否采用微电极记录(microelectrode recording,MER)等手术方式时,必须仔细评估已明确的共患疾病。心肺和其他疾病(例如肥胖)可能会增加手术风险,高血压患者的MER出血风险更高[19]。合并糖尿病或免疫抑制状态会增加手术后感染和其他并发症的风险。一般而言,成功进行清醒手术要求健康且配合的患者。ET的DBS治疗没有年龄禁忌,但在其他条件一致的情况下,年轻患者比老年患者更能耐受DBS手术。通常老年患者比年轻患者的手术并发症风险更高[26-31]。

神经精神疾病与脑深部电刺激

合并精神疾病可能会限制DBS的效果,因此应进行筛选[32]。通常,这一系列检查是作为术前神经心理检查的一部分进行的,但在复杂情况下,应在术前进行正式的精神科会诊。有些中心会在术前常规进行神经心理学和精神病学评估,但如果既往存在精神病或自杀史,则所有专科中心都会进行精神病学检查。只有稳定且充分控制的精神疾病患者才可以接受DBS手术,并且应制定术后监测计划。

痴呆与脑深部电刺激

作为 DBS 筛选评估的一部分，应由多学科团队进行神经心理测试并仔细讨论。神经心理测试结果是决定是否进行 DBS 以及术后应采取何种治疗措施的决定因素之一。结果不佳的患者，特别是额叶功能和记忆方面受损者，可能不适合 DBS，因为该手术可能会使认知功能恶化[33]。苯二氮䓬类药物、安眠药、抗癫痫药和止痛药等可能会干扰神经心理评估，因此评估者应了解患者的用药方案。一个常见的错误是，ET 患者接受了最大剂量的扑米酮和苯二氮䓬类药物治疗，评估后被误认为是认知障碍[23]。

术前磁共振影像异常

在对患者的 DBS 进行筛选评估时，脑磁共振(magnetic resonance imaging，MRI)检查不仅有助于确诊，而且对评估手术风险很重要。患有严重脑血管疾病的患者可能会增加脑出血或中风的风险。全脑萎缩增加了植入过程中脑移位而导致电极定位不理想，以及术后硬膜下血肿的风险。术前 MRI 有助于电极植入靶点的设计，增强 MRI 可以显示静脉解剖以预防术后静脉梗死[34]。电极植入轨迹上的结构性病变诸如血管畸形等可能是禁忌证[35]。

知识精要

患者可通过单侧或双侧 DBS 治疗 ET。

单侧刺激可显著改善对侧动作、姿势和静止性震颤，对部分患者可能有轻微的同侧改善作用。

单侧 Vim 刺激不能可靠地改善语音震颤。因此，语音震颤不是 DBS 的主要指征。

单侧或双侧 DBS 刺激对头部震颤的改善结果不确定，但确有改善者，可能与针道角度有关。

头部和语音震颤对 DBS 的反应无法预测，因此可能无法满足患者的期望。

许多患者选择接受双侧刺激。应告知这些患者，言语障碍和步态共济失调是植入第二侧电极后较常见的副作用。

通过分期手术，可以根据第一次手术的效果推迟或取消第二次植入。

通常刺激丘脑不会导致情绪和认知衰退，尽管术前认知障碍和不受控制的情感障碍可能会在 DBS 后恶化。

DBS 成功治疗 ET 的最重要因素是应用多学科筛查。多学科筛查可以获得患者的风险收益情况，这是非常重要的，需要在术前讨论。

最后，DBS 对 ET 患者肢体远端震颤的改善比近端明显。在大多数情况下，尽管接受了 DBS 治疗，患者的震颤仍会随着时间而进展。

【参考文献】

[1] Pahwa R, Lyons K E, Wilkinson S B, et al. Comparison of thalamotomy to deep brain stimulation of the thalamus in essential tremor[J]. Movement Disorders: Official Journal of the Movement Disorder Society, 2001, 16(1): 140 - 143.

[2] Vaillancourt D E, Sturman M M, Metman L V, et al. Deep brain stimulation of the VIM thalamic nucleus modifies several features of essential tremor[J]. Neurology, 2003, 61(7): 919 - 925.

[3] Koller W, Pahwa R, Busenbark K T, et al. High-frequency unilateral thalamic stimulation in the treatment of essential and parkinsonian tremor[J]. Annals of Neurology: Official Journal of the American Neurological Association and the Child Neurology Society, 1997, 42(3): 292 - 299.

[4] Lyons K E, Pahwa R. Long-term benefits in quality of life provided by bilateral subthalamic stimulation in patients with Parkinson disease[J]. Journal of Neurosurgery, 2005, 103(2): 252 - 255.

[5] Schuurman P R, Bosch D A, Bossuyt P M. et al. A comparison of continuous thalamic stimulation and thalamotomy for suppression of severe tremor[J]. New England Journal of Medicine, 2000, 342(7): 461 - 468.

[6] Cohen O, Pullman S, Jurewicz E, et al. Rest tremor in patients with essential tremor: prevalence, clinical correlates, and electrophysiologic characteristics[J]. Archives of Neurology, 2003, 60(3): 405 - 410.

[7] Martinelli P, Gabellini A S, Gulli M R, et al. Different clinical features of essential tremor: a 200-patient study[J]. Acta Neurologica Scandinavica, 1987, 75(2): 106 - 111.

[8] Pahwa R, Lyons K E, Wilkinson S B, et al. Long term evaluation of deep brain stimulation of the thalamus[J]. Journal of Neurosurgery, 2006, 104(4): 506 - 512.

[9] Elble R J. Essential tremor frequency decreases with time[J]. Neurology, 2000, 55(10): 1547 - 1551.

[10] Tatsch K, Poepperl G. Nigrostriatal dopamine terminal imaging with dopamine transporter SPECT: an update[J]. Journal of Nuclear Medicine, 2013, 54(8): 1331 - 1338.

[11] Munhoz R P, Picillo M, Fox S H, et al. Eligibility criteria for deep brain stimulation in

Parkinson's disease, tremor, and dystonia[J]. Canadian Journal of Neurological Sciences, 2016,43(4):462 - 471.

[12] Marks Jr, W J(Ed.). Deep brain stimulation management. Cambridge[M]. UK: Cambridge University Press, 2015.

[13] Favilla C G, Ullman D, Wagle Shukla A, et al. Worsening essential tremor following deep brain stimulation: disease progression versus tolerance[J]. Brain, 2012, 135(5):1455 - 1462.

[14] Bhatia K P, Bain P, Bajaj N, et al. Tremor Task Force of the International Parkinson and Movement Disorder Society. Consensus statement on the classification of tremors. From the Task Force on Tremor of the International Parkinson and Movement Disorder Society[J]. Movement Disorders, 2018;33(1), 75 - 87.

[15] Ondo W, Jankovic J, Schwartz K, et al. Unilateral thalamic deep brain stimulation for refractory essential tremor and Parkinson's disease tremor[J]. Neurology, 1998, 51(4):1063 - 1069.

[16] Obwegeser A A, Uitti R J, Witte R J, et al. Quantitative and qualitative outcome measures after thalamic deep brain stimulation to treat disabling tremors[J]. Neurosurgery, 2001, 48 (2):274 - 284.

[17] Sydow O, Thobois S, Alesch F, et al. Multicentre European study of thalamic stimulation in essential tremor: a six year follow up[J]. Journal of Neurology, Neurosurgery & Psychiatry, 2003, 74(10):1387 - 1391.

[18] Carpenter M A, Pahwa R, Miyawaki K L, et al. Reduction in voice tremor under thalamic stimulation[J]. Neurology, 1998, 50(3):796 - 798.

[19] Obwegeser A A, Uitti R J, Turk M F, et al. Thalamic stimulation for the treatment of midline tremors in essential tremor patients[J]. Neurology, 2000, 54(12):2342 - 2344.

[20] Moscovich M, Morishita T, Foote K D, et al. Effect of lead trajectory on the response of essential head tremor to deep brain stimulation[J]. Parkinsonism and Related Disorders, 2013, 19(9):789 - 794.

[21] Pahwa R, Lyons K L, Wilkinson S B, et al. Bilateral thalamic stimulation for the treatment of essential tremor[J]. Neurology, 1999, 53(7):1447 - 1447.

[22]. Gorgulho A, De Salles A A F, Frighetto L, et al. Incidence of hemorrhage associated with electrophysiological studies performed using macroelectrodes and microelectrodes in functional neurosurgery[J]. Journal of Neurosurgery, 2005, 102(5):888 - 896.

[23] Rodriguez R L, Fernandez, H H Haq, et al. Pearls in patient selection for deep brain stimulation[J]. Neurologist, 2007, 13(5):253 - 260.

[24] Lombardi W J, Woolston D J, Roberts J W. Cognitive deficits in patients with essential tremor[J]. Neurology, 2001, 57(5):785 - 790.

[25] Leehey M A. Fragile X-associated tremor/ataxia syndrome: clinical phenotype, diagnosis, and treatment[J]. Journal of Investigative Medicine, 2009, 57(8):830 - 836.

[26] Welter M L, Houeto J L, Tezenas du Montcel, et al. Clinical predictive factors of subthalamic stimulation in Parkinson's disease[J]. Brain, 2002, 125(3): 575 - 583.

[27] Rodriguez R L, Miller K, Bowers D, et al. Mood and cognitive changes with deep brain stimulation: what we know and where we should go[J]. Minerva Medica, 2005, 96(3): 125 - 144.

[28] Russmann H, Ghika J, Villemure J G, et al. Subthalamic nucleus deep brain stimulation in Parkinson disease patients over age 70 years[J]. Neurology, 2004, 63(10): 1952 - 1954.

[29] Kleiner-Fisman G, Fisman D N, Sime E, et al. Long-term follow up of bilateral deep brain stimulation of the subthalamic nucleus in patients with advanced Parkinson disease[J]. Journal of Neurosurgery, 2003, 99(3): 489 - 495.

[30] Jaggi J L, Umemura A, Hurtig H I, et al. Bilateral stimulation of the subthalamic nucleus in Parkinson's disease: surgical efficacy and prediction of outcome[J]. Stereotactic and Functional Neurosurgery, 2004, 82: 2 - 3, 104 - 114.

[31] Guehl D, Cuny E, Benazzouz A, et al. Side-effects of subthalamic stimulation in Parkinson's disease: clinical evolution and predictive factors[J]. European Journal of Neurology, 2006, 13(9): 963 - 971.

[32] Cyron D. Mental side effects of deep brain stimulation (DBS) for movement disorders: the futility of denial[J]. Frontiers in Integrative Neuroscience, 2016(10): 17.

[33] Saint-Cyr J A, Trépanier L L, Kumar R, et al. Neuropsychological consequences of chronic bilateral stimulation of the subthalamic nucleus in Parkinson's disease[J]. Brain, 2000, 123(10): 2091 - 2108.

[34] Morishita T, Okun M S, Burdick A, et al. Cerebral venous infarction: a potentially avoidable complication of deep brain stimulation surgery[J]. Neuromodulation, 2013, 16(5): 407 - 413.

[35] Lang A E, Houeto J L, Krack P, et al. Deep brain stimulation: preoperative issues[J]. Movement Disorders: Official Journal of the Movement Disorder Society, 2006, 21(S14): 171 - 196.

（张世忠　侯旭升）

第 3 章　脑深部电刺激治疗特发性震颤的程控基本知识要点

Brent Bluett

引　言

特发性震颤(essential tremor,ET)是最常见的运动障碍疾病之一,一般人群患病率为 0.4%～5%[1]。为了下一步的治疗,必须先将 ET 与其他疾病如增强的生理性震颤或帕金森病区分开来。ET 的典型特征是双上肢姿势性和动作性震颤,可伴有头部、发音或下肢震颤[2],其震颤具有节律性和振荡性,典型频率为 4～7Hz。重要的是,ET 患者一般没有帕金森病样症状、共济失调或肌张力障碍症状。临床上可以使用改良版的 FTM 震颤评估量表[3]和(或)统一帕金森病评分量表(unified parkinson's disease rating scale,UPDRS)第三部分评估 ET[4]。标准的评估方法包括让患者将两只手臂平伸在胸前(双手内旋)评估姿势性震颤,使用指鼻或对指的动作来评估运动性或意向性震颤,以及其他评估方法,如画阿基米德螺旋线、将一杯水倒入另一个杯子里,或执行那些受到震颤妨碍的日常活动中的自主动作。

ET 的一线治疗是药物治疗,包括普萘洛尔、扑米酮等,但大约 25%至 55%的患者是药物难治性 ET[5]。对于适合手术的患者来说,可选方式包括脑深部电刺激(deep brain stimulation,DBS)和丘脑毁损术(包括射频毁损和磁共振引导的聚焦超声)[6]。丘脑毁损术和 DBS 的整体疗效相似,但丘脑毁损术并发症的发生率较高[7]。DBS 具有可逆和可程控的优点,能适应于震颤进展并且可以双侧手术。手术治疗的选择取决于每例患者的临床特点,并应由一个多学科团队结合病人的意愿来选择。

美国食品药品监督管理局(FDA)于 1997 年批准了 Vim DBS 治疗 ET[8]。DBS 治疗难治性 ET 的长期安全性和有效性已被证明[9],尽管几年后 Vim DBS

疗效明显减弱,这可能是由于疾病的进展[10-11]。双侧 Vim DBS 往往会产生比单侧更多的副作用,最常见的不良反应包括感觉异常、构音障碍和步态障碍[12]。

目前用于治疗 ET 的 DBS 系统在开环模式下工作,刺激参数一旦设置就不能随病人的临床症状变化而实时调整[13]。闭环模式的 DBS 系统还在开发中,尚未应用于 ET 治疗,故在本章中不予讨论。目前有几种开环模式的 DBS 系统应用于治疗震颤,这些系统的差别在于电源类型(电压或电流)、刺激电场塑形功能(基于电极设计和极性配置)、刺激参数的范围和能否实现交叉电脉冲等[14]。本章重点介绍了开环模式的高频 DBS 治疗药物难治性 ET 的程控。

DBS 治疗 ET 的程控方法

DBS 治疗 ET 程控的总体目标是:①最大限度地控制震颤;②尽量减少副作用;③延长神经刺激器寿命[15]。

电极在 Vim 中的位置决定 DBS 的程控,如果位置最佳则会产生更少的副作用,并且更低的刺激参数就能获得预期的治疗结果。手术植入电极的准确性及术后程控参数(电压、频率和脉宽)决定了电极刺激的组织(神经环路),进而决定了治疗效果。大多数 DBS 副作用是电极周围的脑组织受到刺激而产生的。

新型的神经刺激系统允许程控师使用分段电极导线和多重独立电流控制(multiple independent current control,MICC)功能在水平方向上调整电流,有望增加有效刺激的治疗窗口同时不产生不良反应[16-17]。可选程控参数的增加也会增加程控所需的时间,特别是在第一次程控时,患者疲劳可能是一个问题。

开启程控

在一些中心,DBS 可能在出院前即开机程控。不过开机程控在手术几周后的门诊进行更为常见,这样可以消除脑水肿的影响。

初次程控通常在电极植入后 2～4 周进行,以消除脑组织水肿(可能改变阻抗)和"微毁损效应"的影响。所谓的"微毁损效应"是指通过手术将电极植入恰当的靶点时,症状就可以得到初步改善[18]。在初次门诊程控时中应该给病人进行宣教,包括如何使用患者程控器、紧急情况下的处理措施以及如何避免刺激器突然意外关闭。

在初次程控过程中，通常先进行单极检查，目的是找到治疗窗口，即找到最能改善震颤的最低电压和引起副作用的高电压[19]。单极检查时把 IPG 作为正极(+)，然后依次将 DBS 导线的各个触点作为负极(-)进行测试。使用分段电极 DBS 系统时，同水平的所有(3 个)环形电极都被打开[20]。一般将脉宽设置为 60～90μs，频率设置为 130Hz，在不出现副作用的前提下，每个电极的电压通常以 0.1～0.5V 的幅度(在分段电极中为 0.1～0.5mA)逐渐增大至 5V(或 5mA)[21]。对于分段电极，在确定最有效的环形电极后，可以较小增量(通常为 0.1～0.2 mA)逐渐增加电流来单独评估环形电极上的单个触点[22]。最终选择能改善震颤最明显且无副作用的触点和电压。

如果单极检查无法确定最佳刺激参数，则可以逐步增加脉冲宽度和频率(通常在单极模式下确定的最佳触点)，直到确定最佳结果[19]。调整脉冲宽度或频率的方式与前面讨论过的类似，除了电压保持恒定。如果低电压时就会出现副作用，可以尝试双极刺激模式。双极刺激可以缩小电流的传导范围，避免对邻近组织的刺激和不良反应[22]。

首次程控

1999 年欧洲一项多中心研究发现，46 例接受 DBS 治疗的 ET 患者中 38 例采用单极刺激模式，平均电压为 2 V[23]。对 14 例接受 Vim DBS 治疗的 ET 患者研究发现，90 ～100Hz 与 160 ～170Hz 的刺激对震颤的改善没有显著差异，但频率超过 100Hz 时治疗窗显著减小、耗电量显著增加[24]。通常电压增加至 2～3V时可以使震颤控制在最佳状态，并且通过增加脉冲宽度 1/3(90～120μs)获得进一步改善[25]。ET 通常采用单极刺激，当采用较低电压出现副作用时，才考虑使用双极模式。

现有的开环 DBS 系统可以创建不同的程序组。对于一部分患者，可分配给他们在不同治疗效果的程序组之间进行选择的权限，以应对患者所处的不同情景。例如，如果在初次程控期间无法实现控制震颤且无不良反应的最佳状态，则可以设置一个完全控制震颤伴有轻度构音障碍的程序组，而另一组可以设置成控制震颤较好且无构音障碍的参数。患者可以根据个人需要在 2 组之间进行切换。此外，可以给患者设置自行调整某个参数的权限，最常见的是电压。如果电压设置在 3V 时震颤控制出现波动，患者可以自行调整电压来获得最佳效果，给患者的权限一般不超过上下各 0.5 V。

首次程控后的药物管理

DBS 治疗 ET 的目的是减轻症状，并且有可能减少患者对药物的需求，药物常常会引起镇静和疲劳等副作用。当初次程控后症状有持续稳定的改善时，如果病人愿意，可以减少药物的使用。在减少普萘洛尔使用时，应考虑患者的血压和心率，建议与心内科医生沟通协作，避免心血管意外事件的发生。扑米酮、托吡酯和加巴喷丁应缓慢减药，以避免停药反应或诱发癫痫发作（尽管这通常见于癫痫患者）。

后续程控

在术后 6 个月内，可能需要多次程控才能取得最佳效果。大多数患者在首次程控后 3 个月内需再次随访程控，根据症状调整现有参数。

在一项接受 Vim DBS 治疗的 34 例 ET 患者长期疗效研究中发现，大多数患者需要在术后 5 年内逐渐增加刺激参数[26]。DBS 对震颤控制的减弱可能是大脑对长期刺激产生了耐受或适应，尽管疾病进展可能是症状加重的最常见原因[9,11]。研究发现，交替刺激模式可能会减少 ET 患者对长期刺激的耐受，或延缓疾病的进展[27-28]。或者，在夜间关闭刺激器可能会减少症状的加重情况[9]，但也会给患者带来不适。

程控过程中最常见的暂时性不良反应是感觉异常，发生在刺激过度影响到丘脑背侧感觉核团（腹尾核，ventralis caudalis，简称 Vc）[16]。过度刺激 Vim 的外侧和腹侧传入纤维会导致平衡和步态障碍，在某些情况下，可以通过选择更背侧或内侧触点并降低电压或减小脉宽来避免上述副作用的出现。

构音障碍是双侧 Vim 植入术后常见的副作用，是腹侧触点过度刺激小脑丘脑束或向外刺激到内囊所致[29]。如果构音障碍发生在初次程控之后，再次程控时应首先调整刺激参数，包括降低电压、使用更背侧或内侧触点，或降低脉宽。如果这种副作用仍然存在，可以考虑设置双极刺激或交叉电脉冲模式。构音与平衡障碍并不总是能通过 DBS 程控得到满意的解决，某些情况下是由微毁损效应引起的。

交叉电脉冲包括 2 个电极触点之间的刺激进行快速交替变化，这 2 个触点的刺激具有相同的频率(最高 125 Hz),但可以具有不同的电压和脉宽[16]。现在也有电流模式的交叉电脉冲可以使用,即通过在不同的触点上调节不同的电流大小。将一个触点的电压降低到诱发构音障碍的阈值以下,并以更高的电压刺激背侧的触点,从而在减轻构音障碍的同时抑制了震颤,这已经在少数病例中得以证实[30]。因为交叉电脉冲使用 2 个独立的程控设置,会更快地耗尽电池电量,这一因素应该在程控前加以考虑[31]。

由于前面提到的常见的副作用,在为 ET 患者程控时,应不时地检查患者的震颤、步态和言语,并询问是否存在诸如感觉异常等一过性不良反应[19]。通常在程控结束时进行最终检查,以确保获得最佳效果。

阻抗测试

阻抗是测量交流电中电流流动阻力的一种方法[32]。术中,阻抗会因脑组织水肿而发生改变。对接受 Vim DBS 治疗的 ET 患者研究发现,在大多数情况下,DBS 植入 3 个月后阻抗增加 33%,并最终保持稳定[33]。

测试和比较电极完整性阻抗(lead integrity impedance,LII)和治疗阻抗是非常重要的。LII 测试是指在 DBS 厂家预设的刺激参数下对每个触点的阻抗进行测量,正常范围通常为 500~1500Ω,电路开路时阻抗显著增大,而短路时显著减小。治疗阻抗是根据在每个触点的实际刺激参数确定的,因此能更真实准确地反映能量使用和电池寿命。值得注意的是,如果使用平常的刺激参数,治疗阻抗通常与 LII 一致,但低电压刺激可能会导致治疗阻抗错误地升高。如果 LII 和治疗阻抗之间有很大的差值,提高电压后再行测试可能会解决这个问题[34]。

为了记录基础参考值,初次程控随访时,单独测试每个触点的阻抗是很重要的[18]。在单极模式下用标准参数测量阻抗有助于确定每个电极触点的阻抗[15],并便于和未来的测量值进行比较。

本段阐述恒压与恒流刺激的比较。发放的总电流取决于电压和阻抗,由于恒压刺激(constant voltage stimulation,CVS)时电压保持不变,因此阻抗随时间变化后也会导致电流的改变。恒流刺激(constant current stimulation,CCS)可能提供更稳定的刺激,即使阻抗发生了变化,例如在 DBS 植入后 3 个月内程控时,阻抗通常逐渐增加[35]。

程控阈值

DBS 治疗 ET 的一般参数设置范围为 60～210μs 的脉宽、130～185 Hz 的频率和 1～3.5 V 的电压[24]。震颤对电压的增加最为敏感，将脉宽由 90μs 增加到 120μs 可能进一步改善 25%[16]。但是，保持较低的脉宽有助于减少共济失调和构音障碍副作用的发生率[36]。对不同频率效果的研究发现，当频率大于 130Hz 时，姿势和运动性震颤通常不会显著地改善，但超过这个频率再继续增加时则会大大降低电池寿命[37]。程控师应该意识到，程控过程中可能会存在个体差异，因此前面提到的平均参数可能不适用于每个患者。

知识精要

对于药物难治性 ET 患者来说，Vim DBS 是一种安全有效的治疗方式。

应进行多学科评估以确定 DBS 的最佳适合患者。

通常是在手术植入后 2～4 周进行程控。

在第一次程控时通常进行单极检查，以确定每个触点的治疗窗。

分段电极有利于电流方向调整，减少副作用的发生率，增加治疗窗。

在困难的情况下可以进行交叉电脉冲，但应考虑电池的寿命。

由于疾病的进展，许多病例出现对刺激的适应，术前应充分告知患者，术后可能随着时间的推移而出现症状加重。

【参考文献】

[1] Flora E D, Perera C L, Cameron A L, et al. Deep brain stimulation for essential tremor: a systematic review[J]. Mov Disord, 2010, 25(11): 1550 - 1559.

[2] Bhatia K P, Bain P, Bajaj N, et al. Consensus statement on the classification of tremors. From the Task Force on Tremor of the International Parkinson and Movement Disorder Society [J]. Mov Disord, 2018, 33(1): 75 - 87.

[3] Ondo W, Hashem V, LeWitt P A, et al. Comparison of the Fahn-Tolosa-Marin Clinical Rating Scale and the Essential Tremor Rating Assessment Scale[J]. Mov Disord Clin Pract, 2018, 5(1): 60 - 65.

[4] Forjaz M J, Ayala A, Testa C M, et al. Proposing a Parkinson's disease—specific tremor scale from the MDS-UPDRS[J]. Mov Disord, 2015, 30(8): 1139 - 1143.

[5] Louis E D. Clinical practice: essential tremor[J]. N Engl J Med, 2001, 345(12): 887 - 891.

[6] Ferreira J J, Mestre T A, Lyons K E, et al. MDS evidence-based review of treatments for essential tremor[J]. Mov Disord, 2019, 34(7): 950 - 958.

[7] Pahwa R, Lyons K E, Wilkinson S B, et al. Comparison of thalamotomy to deep brain stimulation of the thalamus in essential tremor[J]. Mov Disord, 2001, 16(1): 140 - 143.

[8] Lozano A M, Lipsman N, Bergman H, et al. Deep brain stimulation: current challenges and future directions[J]. Nat Rev Neurol, 2019, 15(3): 148 - 160.

[9] Baizabal-Carvallo J F, Kagnoff M N, Jimenez-Shahed J, et al. The safety and efficacy of thalamic deep brain stimulation in essential tremor: 10 years and beyond[J]. J Neurol Neurosurg Psychiatry, 2014, 85(5): 567 - 572.

[10] Paschen S, Forstenpointner J, Becktepe J, et al. Long-term efficacy of deep brain stimulation for essential tremor: an observer-blinded study[J]. Neurology, 2019, 92(12): 1378 - 1386.

[11] Favilla C G, Ullman D, Wagle Shukla A, et al. Worsening essential tremor following deep brain stimulation: disease progression versus tolerance[J]. Brain, 2012, 135(5): 1455 - 1462.

[12] Buhmann C, Huckhagel T, Engel K, et al. Adverse events in deep brain stimulation: a retrospective long-term analysis of neurological, psychiatric and other occurrences[J]. PLoS One, 2017, 12(7): 178984.

[13] Hell F, Palleis C, Mehrkens J H, et al. Deep brain stimulation programming 2.0: future perspectives for target identification and adaptive closed loop stimulation[J]. Front Neurol, 2019, 10: 314.

[14] Amon A, Alesch F. Systems for deep brain stimulation: review of technical features[J]. J Neural Transm (Vienna), 2017, 124(9): 1083 - 1091.

[15] Volkmann J, Herzog J, Kopper F, et al. Introduction to the programming of deep brain stimulators[J]. Mov Disord, 2002, 17(Suppl 3): 181 - 187.

[16] Koeglsperger T, Palleis C, Hell F, et al. Deep brain stimulation programming for movement disorders: current concepts and evidence-based strategies[J]. Front Neurol, 2019, 10: 410.

[17] Steigerwald F, Muller L, Johannes S, et al. Directional deep brain stimulation of the subthalamic nucleus: a pilot study using a novel neurostimulation device[J]. Mov Disord, 2016, 31(8): 1240 - 1243.

[18] Wagle Shukla A, Zeilman P, Fernandez H. DBS programming: an evolving approach for patients with Parkinson's disease[J]. Parkinson Dis, 2017, 2017: 8492619.

[19] Dowsey-Limousin P. Postoperative management of Vim DBS for tremor[J]. Mov Disord, 2002, 17(Suppl 3): 208 - 211.

[20] Dembek T A, Reker P, Visser-Vandewalle V, et al. Directional DBS increases side-effect thresholds: a prospective, double blind trial[J]. Mov Disord, 2017, 32(10): 1380 - 1388.

[21] Volkmann J, Moro E, Pahwa R. Basic algorithms for the programming of deep brain stimulation in Parkinson's disease[J]. Mov Disord, 2006, 21(Suppl14): 284 - 289.

[22] Hartmann C J, Fliegen S, Groiss S J, et al. An update on best practice of deep brain stimula-

tion in Parkinson's disease[J]. Ther Adv Neurol Disord,2019,12:1756286419838096.

[23] Limousin P,Speelman J D,Gielen F,et al. Multicentre European study of thalamic stimulation in parkinsonian and essential tremor[J]. J Neurol Neurosurg Psychiatry,1999,66(3):289－296.

[24] Kuncel A M,Cooper S E,Wolgamuth B R,et al. Clinical response to varying the stimulus parameters in deep brain stimulation for essential tremor[J]. Mov Disord. 2006,21(11):1920－1928.

[25] Picillo M,Lozano A M,Kou N,et al. Programming deep brain stimulation for tremor and dystonia: the Toronto Western Hospital algorithms[J]. Brain Stimul,2016,9(3):438－452.

[26] Zhang K,Bhatia S,Oh M Y,et al. Long-term results of thalamic deep brain stimulation for essential tremor[J]. Neurosurg,2010,112(6):1271－1276.

[27] Barbe M T,Liebhart L,Runge M,et al. Deep brain stimulation in the nucleus ventralis intermedius in patients with essential tremor: habituation of tremor suppression[J]. Neurol,2011,258(3):434－439.

[28] Seier M,Hiller A,Quinn J,et al. Alternating thalamic deep brain stimulation for essential tremor: a trial to reduce habituation[J]. Mov Disord Clin Pract,2018,5(6):620－626.

[29] Mucke D,Becker J,Barbe M T,et al. The effect of deep brain stimulation on the speech motor system[J]. J Speech Lang Hear Res,2014,57(4):1206－1218.

[30] Barbe M T,Dembek T A,Becker J,et al. Individualized current—shaping reduces DBS—induced dysarthria in patients with essential tremor[J]. Neurology,2014,82(7):614－619.

[31] Almeida L,Rawal P V,Ditty B,et al. Deep brain stimulation battery longevity: comparison of monopolar versus bipolar stimulation modes[J]. Mov Disord Clin Pract,2016,3(4):359－366.

[32] Farris S,Vitek J,Giroux M L. Deep brain stimulation hardware complications: the role of electrode impedance and current measurements[J]. Mov Disord,2008,23(5):755－760.

[33] Benabid A L,Pollak P,Gao D,et al. Chronic electrical stimulation of the ventralis intermedius nucleus of the thalamus as a treatment of movement disorders[J]. J Neurosurg,1996,84(2): 203－214.

[34] Deeb W,Patel A,Okun M S,Gunduz A. Management of elevated therapeutic impedances on deep brain stimulation leads[J]. Tremor Other Hyperkinet Mov (NY),2017,7:493.

[35] Beaulieu-Boire I,Fasano A. Current or voltage? Another Shakespearean dilemma[J]. Eur J Neurol,2015,22(6):887－888.

[36] Groppa S,Herzog J,Falk D,et al. Physiological and anatomical decomposition of subthalamic neurostimulation effects in essential tremor[J]. Brain,2014,137(Pt 1):109－121.

[37] Ushe M,Mink J W,Tabbal S D,et al. Postural tremor suppression is dependent on thalamic stimulation frequency[J]. Mov Disord,2006,21(8):1290－1292.

（苏道庆　苏明明）

第 4 章　脑深部电刺激治疗直立性震颤

Anhar Hassan

脑深部电刺激的指征

药物难治性直立性震颤(orthostatic tremor,OT)。

病史及相关检查

患者女性,79 岁,因站立时腿部抖动逐渐加重而在 64 岁时诊断为 OT。下肢震颤在站立后 30 s 内即出现,并在 1 min 内传播到躯干和双上肢。表面肌电图(electromyography,EMG)研究证实了患者站立时双下肢、脊旁肌和双上肢频率为 15～16Hz 的 OT 震颤(图 4.1)。氯硝西泮、丙戊酸和加巴喷丁的药物治疗无效,或受限于镇静副作用。患者症状显著,站立能力受限,并且在站立时由于手臂震颤难以握住物体。在进行脑深部电刺激(deep brain stimulation,DBS)评估时,患者称她站立后数秒内即出现腿部震颤。她无法站着交谈、洗澡、排队或站着教水彩画。患者称她在任何地方都要用踏脚凳来补偿站立的姿势。术前评估时可见患者在站立数秒钟后出现明显的下肢震颤。与患者讨论治疗方案,由于包括氯硝西泮在内的几种药物治疗已经失败,因此换成其他药物也不太可能有效。考虑到患者震颤的致残性,并基于文献中使用双侧丘脑腹中间核(ventromedial,Vim)DBS 治疗难治性 OT 有效的一些病例报告,与患者讨论了 DBS 作为一种可行的治疗选择。因此,患者接受了包括神经内科医生、神经外科医生、神经心理师、言语病理学医师和护理教师在内的多学科 DBS 评估，并且拍摄了患者坐下和站立时的视频。该患者病例在我们的 DBS 委员会上进行了讨论。患者的神经心理测验结果在相应年龄的正常范围内，没有 DBS 的认知禁忌证。脑磁共振成像显示右前基底神经节有腔隙性脑梗死，中度至重度慢性小血管缺血性改变，这些与患者目前症状不相关。此外，患者还接受了单光子发射计算机断层扫描，以寻找用于 DBS 新靶点。该检查显示患者站立震颤时双侧丘脑和右小脑内侧的灌注较坐时更高。DBS 委员会最终批准了该患者接受双侧丘脑 Vim 的 DBS 植入，以治疗药物难治性 OT。

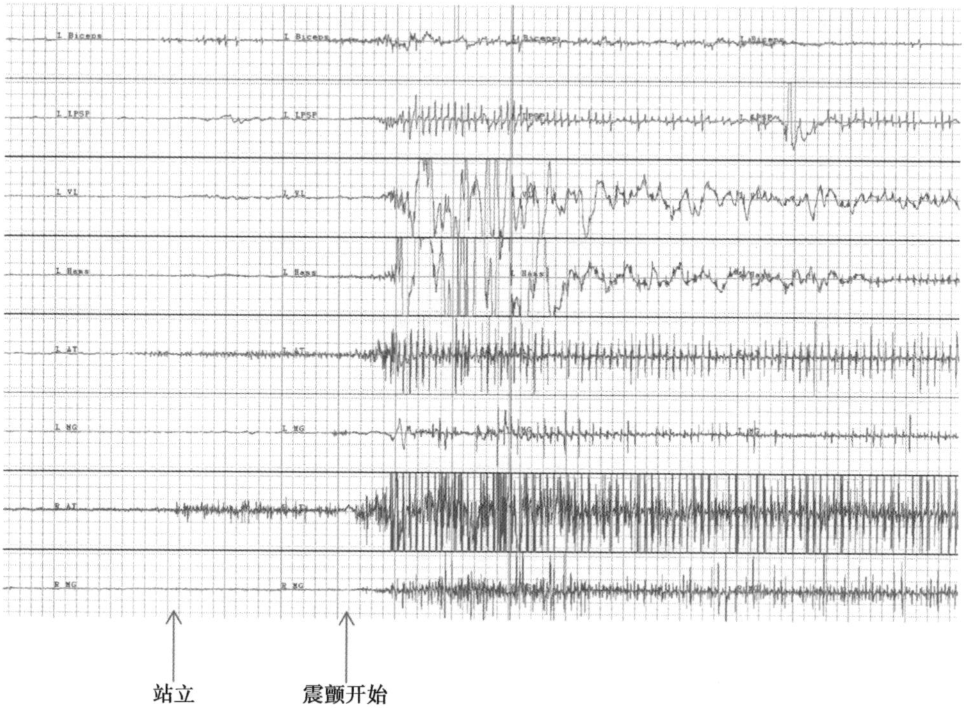

图 4.1(A)　术前表面电生理记录显示患者站立后双侧下肢和脊旁肌的 15～16 Hz 震颤爆发电位，潜伏期约为 1500 ms。每个小格相当于 100 ms

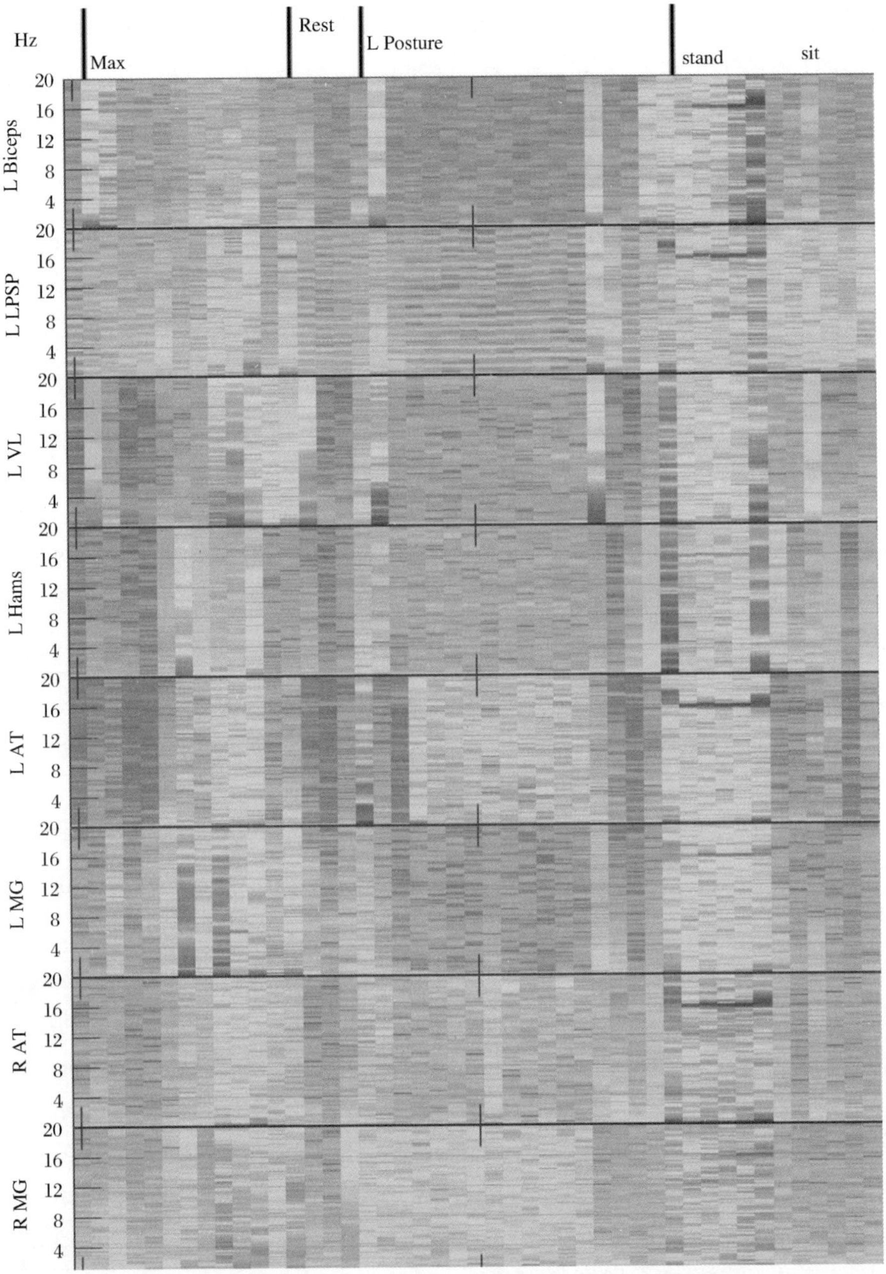

图 4.1(B) 时频分析显示站立时双下肢、脊旁肌和双上肢的 15～16 Hz 震颤带(红色水平线)。横轴列出了不同的测试条件,纵轴单位为 Hz。AT 为胫前肌;Hams 为腘绳肌;L posture 为腿姿势;LPSP 为腰椎脊旁肌;MG 为腓肠肌内侧;VL 为股外侧肌

并发症

该患者未出现围手术期或术后并发症。功能神经外科团队为该患者同期植入了双侧 DBS 和电池。术中采用电生理监测以协助电极植入。术中透视检查证实 DBS 电极处于目标位置(图 4.2)。首先在左侧丘脑放置 DBS 电极导线。左侧电极的测试刺激(触点 0－3＋,脉宽 60 μs,频率 135 Hz)显示在 2 V 电压下患者右嘴唇和舌头产生了短暂的轻度感觉异常,没有其他不良反应。接下来放置右侧丘脑 DBS 电极导线。测试刺激(触点 0－3＋,脉宽 60μs,频率 135 Hz)在 2V 时无副作用。将 DBS 电极导线引到体外。让患者在手术室中站立,观察到双侧微毁损效应,她在最初站立时无震颤,几分钟后出现轻度的双侧下肢震颤。两侧同时进行测试刺激(触点 0－3＋,脉宽 60μs,频率 135 Hz)时,患者自述不确切的感觉异常,但没有其他副作用。

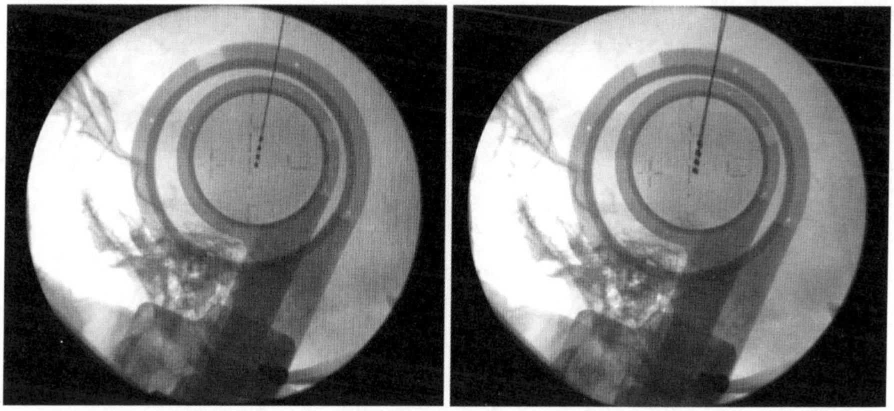

图 4.2 术中用 X 线确认丘脑电极导线位置(左图:左侧电极导线;右图:右侧电极导线)

疑难分析和处置

第一次开机是在电极植入后 2 周进行的。该患者报告微毁损效应在术后 24 h 内消失。开机时,她站立不到 10 s 后就出现了 OT。打开 DBS 并进行单极刺激筛查(阈值请参见表 4.1,相关参数设置请参见表 4.2)。开机后,患者在站立 45 s 后才出现震颤发作。双侧电压设置为 1.5 V 时有非常轻度的构音障碍,在左侧刺激电压降低至 1 V 后即可缓解,这表明治疗阈值较窄。1 年后患者才接受了第二次程控,在此之前她无法早日返回医院,也没有进行任何刺激参数变更。在这次随访中，她对增加的站立时间表示满意，并且已经重新开始水彩画教学。她能够站立 5 min 或更长时间，感到不稳定时再坐下。她在夜间关闭设备，早晨又重新打开，伴有轻度一过性的感觉异常和轻度构音障碍。这次程控中尝试了几种不同的双极和单极刺激配置，但均未发现站立时间的改善，因此仅在原刺激参数上稍微增加了电压。在术后 18 个月的电话随访中，患者报告"有很大改善"。术后 2 年进行了下一次随访，她仍然可以站立 5 min，并且可以站立着对话、淋浴和通过排队，这次没有进行刺激参数调整。在术后 3 年（患者 82 岁时）随访中，她称 DBS"改变了生活"。她可以站着对话 10～15 min，中间仅需要轻微变化姿势，她可以站着洗碗、淋浴和排队。她继续在夜间关闭 DBS 设备（这时 OT 重新出现，并限制了站立或行走），并在早晨重新打开。患者还有轻度的上肢姿势性震颤，在双侧电压略微升高后得以缓解。

表 4.1　脑深部电刺激阈值

侧别	触点	脉宽 /μs	频率 /Hz	最高幅值 /V	治疗效果	副作用
左	+C−0	60	130	0.7		0.7 V 手部刺痛
左	+C−1	60	130	1.2		1.2 V 舌头麻木
左	+C−2	60	130	2.0	1.0 V 可站立 45 s	1.1 V 面部发紧；1.7 V 言语含糊，右侧头部发紧
左	+C−3	60	130	3.0		2.5 V 言语含糊；2.1 V 颈部发紧
右	+C−8	60	130	1.5		0.7 V 手指刺痛；1.5 V 上肢刺痛，舌头麻木，面部麻木但逐渐减轻
右	+C−9	60	130	1.3		1.0 V 手部刺痛；1.3 V 面部麻木，言语含糊；1.2 V 面部麻木消失
右	+C−10	60	130	2.0	1.5 V 可站立 45 s	1.4 V 手部不适；2.0 V 整个上肢和面部刺痛麻木
右	+C−11	60	130	3.0		2.3 V 大腿刺痛；2.9 V 大腿一过性紧张；3.0 V 左侧肢体受牵拉感且有紧张情绪

表 4.2 脑深部电刺激程控参数

程控次数	左侧触点	右侧触点
1（术后 2 周）	C＋，2－，60μs，130 Hz，1.00 V	C＋，10－，60μs，130 Hz，1.50 V
2（术后 1 年）	C＋，2－，60μs，130 Hz，1.50 V	C＋，10－，60μs，130 Hz，2.00 V
3（术后 2 年）	C＋，2－，60μs，130 Hz，1.50 V	C＋，10－，60μs，130 Hz，2.00 V
4（术后 3 年）	C＋，2－，60μs，130 Hz，1.60 V	C＋，10－，60μs，130 Hz，2.10 V

结　果

在术后 1 年随访中进行了表面肌电图复查。结果显示在关闭刺激器的情况下患者存在 16 Hz 的直立性震颤，而在打开刺激器时震颤缓慢出现并且幅度较低，这为 DBS 改善 OT 提供了客观证据。在术后 3 年随访进行程序调整之后，患者可以站立 15 min，下肢震颤几乎看不到。患者没有上肢的姿势性或动作性震颤，言语和步态正常。

讨　论

本病例展示了丘脑 Vim DBS 对于药物难治性重度 OT 的疗效。OT 是一种罕见的震颤疾病，多见于老年女性。目前报道的最有效药物是氯硝西泮，但获益可能受到药物副作用或震颤进展的限制[1]。有多篇病例报告描述了双侧丘脑 Vim DBS 可改善 OT[2]。最近的一项多中心研究纳入了 17 例药物难治性 OT 患者，均接受丘脑 DBS 治疗（除 1 例以外所有均为双侧 DBS）[3]。短期（＜48 个月）和长期（＞48 个月）随访显示患者站立时症状的潜伏期均得到显著改善。患者日常生活得分活动改善了 21.6％，尽管长期随访的亚组患者的这一分数降低到 12.5％。3 例患者未从该手术中获得任何收益或获益甚微，其中 1 例为单侧 DBS，表明可能需要双侧刺激才能缓解症状。总体而言，DBS 是安全并且可以接受的。目前认为 OT 的病理生理基础在中枢，尽管尚不清楚确切位置，但可能位于小脑丘脑皮质网络内，这是基于丘脑 Vim DBS 可以改善震颤（类似于其他震颤），以及功能神经影像和电生理学的研究结果[2,4-5]。然而，也有人提出了 OT 起源于脊髓。少数病例报道了脊髓电刺激可以治疗难治性 OT，并且长期持续起效[6]。今后脑深部电刺激与脊髓电刺激的直接比较研究将有助于明确风险和获益，而大样本的功能影像研究可能得到更好的靶点和最佳刺激参数。目前的经验表明丘脑 DBS 手术对于 OT 患者来说是一种安全且能够良好耐受的选择。

知识精要

对于难治性 OT 患者可以考虑双侧丘脑 Vim DBS。

尽管此病例在手术后长期受益，但文献中报道的部分病例却没有类似效果，仅有轻度至中度改善。这引起了关于中枢震颤起源于何处，以及其他脑部或脊髓的靶点是否也可以缓解症状的讨论。

【参考文献】

[1] Hassan A, Ahlskog J E, Matsumoto J Y, et al. Orthostatic tremor: clinical, electrophysiologic, and treatment findings in 184 patients[J]. Neurology, 2016(86): 458 - 464.

[2] Hassan A, Van Gerpen J A. Orthostatic tremor and orthostatic myoclonus: weight-bearing hyperkinetic disorders. A systematic review, new insights, and unresolved questions[J]. Tremor Other Hyperkinet Mov (NY), 2016(6): 417.

[3] Merola A, Fasano A, Hassan A, et al. Thalamic deep brain stimulation for orthostatic tremor: a multicenter international registry[J]. Mov Disord, 2017(32): 1240 - 1244.

[4] Gallea C, Popa T, Garcia-Lorenzo D, et al. Orthostatic tremor: a cerebellar pathology[J]. Brain, 2016(139): 2182 - 2197.

[5] Espay A J, Duker A P, Chen R, et al. Deep brain stimulation of the ventral intermediate nucleus of the thalamus in medically refractory orthostatic tremor: preliminary observations[J]. Mov Disord, 2008(23): 2357 - 2362.

[6] Blahak C, Sauer T, Baezner H, et al. Long-term follow-up of chronic spinal cord stimulation for medically intractable orthostatic tremor[J]. J Neurol, 2016(263): 2224 - 2228.

（李　楠）

第 5 章　双侧丘脑腹中间核电刺激治疗药物难治性直立性震颤

Mitra Afshari, Philip A. Starr, Jill L. Ostrem

脑深部电刺激的指征

直立性震颤，特发性震颤。

病史及相关检查

患者为 61 岁女性，右利手，主诉为轻度双手运动性震颤 20 年，和近 10 年的进展性站立时不稳定，且在行走时减轻。她被诊断为特发性震颤(essential tremor, ET)和直立性震颤(orthostatic tremor, OT)，最初双手震颤经普萘洛尔治疗有效，但在后期，尽管优化了药物治疗，症状仍逐渐加重。

体格检查：轻度双侧高频率小幅度的远端手部震颤。她仅能站立 50 s，随后就会出现不平衡感，并特别想坐下。大腿前部触诊可感到高频震颤。未见到头部或发音震颤、小脑共济失调、帕金森病样症状、周围神经病变或肌无力。大脑 MRI 无阳性发现。表面肌电图(electromyogram, EMG)提示仅在站立时下肢和腰椎旁肌肉出现 14 Hz 震颤，上肢也有双侧姿势性 7 Hz 震颤。

复杂之处

虽然她的特发性震颤症状影响不大，但患者的直立性震颤导致多次摔倒，并且对大多数日常生活产生影响，如梳洗、购物、准备三餐以及照顾别人。为治疗 OT，患者曾尝试氯硝西泮、加巴喷丁、普拉克索、左乙拉西坦，但这些药物或者无效或者有副作用。

疑难分析和处置

经过与患者详细讨论治疗选择、多学科协调，并且查阅 OT 手术治疗相关文献后，患者接受了脑深部电刺激(deep brain stimulation，DBS)疗法评估。她同意接受双侧丘脑腹中间核 DBS 电极(Medtronic 3387)植入手术，目标是主要改善 OT 症状，同时希望 ET 症状也得到改善。手术当日早晨，患者再次进行了 EMG 检查，确定下肢震颤频率 15 Hz。电极靶点坐标为：前后连合所在轴位平面上距同侧第三脑室壁 10.5～11mm，后连合前 6～6.5mm。此靶点是在经典 ET 靶点外侧 0.5～1mm，以更接近下肢代表区。患者在植入 DBS 电极前被唤醒，并要求她在不同方向上踩脚踏板以诱发出下肢震颤，EMG 也记录到 15～20 Hz 电活动。随后 DBS 电极植入到靶点。值得注意的是，植入电极后患者在各方向踩踏时震颤均明显减轻，提示微毁损效应。术后第 1 d 行头颅 MRI，结果显示电极位置准确，无出血和水肿，患者在术后第 2 d 出院。

结　果

在 DBS 开机程控期间，患者的站立时间立即改善，并且患者觉得站立时改善越来越好。经过 1 周后参数稳定，并在接下来的 30 d 内程控参数不变，患者的站立时间从 2.5 min 延长到 5 min。在术后 16 个月时，患者的站立时间从基线的 50 s 已经延长到 15 min。术后的 EMG 显示，下肢和腰椎旁肌肉震颤频率仍是术前的 14 Hz，但震颤起始时间延迟，EMG 显示震幅减低并出现静止期。该患者最后的刺激参数为：左脑 1＋2－、3V、60μs、140Hz；右脑 9＋10－、2.6V、60μs、140Hz。患者的上肢震颤也有好转，日常生活能够自理。

讨　论

OT 是一种罕见并可致残的疾病，其特点为下肢 13～18 Hz 震颤，肌肉等长收缩并导致站立不稳，该症状在坐或行走时可以改善。其一线药物为 GABA 能药物如苯二氮䓬类，包括氯硝西泮以及较新的加巴喷丁，通常药物用量较大，甚至导致药物副作用，且疗效逐渐减弱[1,2]。OT 和 ET 被认为属于相同疾病谱，且认为出现上肢震颤是 OT 对 DBS 有效的阳性预测因素[2]。已有报告称这些患者的上肢震颤频率可能是下肢震颤频率的分谐波[2]。

此病例为 Vim DBS 成功治疗 OT 增加了证据。现在有数篇病例报道认为,双侧 Vim 这个传统上对 ET 有效的 DBS 靶点,用于 OT 治疗时能够推迟震颤发生,并提高患者生活质量[3-5]。另外对于 OT 的 Vim DBS 治疗来说,靶点可以根据下肢对应的丘脑纤维分布来更加精确地定位[6-7]。

目前尚无有效评价 OT 严重性或致残性的量表,当前最好的治疗结果评价指标是站立时间。因此,本病例也提供了客观的测量指标如术前和术后的 EMG,在当前缺乏其他客观评价方法的情况,EMG 也许是潜在的有效方法。EMG 结果并不支持 OT 是由于一个中枢震颤发生器的假说,因为 Vim DBS 延迟震颤起始并减小了震颤幅度,但没有完全消除震颤或者改变其频率。因此,Vim DBS 可能是调控了小脑丘脑皮层环路,但仍需要更多的研究去揭示 OT 的病理机制,以寻求更直接的治疗方法。

知识精要

OT 可能属于与 ET 相同的疾病谱,与 ET 相似,难治性的病例可能从双侧 Vim DBS 中获益。

DBS 术前和术后下肢表面 EMG 结果能够提供疗效的客观评价指标,包括震颤潜伏期,EMG 波幅和 EMG 静息期。当前,评价 OT 治疗效果仅有的客观指标是站立时间。

【参考文献】

[1] Hassan A, Ahlskog J E, Matsumoto J Y, et al. Orthostatic tremor: clinical, electrophysiologic, and treatment findings in 184 patients[J]. Neurology, 2016(86): 458 - 464.

[2] Yaltho T C, Ondo W G. Orthostatic tremor: a review of 45 cases[J]. Parkinsonism Relat Disord, 2014(20): 723 - 725.

[3] Merola A, Fasano A, Hassan A, et al. Thalamic deep brain stimulation for orthostatic tremor: multicenter international registry[J]. Mov Disord, 2017, 32(8): 1240 - 1244.

[4] Espay A J, Duker A P, Chen R, et al. Deep brain stimulation of the ventral intermediate nucleus of the thalamus in medically refractory orthostatic tremor: preliminary observations[J]. Mov Disord, 2008(23): 2357 - 2362.

[5] Guridi J, Rodriguez-Oroz M C, Arbizu J, et al. Successful thalamic deep brain stimulation for orthostatic tremor[J]. Mov Disord, 2008(23): 1808 - 1811.

[6] Lyons M K, Behbahani M, Boucher O K, et al. Orthostatic tremor responds to bilateral thalamic deep brain stimulation[J]. Tremor Other Hyperkinet Mov, 2012(2012): 2.

[7] Contarino M F, Bour L J, Schuurman P R, et al. Thalamic deep brain stimulation for orthostatic tremor: clinical and neurophysiological correlates[J]. Parkinsonism Relat Disord, 2015(21): 1005 - 1007.

[8] Muthuraman M, Hellriegel H, Paschen S, et al. The central oscillatory network of orthostatic tremor[J]. Mov Disord, 2013(28): 1424 - 1430.

[9] Magarios-Ascone C, Ruiz F M, Millán A S, et al. Electrophysiological evaluation of thalamic DBS for orthostatic tremor[J]. Mov Disord, 2010(25): 2476 - 2477.

（马久红）

第 6 章　丘脑腹中间核电刺激电极位置不理想继发反跳性震颤

Parul Jindal, Joohi Jimenez－Shahed

脑深部电刺激的指征

药物难治性特发性震颤(essential tremor,ET)。

病史及相关检查

患者为 73 岁女性,因药物难治性 ET 由一支经验丰富的功能神经外科团队行双侧丘脑腹中间核(ventromedial,Vim)脑深部电刺激(deep brain stimulation,DBS)植入。术中测试证实双侧震颤均得到明显改善,且未见副作用。DBS 植入时患者未出现 ET 相关的构音困难与步态障碍。术后短期内患者未出现任何并发症。

复杂之处

开机后,患者右手震颤对左侧 Vim 核低压单极刺激反应良好。起初,右侧电极单极刺激也能够明显抑制患者左手的震颤(见表 6.1)。但在随后的程控中,患者开始发现即使调整到更高的刺激参数,左手震颤的控制效果仍在下降,此外还出现了构音困难与步态障碍。

在随后的程控中,该患者电极触点 8 在低电压测试时出现阻抗升高(见表 6.1),这在此前的程控中未曾遇到。由于最优的程控参数通常涉及这一触点,因此左手震颤的改善不良可能与其高阻抗有关。

表 6.1　电极调整前后右侧 Vim 核程控参数

<table>
<tr><th></th><th></th><th>触点</th><th>幅值/V</th><th>脉冲宽度/μs</th><th>频率/Hz</th></tr>
<tr><td rowspan="5">电极修正前</td><td>首次程控</td><td>C+10－</td><td>1.0</td><td>60</td><td>130</td></tr>
<tr><td>单极设置最高值</td><td>C+10－</td><td>2.2</td><td>60</td><td>150</td></tr>
<tr><td>双极设置最高值</td><td>9+10－</td><td>2.5</td><td>60</td><td>150</td></tr>
<tr><td rowspan="2">交叉电脉冲设置最高值*</td><td>Vim1 C+10－</td><td>3.0</td><td>60</td><td>125</td></tr>
<tr><td>Vim2 C+9</td><td>2.6</td><td>60</td><td>125</td></tr>
<tr><td rowspan="2">电极修正后</td><td>首次程控</td><td>C+10</td><td>2.0</td><td>60</td><td>130</td></tr>
<tr><td>9 个月后</td><td>C+10</td><td>2.8</td><td>60</td><td>170</td></tr>
</table>

注：* 此次程控中，患者电极触点 8 出现体位相关性开路（阻抗>40000Ω）。

疑难分析和处置

为控制震颤，患者曾尝试过右侧 Vim 单极、双极及交叉电脉冲刺激（见表 6.1），并尝试了夜间关机。上述措施虽能够短暂地改善症状，但在数日或数周后症状就再次恢复到之前的严重程度。值得注意的是，DBS 程控中右侧 Vim 停止刺激时，患者左手出现一过性的严重“反跳性”静止性震颤，静止性震颤减轻后，患者左手又表现为姿势性及运动性震颤，其严重程度几乎等同于术前水平。每晚 DBS 关机时患者均出现这种显著的反跳性震颤。

出于对电极位置不理想的怀疑，患者接受了头部计算机断层扫描（computed tomography，CT）以评估电极位置，并使用 StealthStation 外科导航系统（Medtronic，Inc.）将 CT 影像与术前磁共振影像进行融合。与理想靶点相比，右侧 Vim 电极实际位置偏向前内侧 2mm。左侧 Vim 植入位置则准确无误。随后，患者手术调整了右侧 Vim 电极位置，术后无并发症发生。

结　果

手术后 4 周内右侧 Vim 刺激保持关机，在此期间震颤持续。开机程控后，患者左手震颤症状在低电压单极刺激时明显改善（见表 6.1）。她也没有出现程控相关步态障碍或构音困难。夜间 DBS 关机时也未再出现反跳性震颤。她的 DBS 参数经过调整能够持续控制震颤，且未见言语与步态副作用。

讨 论

本病例展示了 DBS 电极植入位置不理想引起的反跳性震颤现象。适应性(habituation)是指 DBS 刺激数日到数周后，对震颤抑制的效果出现减退。在植入 Vim DBS 的 ET 患者中，高达 73%的个体可观察到该效应[1]。尽管本病例也可能出现了该效应，但更明显的特征是由于 DBS 电极植入位置不理想引起的反跳性震颤。反跳性震颤是暂时性震颤强度的增加，甚至高于术前状态，见于 DBS 关机数秒后。本病例在术后 8～9 个月出现反跳性震颤。DBS 术后短期内及长期随访中均可观察到反跳性震颤，但其具体时间窗难以明确。有研究提示，由于病理性震颤网络逐渐适应电刺激参数的设置，该现象可能在 10 周后形成[2]。在 Pilitisis 等人对 27 名 ET 患者植入 31 根 Vim 电极后临床结果的分析中[3]，电刺激有效性下降被划分为 2 大类，分别是电刺激无法有效缓解震颤与需要超过 3.6V 的电压方可有效控制震颤。在平均 39 个月的随访后，有 4 名患者出现了这种下降，而 22 名患者的电刺激仍能够维持对震颤的有效控制。在 2 组患者间，人口统计学特性及病情程度上不存在差异。在围手术期刺激效果消失的患者中，术中透视发现前后方向上电极位置欠理想更为常见($P=0.018$)。在同一组患者中，透视发现电极位置偏移更为常见($P=0.0005$)。该研究还发现，电极位置偏外的患者对电刺激的效果可能更不满意[3]。

【译者校：参考文献[3]原文中，$P=0.005$ 而非 0.0005，且原文献将“无法有效缓解震颤(stimulation failure)”及“效果欠佳/需要超过 3.6 V 电极电压方可有效控制震颤(less satisfactory outcomes)”2 类患者分别分析。本章节作者将 2 类不良反应合并讨论，可能引发歧义，建议谨慎阅读。】

术后早期症状加重可能与微毁损效应下降和(或)电极位置不良有关[2]，而晚期震颤加重/反跳多归因于病程进展，伴发其他疾病如脱髓鞘性感觉运动周围神经病变，或者神经元网络对电刺激生物学反应的适应性[4]。

本病例由于电极位置不理想，程控后震颤持续加重。通过手术修正电极位置，震颤重新得到控制。有研究揭示位置不理想的电极与齿状红核丘脑束(dentatorubrothalamic tract，DRTT)的距离增加，从而可能导致电刺激效果不佳，这表明以弥散张量成像(diffusion tensor imaging，DTI)为基础的纤维束追踪技术可为以脑图谱为基础的靶点定位提供有效补充[5]。一项近期研究探讨利用DTI技术直接以DRT纤维束为靶点[6]，并指出该技术可能更适合丘脑解剖变形和第三脑室扩张的患者。与以图谱为基础的靶点定位方法相比，该技术具备一定优势。

有报道称，对于长期刺激后症状加重的ET患者，“DBS假期”，即关闭刺激器数日或1周后，再重新刺激可以改善震颤抑制效果，并减轻DBS相关副作用[7-8]。该策略在本病例中并未奏效，她在右侧Vim电极修正术后数周未开机的时间里仍存在持续性震颤。相反的，修正电极位置改善了震颤症状、反跳性震颤及程控相关副作用。在采取干预措施前，应该仔细评估刺激适应性及反跳现象的可能性，病情进展及电极位置不理想均可能是DBS术后患者震颤加重的原因[9]。今后文献还应进一步阐明适应性和耐受的概念。

知识精要

如果一名患者在DBS程控后数日到数周出现震颤抑制效果不佳，需考虑这可能是电极位置不理想引起的。

震颤反跳（刺激停止后震颤加重）可见于或者归因于DBS电极位置不理想。颅脑影像学检查以及程控阈值调整通常可鉴别这一问题的成因。

对部分患者而言，夜间DBS关机可能有用，但也可能由于反跳效应无法接受。

疾病进展可能是部分患者“耐受”或“适应性”的原因，采取干预措施前应该仔细评估可能的诊断。

【参考文献】

[1] Shih L C, LaFaver K, Lim C, et al. Loss of benefit in VIM thalamic deep brain stimulation (DBS) for essential tremor: how prevalent is it[J]. Parkinsonism & Related Disorders, 2013, 19(7): 676 - 679.

[2] Barbe M T, Liebhart L, Runge M, et al. Deep brain stimulation in the nucleus ventralis intermedius in patients with essential tremor: habituation of tremor suppression[J]. Journal of Neurology, 2011, 258(3): 434 - 439.

[3] Pilitsis J G, Metman L V, Toleikis, J R, et al. Factors involved in long-term efficacy of deep brain stimulation of the thalamus for essential tremor[J]. Journal of Neurosurgery, 2008, 109(4): 640 - 646.

[4] Patel N, Ondo W, Jimenez-Shahed J. Habituation and rebound to thalamic deep brain stimula-

tion in long-term management of tremor associated with demyelinating neuropathy[J]. International Journal of Neuroscience, 2014, 124(12): 919 - 925.

[5] Anthofer J M, Steib K, Lange M, et al. Distance between active electrode contacts and dentatorubrothalamic tract in patients with habituation of stimulation effect of deep brain stimulation in essential tremor. Journal of Neurological Surgery[J]. Part A, Central European Neurosurgery, 2017, 78(4): 350 - 357.

[6] Fenoy A J, Schiess M C. Deep brain stimulation of the dentato rubro thalamic tract: outcomes of direct targeting for tremor[J]. Neuromodulation: Journal of the International Neuromodulation Society, 2017, 20(5): 429 - 436.

[7] Garcia Ruiz P, Muniz de Igneson J, Lopez Ferro O, et al. Deep brain stimulation holidays in essential tremor[J]. Journal of Neurology, 2001, 248(8): 725 - 726.

[8] Kronenbuerger M, Fromm C, Block F, et al. On-demand deep brain stimulation for essential tremor: a report on four cases[J]. Movement Disorders, 2006, 21(3): 401 - 405.

[9] Favilla C G, Ullman D, Wagle Shukla A, et al. Worsening essential tremor following deep brain stimulation: disease progression versus tolerance[J]. Brain, 2012, 135(Pt 5): 1455 - 1462.

（徐　硕）

第 7 章　脑深部电刺激术后症状性囊性病变

Vibhash D. Sharma, Shilpa Chitnis

脑深部电刺激的指征

特发性震颤(essential tremor,ET)。

病史及相关检查

患者男性,71 岁,左利手,因特发性震颤 16 年接受脑深部电刺激(deep brain stimulation,DBS)手术。他有进行性的双手震颤,首先波及左手,症状逐渐加重,严重影响日常生活。多种药物效果不佳,包括普萘洛尔 160 mg、普利米酮 250 mg 及加巴喷丁 300 mg,均为每日 3 次口服。头部磁共振成像(magnetic resonance imaging,MRI)、神经心理学和精神病学评估均提示正常。经多学科 DBS 评估,该患者非常适合 DBS 手术,于是他接受了双侧丘脑腹中间核(ventromedial,Vim)电极植入手术。术中采用微电极记录(magnetic resonance imaging,MER),在大脑两侧各以 3 条 MER 轨迹同时进行靶点定位,无术中并发症出现。术后行头部 CT(computed tomography,CT)检查确认电极导线位置准确,患者未出现急性并发症。术后 12 h,患者出现一过性轻微构音障碍、步态失调,于 24 h 内消失。出院时,患者的神经系统检查正常。一直到电极植入 3 周后、首次进行 DBS 程控,患者都没有出现新症状。DBS 刺激能完全抑制震颤,参数无任何副作用。

并发症

DBS 术后 6 周，患者因新发构音障碍、左臂无力和行走困难被送入急诊。他没有发热，精神状态正常，但神经系统查体显示左侧偏瘫、左臂共济失调和轻度步态失调。患者右手轻微震颤，左手正常。头部 CT 扫描显示右侧丘脑内囊区域新发低密度影，并对右脑室有占位效应。在右侧 DBS 电极关闭后，患者左手也未再出现震颤。

疑难分析和处置

患者入院接受评估。他右侧的 DBS 电极刺激器已经关闭，实验室检查结果，包括全血细胞计数、C 反应蛋白和基本代谢率均无异常。辅助检查头部 MRI 示右侧 DBS 电极导线末端有一囊性病变(1.8 cm×1.6 cm)，表现为 T1 低信号，T2 高信号。液体衰减反转恢复序列(fluid attenuated inversion recovery，FLAIR)显示病变周围信号增强(图 7.1A)，无弥散受限或对比增强(图 7.1B-D)。根据影像学表现，中风及出血可被排除，考虑囊性病变。由于感染的可能性很低，未预防性使用抗生素治疗。虽然使用类固醇药物有一定指征，但由于类固醇治疗囊性病变相关文献有限，我们选择保守治疗。于是，患者接受了理疗，神经症状在几天内逐渐好转。出院前复查的 CT 示颅脑病灶没有变化。出院后，患者在神经科运动障碍门诊接受后续追踪。出院 2 周后，他仍然有轻微的行走困难和左脚无力。不过即使在电刺激关闭状态下，他的左手震颤仍然被抑制。由于这些残留症状，病人继续复查头颅磁共振成像，MRI 示囊性病灶范围扩大(2.2 cm×2.8 cm)，无弥散受限或增强表现。由于持续的行走困难和囊肿增大，我们决定取出右侧 DBS 电极。患者接受了右侧丘脑电极取出手术，且手术顺利。6 个月后复查 MRI 显示囊肿明显缩小(0.1 cm×0.4 cm)，FLAIR 信号增强。

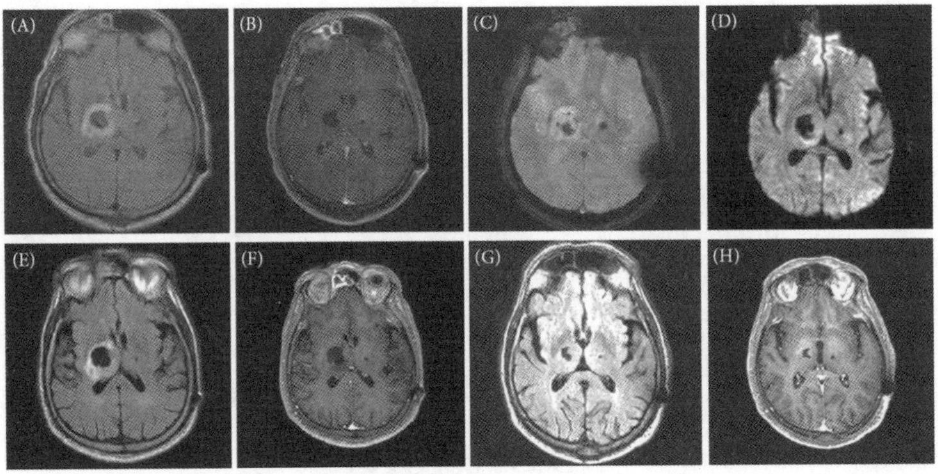

图 7.1 头部磁共振成像(MRI)显示囊性病变,液体衰减反转恢复序列(FLAIR)显示病灶周边水肿(A),T1序列(B)和磁敏感加权成像(SWI)(C)未见增强,弥散加权成像未见弥散受限(D)。术后 2 周复查 MRI 显示囊肿增大(E 和 F),电极取出 6 个月后复查 MRI 显示囊肿缩小(G 和 H)

结　果

术后,病人的行走困难症状随时间逐渐改善。他的左手又出现轻微震颤,但手部功能基本正常。

讨　论

虽然 DBS 手术被认为相当安全,但是与手术或植入硬件相关的并发症仍会发生。大多数严重不良反应会在术后立即发生。脑出血或梗死的发生率为 1%～3%[1-2]。而常见硬件相关的并发症包括感染、导线断裂、导线移位或位置不佳,以及皮肤破损[2-3]。在某些病例中,DBS 导联周围会出现迟发性的症状性脑实质水肿[4-5]。

在这个病例中,病人在术后数周出现新的症状,最初认为可能是急性梗死或出血,颅脑 CT 示 DBS 电极导线末端周围有一个低密度影,进一步 MRI 检查显示这是一个囊性病变。由于未出现感染相关症状体征,且患者精神状态良好,实验室指标正常,中枢神经系统感染的可能性较低。而由于未出现磁共振成像增强表现,病灶弥散受限,因此排除脑脓肿可能。影像学提示的一个充满液体的空腔符合非感染性囊肿结构的判断。

植入的 DBS 电极导线周围形成囊肿是 DBS 手术罕见的并发症[6-9],病人可能只有非常轻微的症状甚至完全没有症状。植入 DBS 数周至数月后,患者可能出现神经功能缺陷[6-9]。囊肿可能于 DBS 电极尖端或沿着整个电极的长轴形成。虽然囊肿形成的原因尚不清楚,但脑脊液沿着电极导线流入,或是电极引起的自身免疫或炎症反应不能自发消退,被认为是潜在的发病机制[6-8]。手术后囊肿发展的相关特定影响因素还未明确。在先前报道的一个病例中,围绕电极导线的水肿先于囊肿发生,但尚不清楚术后导线周边水肿是否会增加囊肿形成的风险[8]。囊性病变应依据患者的症状和影像学检查结果进行诊疗。没有症状的病人可以选择保守治疗、暂时留观,或是在排除感染后接受一个短期疗程的类固醇激素治疗。正如我们的病例,当病人有相关症状或连续影像学提示囊肿增大时,应考虑移除 DBS 电极。在先前报道的病例中,有症状的患者在移除 DBS 电极导线后,原有的导线周边囊肿完全消失,并且症状改善。

知识精要

高度怀疑 DBS 术后出现相关问题并呈进行性加重,应立即行影像学检查。

对于囊性病灶,如何合理地程控尚不清楚,但是大多数专家会选择关闭 DBS。在某些情况下,也可以暂时观察囊肿变化,对患者程控以增加疗效。

基于影像学特征对良性非感染性囊肿和感染、中风及出血进行鉴别有助于避免另外的检查和相关抗感染治疗。

若是随着时间推移患者的症状未好转,或者囊肿持续性扩大,移除电极或许是一种有效的治疗手段。

囊性病变可能导致意料不到的震颤抑制(一种永久性的微毁损效应)。在这种情况下,再植入不一定必要,可以在患者的震颤复发后重新进行评估。

【参考文献】

[1] Fenoy A J, Simpson R K Jr. Risks of common complications in deep brain stimulation surgery: management and avoidance[J]. Journal of neurosurgery, 2014, 120(1): 132 - 139.

[2] Bronstein J M, Tagliati M, Alterman R L, et al. Deep brain stimulation for Parkinson disease: an expert consensus and review of key issues[J]. Archives of neurology, 2011, 68(2): 165.

[3] Fernandez-Pajarin G, Sesar A, Ares B, et al. Delayed complications of deep brain stimulation: 16-year experience in 249 patients[J]. Acta neurochirurgica, 2017, 159(9): 1713 - 1719: 24 .

[4] Deogaonkar M, Nazzaro J M, Machado A, Rezai A. Transient, symptomatic, post-operative, non-infectious hypodensity around the deep brain stimulation (DBS) electrode[J]. Journal of clinical neuroscience: official journal of the Neurosurgical Society of Australasia, 2011, 18 (7): 910 - 915.

[5] Lefaucheur R, Derrey S, Borden A, et al. Post-operative edema surrounding the electrode: an unusual complication of deep brain stimulation[J]. Brain stimulation, 2013, 6(3): 459 - 460.

[6] Ramirez-Zamora A, Levine D, Sommer D B, et al. Intraparenchymal cyst development after deep brain stimulator placement[J]. Stereotactic and functional neurosurgery, 2013, 91(5): 338 - 341.

[7] Sharma V D, Bona A R, Mantovani A, et al. Cystic lesions as a rare complication of deep brain stimulation[J]. Movement disorders clinical practice, 2016, 3(1): 87 - 90.

[8] Jagid J, Madhavan K, Bregy A, et al. Deep brain stimulation complicated by bilateral large cystic cavitation around the leads in a patient with Parkinson's disease[J]. BMJ case reports, 2015(16): 2015.

[9] Katlowitz K, Pourfar M H, Israel Z, et al. Intraparenchymal cysts following deep brain stimulation: variable presentations and clinical courses[J]. Operative neurosurgery (Hagerstown, Md.), 2017, 13(5): 576 - 580.

（王军　龙浩）

第三部分 帕金森病

第 8 章　脑深部电刺激治疗帕金森病的患者选择标准

Laura S. Surillo Dahdah, Padraig O'Suilleabhain, Hrishikesh Dadhich, Mazen Elkurd, Shilpa Chitnis, Richard B. Dewey, Jr.

患者选择

考虑接受脑深部电刺激(DBS)治疗的候选患者应被推荐到有经验的 DBS 中心,进行完整的多学科筛选评估。确保外科手术成功需要一个多学科协作团队,其中包括专门研究运动障碍病的神经病学专家、经过立体定向或功能神经外科训练的神经外科医生、神经心理学专家、精神病学专家,以及言语、作业和物理治疗师[1]。社会工作者、营养学家和财务顾问也有帮助。所有可能接受外科治疗的患者最好都接受脑磁共振成像检查,以及神经心理测试来筛查认知和情绪问题(DBS 术前 1 年之内)。对患者进行运动功能评估时需要使用已经验证的运动量表,如运动障碍病协会修订的统一帕金森病评定量表(MDS－UPDRS),并且在左旋多巴"关"和"开"状态下分别评分,计算"开"和"关"状态下运动评分之间的差异,这能提供重要的预测信息(震颤除外)。不过 UPDRS 运动评分不能体现到开/关波动,而改善这种波动是 DBS 手术可能带来的重要获益。所有采集到的数据应在 DBS 项目团队所有成员参加的多学科会议上进行讨论。一般来说,最适合手术治疗的患者不合并其他疾病,没有认知缺陷,没有致残性的行为、思维或情绪障碍。因为 DBS 有时可以解决无法忍受的药物副作用,而药物副作用会妨碍优化药物来有效治疗运动症状[2],所以接受 DBS 的理想病例是较为年轻、认知正常且伴有运动症状波动(疗效减退、"开关"现象或异动),在多巴胺能药物"开"状态下功能基本正常的患者。然而需要注意的是,DBS 没有特定的年龄限制,也没有标准的最佳患者。多学科团队的所有成员都要对患者进行评估,并为每个患者构建一个全面的风险－收益比。

原发性帕金森病的诊断

适合 DBS 治疗的患者诊断应该是原发性帕金森病，根据英国脑库或 MDS 的标准可以诊断为临床可能的 PD 患者[3]。多巴胺转运体扫描成像（DaTscan）只是偶尔在某些病例中可能需要，以区分原发性帕金森病或神经抑制剂诱导的帕金森综合征、特发性震颤或心因性帕金森综合征。

神经病学专家应确定诊断正确，因为非典型或其他帕金森综合征通常不会从 DBS 获益[4-6]。DBS 手术需除外的非典型帕金森样疾病包括多系统萎缩、进行性核上性麻痹、皮质或弥漫性路易体病、皮质基底节综合征、血管源性帕金森综合征、正常压力脑积水、神经抑制剂诱发的帕金森综合征和年龄相关性帕金森综合征。提示存在这些需排除疾病的警示征包括早期跌倒、对左旋多巴无反应（震颤除外）、垂直凝视麻痹、垂直扫视变慢、早期或严重的自主神经功能障碍和早期认知障碍。许多中心会在诊断患者 PD 后随访 5 年，以降低诊断转化为非典型综合征的风险[7]。

脑深部电刺激可改善的运动症状

即使优化药物治疗仍然可能存在运动波动或异动，它们可能是致残性的或令患者非常苦恼的。改善这些症状是进行 DBS 手术的主要原因。左旋多巴改善的症状通常也是 DBS 可以改善的症状，包括震颤、肌强直和运动迟缓[4,8-9]，而对左旋多巴抵抗的症状一般不会推荐 DBS 去治疗。静止性震颤是个例外，该症状即使对左旋多巴抵抗，对 DBS 的反应仍较好[4,10]。通常 DBS 不起作用、因此不适合进行 DBS 手术的症状包括言语困难、姿势不稳、步态异常、平衡问题和步态冻结（特别是在开期的步态冻结）[4,11-12]。如果这些症状的患者对左旋多巴有反应，DBS 也许也能改善，甚至其他患者偶尔也会对 DBS 有反应，但结果很难预测[8]。DBS 手术的目的在于缩短“关”期和减少令患者苦恼的异动，为患者提供一个更持久的“开”期最佳状态，但这并不能通过“开”和“关”期 UPDRS 运动评分得到答案。

明显的左旋多巴反应

评估 DBS 手术的患者应进行多巴胺能药物“开”和“关”期运动检查[9]。这个检查需要在最后一次服用短效左旋多巴制剂 12 h 后且服用长效药物至少 24 h后进行，首先使用 MDS-UPDRS 第三部分量表进行运动评分[13]，然后让受试者服用其日常药物剂量或者超治疗剂量(对于服药日常剂量药物没有明显运动改善的患者，可以给予 1.5 倍剂量)，在出现“最佳”状态后再次用 UPDRS 进行评分。强烈建议检查者给患者的“关”状态和“开”状态录像，以供 DBS 团队成员在多学科会议上查看。录像的另一个重要用途是作为最佳药物“开”状态的历史记录，以便必要时由患者或检查者进行术后复查，以确保 DBS 治疗达到最佳效果。当患者在“开”与“关”状态下 MDS-UPDRS 第三部分评分改善超过 30%时，即认为患者对左旋多巴有反应(不包括左旋多巴无反应性震颤的评分)。对于其他纳入标准也符合的患者，“关”和“开”评分之间的差异大小是手术成功的预测因素之一(“开”“关”期差异越大，DBS 手术的预期收益越大)，但进行 DBS 手术并不总是需要 30%改善的阈值[13]。最重要的是，“开”“关”测试不能反映运动波动和异动，而运动波动和异动对 DBS 反应明显。

脑深部电刺激的风险和预期

患者和家属必须清楚了解 DBS 的风险和获益。他们必须有切合实际的 DBS 治疗目标，并且必须认识到 DBS 不是一种治愈性疗法。他们的期望必须与 DBS 能够达到的目标一致，这个问题在最终决定是否继续手术之前必须进行彻底的讨论。患者或家庭成员不切实际的期望是 DBS 治疗失败的常见原因[14-15]。让病人在术前写下他们的期望并与医生讨论的做法有一些用处。DBS 手术固有的风险包括感染(导线或植入式脉冲发生器部分)、脑或皮下组织出血、言语恶化、认知能力下降，以及先前存在的情绪或步态/运动问题加重[12,16]。大多数外科医生都认为发生严重不良事件的风险在 1%～5%之间，而这个风险在外科医生和机构之间可能有所不同。患者还应该获知，DBS 术后需要数天到数周的恢复期，并且只有在数次程控后才能从中获益。根据患者对刺激的反应，DBS 程控访视通常在术后的前 6 个月进行 4～8 次，之后每 3～6 个月进行 1 次。出行或交通方面的困难要提前讨论。在术前咨询过程中也应强调，减少或停用抗帕金森病药物不是DBS的主要目标。尽管这取决于选择的靶点和其他因素，对于某些个体也可能实现[15,17]。一般来说，选择丘脑底核(STN)靶点比苍白球(GPi)靶点更能较少用药，而双侧STN靶点比GPi靶点减少药物更多[18]。然而，GPi靶点在抑制异动和允许多巴胺能疗法的长期灵活性方面已被证明更优。例如，在某些情况下，STN DBS可能会加重异动，并使长期药物治疗管理更具挑战性。

共患病与脑深部电刺激

DBS候选患者的入选或排除标准并没有普遍的共识，但大型DBS专科中心一致认为采用多学科联合的方法是最安全的，并且可以改善结果[19-20]。共患疾病可能成为DBS手术的相对或绝对禁忌证。因此，在决定手术前，应常规完善相关检查。PD患者合并其他疾病必须进行评估，特别是在考虑清醒还是全麻DBS时，以及在决定是否采用微电极记录(MER)时。如果需要患者配合(如在手术室检查)，则需要采用清醒手术，这时心脏、肺脏和其他疾病(如肥胖)可能增加手术风险。在微电极记录过程中，高血压患者出血的风险增加。这应在手术前和手术中积极处理[21-22]。糖尿病或免疫抑制增加DBS手术后感染和其他并发症的风险。成功的清醒手术需要健康和能够配合的病人。特定年龄以上并不是DBS的禁忌证，虽然在其他方面都等同的情况下年轻患者对DBS手术的耐受性往往比老年患者更好。一般来说，老年患者的手术并发症风险比年轻患者更高。例如，在一项研究中，69岁以上的患者发生不良认知事件的风险增加，如术后意识模糊和认知减退[23]。评价DBS手术的风险收益比时，年龄仅是影响结果的一个因素。

精神疾病与脑深部电刺激

对于共患精神疾病应积极筛查、诊断和治疗。这些共病很可能影响DBS治疗的效果[24]。通常术前一系列神经心理学测试即可满足筛查需求，但对于复杂的病例，应尽早进行正式的精神科会诊，并在术前使病情稳定。难以控制的焦虑、抑郁、冲动控制障碍、精神错乱、自杀观念和躁狂可能在手术后恶化，尤其是选择STN作为靶点时[25-26]。只有稳定和良好控制的精神病患者(抑郁、焦虑、双相情感障碍等)才能进行DBS手术。冲动控制障碍在一部分DBS候选患者中很常见，这应该在术前稳定下来。不受控制的冲动控制障碍可能是术后自杀的危险因素[27]。冲动控制障碍在 DBS 术后也可能重新出现，因此在术后应予监测。此外，即使没有精神病病史，DBS 术后也可能出现其他精神问题[28]。DBS 术后可能观察到躁狂、抑郁、欣快、易怒、情绪不稳定、愤怒、冲动和淡漠等各种精神并发症[23,26,29]。

痴　　呆

神经心理学测试是 DBS 评估的一部分，必须由多学科团队执行和仔细审查。神经心理学表现欠佳的患者，尤其是表现在额叶和记忆方面的患者，可能不是理想的人选。因为 DBS 手术有认知功能恶化风险[23,30]。药物也可能混淆神经心理学测量的表现，因此测试人员应了解测试期间的疾病状态（“关”状态与“开”状态）以及患者可能服用的药物（如苯二氮䓬类或抗惊厥药）的潜在不利影响[31]。

神经心理状态只是评价 DBS 手术风险受益比时需要考虑的一个方面。在某些情况下，尽管神经精神功能恶化的风险高于理想状态，DBS 仍能用于缓解症状（例如由于异动不能坐在椅子上，或者需要照顾者负责患者的日常生活活动）。

术前异常磁共振影像

在评估患者是否适合 DBS 手术的过程中，进行脑部 MRI 或回顾最近的影像学研究，不仅对诊断确认，而且对评估潜在手术风险都很重要。广泛的白质改变可能提示血管性 PD 或导致步态问题的另外原因，这可能导致 DBS 的反应不理想。此外，患者合并血管性疾病时可能会增加脑出血或中风的风险。全脑萎缩可能增加硬膜下血肿的风险。在某些情况下，术前磁共振成像有助于规划电极植入。识别结构性病变，如沿电极植入轨迹的血管畸形，是非常重要的[32]。最后，术前增强磁共振影像有助于识别血管，特别是静脉解剖，这可能有助于避免从不安全的针道穿刺引起静脉梗死[33]。

结　　论

帕金森病 DBS 手术最重要的方面是起用一个专家和经验丰富的多学科团

队,他们可以建立风险收益比,并解决手术前后的期望。将 DBS 的风险受益与其他干预措施(包括十二指肠注射左旋多巴凝胶和高频聚焦超声治疗)相对比可能有用。通常情况下,主诊的神经内科医生处于整合所有考虑因素,与多学科团队、患者及其家人沟通的最佳位置。团队其他成员的建议和意见为神经内科医生提供有价值的指导,每一个学科都可以提高疗效。

知识精要

考虑 DBS 的候选人应该为原发性 PD 患者。

许多中心在诊断患者 PD 后跟踪 5 年以降低转化为不典型综合征的风险。

DBS 候选患者应被推荐到有经验的 DBS 中心做完整的多学科筛查评估。

理想情况下,所有考虑手术的患者都应该接受脑磁共振成像,以及神经心理测试来筛查认知和情绪问题(手术前 1 年内结果有效)。

使用有效的运动量表(如 MDS－UPDRS),对患者左旋多巴治疗的"开""关"状态的情况下都进行评分,并计算"开""关"状态的运动评分差异,这将提供重要的预测信息(震颤除外)。

进行 DBS 手术的首要目的是改善致残或令人苦恼的运动症状,包括最佳药物治疗下仍存在的运动波动或异动。

左旋多巴能改善的症状通常也是 DBS 能改善的症状,包括震颤、肌强直和动作迟缓。

DBS 通常不用于对左旋多巴抵抗的症状,但静止性震颤是例外。即使震颤是左旋多巴难治性的,对 DBS 反应也良好。

DBS 手术固有的风险包括感染(导线或 IPG 部位),脑组织或皮下组织出血、言语恶化、认知能力下降,原有情绪或步态/运动问题恶化。

某些共患疾病可能造成相对或绝对的 DBS 手术禁忌证。因此,在决定是否进行手术之前,应常规进行手术相关检查。

应该对共患精神疾病积极进行筛查、诊断和治疗,它们很可能影响 DBS 治疗是否成功。

神经心理表现欠佳的患者,特别是额叶和记忆方面的患者,可能不是理想的候选对象,因为 DBS 手术存在较高的引起认知功能恶化的风险。

病人和家属必须对 DBS 的风险和受益有一个清晰的认识。他们必须对 DBS 有切合实际的目标,明白 DBS 不是治愈性疗法。

【参考文献】

[1] Stewart R M, Desaloms J M, Sanghera M K. Stimulation of the subthalamic nucleus for the treatment of Parkinson's disease: postoperative management, programming, and rehabilitation [J]. Journal of Neuroscience Nursing: Journal of the American Association of Neuroscience Nurses, 2005, 37(2): 108 - 114.

[2] Deuschl G, Schade-Brittinger C, Krack P, et al. A randomized trial of deep-brain stimulation for Parkinson's disease[J]. New England Journal of Medicine, 2006, 355(9): 896 - 908.

[3] Postuma R B, Berg D, Stern M, et al. MDS clinical diagnostic criteria for Parkinson's disease [J]. Movement Disorders: Official Journal of the Movement Disorder Society, 2015, 30(12): 1591 - 1601.

[4] Lang A E, Houeto J L, Krack P, et al. Deep brain stimulation: preoperative issues[J]. Movement Disorders: Official Journal of the Movement Disorder Society, 2006, 21(S14): 171 - 196.

[5] Visser-Vandewalle V, Temel Y, Colle H, et al. Bilateral high-frequency stimulation of the subthalamic nucleus in patients with multiple system atrophy—parkinsonism. Report of four cases[J]. Journal of Neurosurgery, 2003, 98(4): 882 - 887.

[6] Tarsy D, Apetauerova D, Ryan P, et al. Adverse effects of subthalamic nucleus DBS in a patient with multiple system atrophy[J]. Neurology, 2003(61): 247 - 249.

[7] Okun M S, Foote K D. Parkinson's disease DBS: what, when, who and why? The time has come to tailor DBS targets[J]. Expert Review of Neurotherapeutics, 2010, 10(12): 1847 - 1857.

[8] Charles P D, Van Blercom N, Krack P, et al. Predictors of effective bilateral subthalamic nucleus stimulation for PD[J]. Neurology, 2002, 59(6): 932 - 934.

[9] Welter M L, Houeto J L, Tezenas du Montcel S, et al. Clinical predictive factors of subthalamic stimulation in Parkinson's disease[J]. Brain: A Journal of Neurology, 2002, 125(Pt3): 575 - 583.

[10] Kumar K, Kelly M, Toth C. Deep brain stimulation of the ventral intermediate nucleus of the thalamus for control of tremors in Parkinson's disease and essential tremor[J]. Stereotactic and Functional Neurosurgery, 1999, 72(1): 47 - 61.

[11] Krack P, Batir A, Van Blercom N, et al. Five-year follow-up of bilateral stimulation of the subthalamic nucleus in advanced Parkinson's disease[J]. New England Journal of Medicine, 2003, 349(20): 1925 - 1934.

[12] Landi A, Parolin M, Piolti R, et al. Deep brain stimulation for the treatment of Parkinson's disease: the experience of the Neurosurgical Department in Monza[J]. Neurological Sci-

ences: Official Journal of the Italian Neurological Society and of the Italian Society of Clinical Neurophysiology,2003,24 Suppl 1:43－44.

[13] Defer G L,Widner H,Marié R M. Core assessment program for surgical interventional therapies in Parkinson's disease (CAPSIT-PD)[J]. Movement Disorders: Official Journal of the Movement Disorder Society,1999,14(4):572－584.

[14] Maier F,Lewis C J,Horstkoetter N,et al. Patients' expectations of deep brain stimulation, and subjective perceived outcome related to clinical measures in Parkinson's disease: a mixed-method approach[J]. Journal of Neurology, Neurosurgery, and Psychiatry, 2013, 84 (11):1273－1281.

[15] Okun M S,Foote K D. A mnemonic for Parkinson disease patients considering DBS: a tool to improve perceived outcome of surgery[J]. Neurologist,2004,10(5),290.

[16] Pandey S, Sarma N. Deep brain stimulation: current status[J]. Neurology India, 2015, 63 (1):9.

[17] Guduru Z, Schramke C, Baser S, et al. Medication reduction after DBS placement in Parkinson's disease (P6. 383)[J]. Neurology,2016,86(16):6383.

[18] Liu Y,Li W,Liu X. et al. Meta-analysis comparing deep brain stimulation of the globus pallidus and subthalamic nucleus to treat advanced Parkinson disease[J]. J Neurosurg,2014,121 (3):709－718.

[19] Higuchi M,Topiol D,Ahmed B,et al. Impact of an interdisciplinary deep brain stimulation screening model on post-surgical complications in esential tremor patients[J]. PLoS One, 2015,10(12):145623.

[20] Higuchi M,Martinez-Ramirez D,Morita H,et al. Interdisciplinary Parkinson's disease deep brain stimulation screening and the relationship to unintended hospitalizations and quality of life[J]. PLoS One,2016,11(5): e0153785.

[21] Gorgulho A,De Salles,A A F Frighetto L. Incidence of hemorrhage associated with electrophysiological studies performed using macroelectrodes and microelectrodes in functional neurosurgery[J]. Journal of Neurosurgery,2005,102(5):888－896.

[22] Higuchi Y, Iacono R P. Surgical complications in patients with Parkinson's disease after posteroventral pallidotomy[J]. Neurosurgery,2003,52(3):558－571.

[23] Saint-Cyr J A ,Trépanier L L,Kumar R. Neuropsychological consequences of chronic bilateral stimulation of the subthalamic nucleus in Parkinson's disease[J]. Brain: A Journal of Neurology,2000,123(Pt 10):2091－2108.

[24] Cyron D. Mental side effects of deep brain stimulation (DBS) for movement disorders: the futility of denial[J]. Frontiers in Integrative Neuroscience,2016(10):17.

[25] Follett K A,Weaver F M,Stern M,et al. Pallidal versus subthalamic deep-brain stimulation for Parkinson's disease[J]. New England Journal of Medicine,2010,362(22):2077－2091.

[26] Rodriguez-Oroz,M C Obeso,J A Lang,et al. Bilateral deep brain stimulation in Parkinson's disease: a multicentre study with 4 years follow-up[J]. Brain: A Journal of Neurology, 2005,128(Pt 10):2240－2249.

[27] Soulas T,Gurruchaga J M,Palfi S,et al. Attempted and completed suicides after subthalamic nucleus stimulation for Parkinson's disease[J]. J Neurol Neurosurg Psychiatry,2008,79:952－954.

[28] Burkhard P R,Vingerhoets F J G,Berney A ,et al. Suicide after successful deep brain stimulation for movement disorders[J]. Neurology,2004,63(11):2170－2172.

[29] Voon V,Kubu C,Krack P,et al. Deep brain stimulation: neuropsychological and neuropsychiatric issues[J]. Movement Disorders: Official Journal of the Movement Disorder Society, 2006,21 Suppl 14:305－327.

[30] Rodríguez R L,Miller K,Bowers D,et al. Mood and cognitive changes with deep brain stimulation: what we know and where we should go[J]. Minerva Medica,2005,96(3):125－144.

[31] Molloy S,Rowan E N,O'Brien J T,et al. The effect of levodopa on cognitive function in Parkinson's disease with and without dementia and dementia with Lewy bodies[J]. J Neurol Neurosurg Psychiatry,2006,77(12):1323－1328.

[32] Lang A E,Houeto J L,Krack P,et al. Deep brain stimulation: preoperative issues[J]. Movement disorders: official journal of the Movement Disorder Society,2006,21(S14),S171－S196.

[33] Morishita T,Okun M S,Burdick A,et al. Cerebral venous infarction: a potentially avoidable complication of deep brain stimulation surgery[J]. Neuromodulation,2013,16(5):407－413.

（董　生）

第9章 脑深部电刺激治疗帕金森病的程控基本知识要点

Raja Mehanna

引 言

丘脑底核(STN)和苍白球内侧部(GPi)的脑深部电刺激(DBS)不仅可以改善帕金森病患者的运动症状,还可以改善生活质量[1-3]。尽管术前筛查能够确保风险收益比足够有利的患者接受 DBS 手术[4-6],但有效的术后程控才是改善帕金森病主要运动症状的关键。

在本章中,我们回顾了帕金森病 DBS 程控的基础知识。

帕金森病程控的基本方法

目前没有随机临床试验证明一种 DBS 程控算法优于另一种算法。然而,当开始对病人进行程控时,有一个清晰的计划是重要的。临床医生应该保持开放的心态,以便任何方法都可以进行修改,特别是基于患者的反馈。

程控通常在植入 DBS 后的第一次术后随访就开始,一般都在植入后 4 周,此时植入过程中产生的任何潜在的临床改善已经消退,即所谓的微毁损效应。患者应停止用药至少 12 h,以充分评估电刺激的好处,而不受运动波动或左旋多巴诱发异动症(levodopa-induced dyskinesia,LID)的混杂因素影响。第一次随访检查也称为单极检查,因为电极的四个触点都在单极模式下[植入式脉冲发生器(the implantable pulse generator, IPG)作为阳极,电极上的 4 个圆形触点分别作为阴极]进行测试。检查电极阻抗,以排除任何开路或短路,涉及开路或短路的异常触点将不再使用。选择一个固定的脉冲宽度(通常为 60μs 或 90μs)和频率(通常为 130 Hz),并在整个程控过程中保持不变。

从腹侧第一个触点的单极模式开始,增加刺激电压(或电流),观察刺激对震颤、运动迟缓和肌强直的影响。其中肌强直是连续检查最可靠的体征,因为运动迟缓可能与主观努力有关,而震颤可能有自发波动。典型的电压增量为 0.1~0.5 V(或 0.1~ 0.5 mA)。记录 2 个阈值:观察到临床显著改善的治疗阈值和引起显著持续性副作用的不良反应阈值。应该注意的是,患者经常报告在电压升高后立即出现感觉异常和其他神经系统症状,这些症状通常是短暂的,多在几秒钟内消失。需要重点注意的是,这些症状通常不能定义为不良事件,因为它们是一过性的。治疗阈值与不良事件阈值之间的电压差构成治疗区间或者说治疗窗。一些专家认为,较宽的治疗区间对于耐受等长期问题可能很重要,但这一点尚未得到证实。当一个触点的单极刺激模式检查结束后,电压恢复到零,这意味着刺激停止。下一个单极刺激时将阴极移到相邻的背侧触点,但需要等到前一个触点的残存效应完全消失,以便准确地测量每一个触点的效果[7]。所有触点的单极刺激模式均重复这些步骤,得到 4 个触点的治疗区间。采用最大治疗区间或治疗窗的触点进行后续刺激。副作用的类型也可能影响电极设置的选择:患者可能适应主观的副作用(感觉异常或其他主观变化,如头晕),但很难适应肌肉抽搐/收缩或视觉变化,因此后者更不可取。开始刺激时通常需要减少总的多巴胺等效剂量,特别是 STN-DBS,以避免左旋多巴诱导的异动症。对于 GPi,许多情况下不需要减少药物用量。然而,应该注意的是,不要把药物减少得太少和太快,以免症状控制恶化或加重抑郁、淡漠或神经精神症状。

在以后的连续随访程控中,电压可以根据需要增加以控制运动症状,但通常每次刺激强度增加不超过 0.4 V,以避免过度刺激的副作用。事实上,副作用有时需要几天的时间才能显现出来,在医院里程控时是看不出来的。如果最佳单极模式刺激在连续多次增加电压后仍未满足疗效,应该考虑增加脉冲宽度和/或频率。为了更好地控制震颤,更高的频率可能是必要的。STN 是一个较小的刺激靶点,它很少需要大于 90 μs 的脉冲宽度,因为电流很可能扩散到附近结构而出现不需要的副作用。GPi 因为结构较大,可耐受较宽的脉冲宽度,可达 240 μs,这与治疗肌张力障碍时的情况相同[8];然而,如此高的数值对于PD通常是不必要的。

如果刺激达到了 5 V 或 5 mA 的强度、180 Hz 频率和 90μs 脉冲宽度(对于STN来说),但以前药物反应性的运动症状在DBS后仍没有改善,就应该更换触点,使用第二大治疗区间的单极刺激模式。如果改善仍然是不理想,但在较低的阈值下没有持续副作用,则应考虑采用双负单极刺激模式来扩大刺激的范围。在这种配置中,我们选择IPG作为阳极,选择最好的2个刺激触点作为阴极。在这种模式中应该使用较低的电压,以避免过度的电流扩散,每次随访程控中电压的增加应该限制在0.1~0.2 V。

另一方面,如果副作用是持续和令人讨厌的,那么应该考虑双极刺激。在这种模式中,具有最佳症状控制的触点作为阴极,次佳触点作为阳极。这就产生了一个集中的刺激场,防止电流扩散到邻近的神经元结构。双极刺激模式的电压要求通常比单极刺激模式高,因为电场更小。随着新的方向性电极的使用,使用分段触点,刺激作用于一个120°的扇形部分而不是传统的环形,从而允许对靶点刺激区域进行塑形,以避免不必要的直接刺激扩散到相邻结构中[9]。

如果单极、双负单极、双极模式或方向性电极刺激不能产生满意的结果,还可以考虑交叉电脉冲刺激[10]。交叉电脉冲允许临床医生设计2个方案,在不同时间点2组配置参数交替刺激。它最有可能在2种临床情况下使用:①2个不同的触点分别在单极刺激模式下以不同强度刺激时能改善不同的运动症状,但在双负单极刺激模式下使用时出现副作用[11];②症状改善不完全,进一步的电压升高受到副作用的限制。在这些情况下,在2个部分成功的刺激模式之间交替刺激可能达到更好的症状控制而没有副作用[12]。然而,交叉电脉冲刺激模式可能会比传统刺激模式更快地耗尽神经刺激器电池。另外其最大频率被限制在125 Hz,这可能不是震颤控制的最佳选择[13]。

如果上述所有策略都未能改善症状,则必须考虑电极位置欠佳的可能性,并进行适当的影像学检查。如果确定电极位置不理想,应考虑手术调整。

表9.1和表9.2总结了刺激扩散到邻近结构的影响。这些问题可以通过改变使用电极的极性、使用双极刺激、使用分段触点(如果可选的话)或者采用前述的交叉电脉冲来解决。

表 9.1 丘脑底核电刺激扩散到邻近解剖结构的影像

观察到的副作用*	结构	与 STN 的解剖关系
自主神经功能障碍(出汗、潮红)	下丘脑	前内侧
肌肉收缩,构音障碍,面部牵拉	内囊的皮质脊髓束	前外侧,外侧
性格变化,冲动,情绪症状	STN 边缘亚区	内侧
感觉温暖,恶心,出汗	红核	内侧
头晕,非共轭性同侧眼偏斜,复视,眼睑睁开,失用症	动眼神经根	内侧
对侧共轭凝视偏斜	内囊的额部视辐射纤维	外侧
感觉异常	内侧丘系	后部
少动、情绪症状	黑质	腹侧
肌肉收缩	内囊	腹侧

*副作用通常见于刺激的对侧,注意刺激扩散到背侧的未定带通常不出现副作用。STN:丘脑底核。

来源:Koeglsperger T,Palleis C,Hell F,at al. Deep brain stimulation programming for movement disorders: current concepts and evidence—based strategies. Front Neurol,2019,10:410.

表 9.2 苍白球内侧部电刺激扩散到邻近解剖结构的影响

观察到的副作用*	结构	与 GPi 的解剖关系
对侧视野闪烁	视束	腹侧
肌肉收缩	内囊后肢	后内侧
异动症恶化(罕见)	GPe	前外侧、背侧

*副作用通常见于刺激的对侧。GPi:苍白球内侧部;GPe:苍白球外侧部。

来源:Koeglsperger T, Palleis C, Hell F, et al. Deep brain stimulation programming for movement disorders: current concepts and evidence — based strategies. Front Neurol 2019, 10:410.

特殊注意事项

1 刺激频率对帕金森病症状的影响

对于 STN DBS,刺激频率为 130 Hz 或更高时比低于 100 Hz 时能更好地控制震颤[14-15]。相反,较低频率(60～80Hz)相比于较高频率(130～150 Hz)能更好地改善运动迟缓[16-18]。然而,尚无研究发现 STN DBS 对于肌强直改善的最佳频率，或者 GPi DBS 对于任何帕金森病运动症状改善的最佳频率。

2 异动症

GPi DBS 对左旋多巴诱导的异动症效果不佳时，使用更腹侧触点可能控制得更好。但是，STN DBS 可以因为电刺激或微毁损效应导致异动症。

2.1 丘脑底核电刺激诱发异动症

刺激诱导的异动症（stimulation-induced dyskinesia，SID）通常表明 DBS 电极准确植入在 STN 的运动区域。SID 不一定在刺激改变后立即被观察到，而是可能在几个小时后出现。这时最好通过调整药物（减少左旋多巴和其他多巴胺能药物的剂量以及使用金刚烷胺）或使用更背侧 STN 触点来处理，这些手段有直接的抗异动症效果[19]。在某些病例中，处理这个问题可以采用每 1 或 2 周缓慢增加电压（0.1～0.2 V）的方法。如果这些方法全部失败，在 GPi 植入 DBS 可能是一个挽救措施[20]。

2.2 丘脑底核微毁损效应所致的异动症

这个问题可能在刺激器开机之前就出现了，甚至在药物关期状态下也会持续存在，并且对金刚烷胺有抗药性[21]。然而，这种现象通常是短暂的，在几周到几个月后就会消失[22-23]。它也可能由微量出血造成。

3 步态

从高频（≥130 Hz）降到低频（≤100 Hz），同时增加电压维持相同的能量输出，可能改善 STN DBS 高频刺激后的 PD 患者出现的严重步态恶化[24]。在大多数情况下，术前耐药性的步态障碍不会因调整 DBS 的参数而得到改善。大家还应该记住，低频刺激对震颤的效果不如高频刺激[14-15]。没有研究评估 GPi DBS 改善步态的程控策略。

一种理论认为，DBS 术后步态恶化可能是由于不利的刺激设置加重了下肢的不对称性，从而干扰了肢体间的协调[25]。可以尝试降低控制较好的一侧的刺激参数来减少不对称性，特别是在伴有刺激抵抗的冻结步态的情况下[26]。一般来说，患者应该在术前和术后都被告知步态可能不会改善，尽管有些病例在药物关期冻结步态能改善 30%或更多。

4 构音障碍

构音障碍通常不会因 DBS 植入而得到改善。通常很难区分 PD 自然进展中出现的构音障碍和 STN DBS 高频刺激所诱发的构音障碍。为了区分这 2 个问题，在诊室里暂时关闭 DBS 刺激可能是必要的。STN DBS 诱发的构音障碍往往在较低频率（60 Hz）改善，而不是在较高频率（130 Hz）[27-28]。尝试使用低脉冲宽度(≤60 μs)可能有效。推荐采用语言疗法。关于 GPi DBS 改善构音障碍的程控策略尚未见发表。

5 **神经精神并发症**

在早期的 DBS 研究中,抑郁症和自杀率都有所上升,但最近研究中这些的发生率并没有上升,可能是因为更好的监测。神经精神问题的出现可能与多巴胺能药物的减少有关,因此 STN DBS 术后发生的可能性更高,因为这种情况下药物减少更普遍[29-30]。术前对情绪障碍进行神经心理测试,必要时适当使用抗抑郁药物,术后仔细监测都是有用的。STN DBS 诱发的抑郁更多与腹侧触点刺激有关,使用背侧触点可能缓解这一问题[10]。精神科医生和神经心理师都是 DBS 术前和术后管理团队的重要成员[31]。

结　　论

应用合理的 DBS 程控原理,可以使 DBS 的效益最大化,减少其副作用。本章建议的系统方法的使用是一个很好的策略。目前还不清楚多独立源程控和分段触点的使用是否会减少副作用,但一般认为在某些情况下,它们可能会被证明是有用的策略。

知识精要

单极检查对于选择更有用的触点很重要。

刺激可以是单极、双负单极、双极、交叉电脉冲或方向性模式,这取决于每个患者的独特需求。

频率越高,震颤的控制效果越好,运动迟缓的改善效果越差。

STN 刺激引起的异动症可以通过调整药物或使用更背侧触点刺激来解决。

STN 毁损引起的异动症随着时间推移而消失。

低频刺激可缓解 STN DBS 所致的步态困难。

STN DBS 诱发的构音障碍可以通过低频刺激得到改善。

神经精神并发症可能与多巴胺能药物的减少,也可能与 STN DBS 腹侧触点刺激有关。

【参考文献】

[1] Deuschl G, Schade-Brittinger C, Krack P, et al. German Parkinson Study Group, Neurostimulation Section: A randomized trial of deep－brain stimulation for Parkinson's disease[J]. N Engl J Med, 2006, 355: 896 - 908.

[2] Weaver F M, Follett K, Stern M, et al. CSP 468 Study Group: Bilateral deep brain stimulation vs best medical therapy for patients with advanced Parkinson disease: a randomized controlled trial[J]. JAMA, 2009, 301: 63 - 73.

[3] Williams A, Gill S, Varma T, et al. PD SURG Collaborative Group: Deep brain stimulation plus best medical therapy versus best medical therapy alone for advanced Parkinson's disease (PD SURG trial): a randomized, open－label trial[J]. Lancet Neurol, 2010, 9: 581 - 591.

[4] Okun M S, Fernandez H H, Pedraza O, et al. Foote KD: Development and initial validation of a screening tool for Parkinson disease surgical candidates[J]. Neurology, 2004, 63: 161 - 163.

[5] Okun M S, Foote K D. Parkinson's disease DBS: what, when, who and why? The time has come to tailor DBS targets[J]. Expert Rev Neurother, 2010, 10: 1847 - 1857.

[6] Abboud H, Mehanna R, Machado A, et al. Comprehensive, multidisciplinary deep brain stimulation screening for Parkinson patients: no room for "short cuts"[J]. Mov Disord Clin Pract, 2014, 1: 4.

[7] Mehanna R, Machado A G, Oravivattanakul S, et al. Comparing two deep brain stimulation leads to one in refractory tremor[J]. Cerebellum, 2014, 13: 425 - 432.

[8] Coubes P, Cif L, Fertit El H, et al. Electrical stimulation of the globus pallidus internus in patients with primary generalized dystonia: long-term results[J]. J Neurosurg 2004, 101: 189 - 194.

[9] Timmermann L, Jain R, Chen L, et al. Multiple-source current steering in subthalamic nucleus deep brain stimulation for Parkinson's disease (the VANTAGE study): a non－randomised, prospective, multicentre, open-label study[J]. Lancet Neurol, 2015, 14: 693 - 701.

[10] Koeglsperger T, Palleis C, Hell F, et al. Deep brain stimulation programming for movement disorders: current concepts and evidence-based strategies[J]. Front Neurol, 2019, 10: 410.

[11] Wojtecki L, Vesper J, Schnitzler A. Interleaving programming of subthalamic deep brain stimulation to reduce side effects with good motor outcome in a patient with Parkinson's disease[J]. Parkinsonism Relat Disord, 2011, 17: 293 - 294.

[12] Montgomery E B. Deep brain stimulation programming, principles and practice[M]. Oxford, UK: Oxford University Press, 2010.

[13] Miocinovic S, Khemani P, Whiddon R, et al. Outcomes, management, and potential mechanisms of interleaving deep brain stimulation settings[J]. Parkinsonism Relat Disord, 2014, 20: 1434 - 1437.

[14] Stegemöller E L, Vallabhajosula S, Haq I, et al. Selective use of low frequency stimulation in

Parkinson's disease based on absence of tremor[J]. Neurorehabilitation,2013,33:305 - 312.

[15] Phibbs F T,Arbogast P G,Davis T L. 60-Hz frequency effect on gait in Parkinson's disease with subthalamic nucleus deep brain stimulation[J]. Neuromodulation,2014,17:717 - 720.

[16] Xie T,Bloom L,Padmanaban M,et al. Long-term effect of low frequency stimulation of STN on dysphagia,freezing of gait and other motor symptoms in PD[J]. J Neurol Neurosurg Psychiatry,2018,89:989 - 994.

[17] Momin S,Mahlknecht P,Georgiev D,et al. Impact of subthalamic deep brain stimulation frequency on upper limb motor function in Parkinson's disease[J]. J Parkinsons Dis,2018,8:267 - 271.

[18] Su D,Chen H,Hu W,et al. Frequency-dependent effects of subthalamic deep brain stimulation on motor symptoms in Parkinson's disease: a meta-analysis of controlled trials[J]. Sci Rep,2018,8:14456.

[19] Herzog J,Pinsker M,Wasner M,et al. Stimulation of subthalamic fibre tracts reduces dyskinesias in STN-DBS[J]. Mov Disord 2007,22:679 - 684.

[20] Sriram A,Foote K D,Oyama G,et al. Brittle dyskinesia following STN but not GPi deep brain stimulation[J]. Tremor Other Hyperkinet Mov (NY),2014,4:242.

[21] Gago M F,Rosas M J,Linhares P,et al. Transient disabling dyskinesias: a predictor of good outcome in subthalamic nucleus deep brain stimulation in Parkinson's disease[J]. Eur Neurol,2009,61(2):94 - 99.

[22] Herzog J,Volkmann J,Krack P,et al. Twoyear follow—up of subthalamic deep brain stimulation in Parkinson's disease[J]. Mov Disord 2003,18:1332 - 1337.

[23] Moro E,Esselink R J,Benabid A L,et al. Response to levodopa in parkinsonian patients with bilateral subthalamic nucleus stimulation[J]. Brain,2002,125:2408 - 2417.

[24] Mehanna R. Deep brain stimulation in Parkinson's disease. In: Mehanna R (ed). Deep brain stimulation[M]. New York: Nova Science, 2015.

[25] Fasano A,Herzog J,Seifert E,et al. Modulation of gait coordination by subthalamic stimulation improves freezing of gait[J]. Mov Disord,2009,26:844 - 851.

[26] Pötter-Nerger M, Volkmann J. Deep brain stimulation for gait and postural symptoms in Parkinson's disease[J]. Mov Disord,2013,28:1609 - 1615.

[27] Moreau C,Pennel-Ployart O,Pinto S,et al. Modulation of dysarthropneumophonia by low—frequency STN DBS in advanced Parkinson's disease[J]. Mov Disord,2011,26:659 - 663.

[28] Morello ANDC,Beber B C,Fagundes V C,et al. Dysphonia and dysarthria in people with Parkinson's disease after subthalamic nucleus deep brain stimulation: effect of frequency modulation[J]. J Voice,2018;Nov 16. [Epub ahead of print]. doi:10. 1016/j. jvoice. 2018. 10. 012.

[29] Follett K A,Weaver F M,Stern M,et al. CSP 468 Study Group: Pallidal versus subthalamic

deep-brain stimulation for Parkinson's disease[J]. N Engl J Med,2010,362:2077-2091.

[30] Odekerken V J,van Laar T,Staal M J,et al. Schuurman PR,de Bie RM:Subthalamic nucleus versus globus pallidus bilateral deep brain stimulation for advanced Parkinson's disease (NSTAPS study): a randomised controlled trial[J]. Lancet Neurol,2013,12:37-44.

[31] Weintraub D,Duda J E,Carlson K,et al. Suicide ideation and behaviours after STN and GPi DBS surgery for Parkinson's disease: results from a randomised,controlled trial[J]. J Neurol Neurosurg Psychiatry,2013,10:1113-1118.

（杨治权）

第 10 章　帕金森病伴药物难治性单侧静止性震颤的靶点选择

Fuyuko Sasaki, Genko Oyama, Yasushishimo,
Atsushi Umemura, Nobutaka Hattori

脑深部电刺激的指征

帕金森病伴单侧静止性震颤。

临床病史及相关检查

患者男性，67 岁，右利手，考虑行手术治疗故转入我院。右手严重静止性震颤和动作姿势性震颤 7 年。7 年间患者的震颤明显加重并发展到左手，最近几年出现肌强直、运动迟缓、冻结步态障碍和姿势反射受损。因怀疑帕金森病(PD)开始行左旋多巴治疗，并增至左旋多巴/卡比多巴 900 mg/90 mg，但患者的震颤及其他帕金森病症状未见改善。

并发症

术中、术后均无并发症发生。

疑难分析和处置

采用 200 mg 左旋多巴进行急性左旋多巴冲击试验，患者帕金森病症状明显改善，但震颤无缓解。统一帕金森病评定量表(UPDRS)第三部分评分从 44 分降低到 33 分(32%)。PD 的诊断依据英国帕金森病学会脑库诊断标准。苯海索、扑米酮、氯硝西泮、阿罗洛尔、唑尼沙胺、普拉克索、罗替戈汀等药物均无法抑制患者的震颤。因为患者目前最棘手的症状为右手震颤，故考虑在患者的左侧丘脑腹中间核（Vim）或丘脑底区后部（PSA）行脑深部电刺激术（DBS）。鉴于患者被诊断为PD，且除震颤外已表现出右手帕金森症状，故丘脑底核（STN）也可能是治疗可选靶点。不过，一般认为Vim或PSA的DBS对震颤的治疗效果略优于STN DBS，尽管报道此类结果的病例并不多。经过长时间的讨论，我们决定先为患者做左侧STN DBS，若术中震颤抑制不佳，则换为PSA靶点。

结　果

术中左侧STN DBS能够抑制震颤。左侧STN DBS术后，对侧的静止性和动作姿势性震颤减少，运动迟缓和肌强直得到改善。患者继续服用多巴胺能激动剂和唑尼沙胺，同时减少了左旋多巴剂量，停用了盐酸阿罗洛尔。

讨　论

目前认为STN DBS和苍白球内侧部（GPi）DBS是治疗伴有运动并发症的帕金森病的有效方案[1]。丘脑底核（STN）是DBS治疗帕金森病最常用的治疗靶点，对运动并发症和减少药物方面作用显著。GPi DBS对运动症状同样有效。一些针对严重震颤患者的研究表明STN DBS有时也无法改善震颤[2]，报道显示，86%～88%的病例在单侧STN DBS后对侧震颤改善[2-5]。

对于药物难治性震颤，Vim一直是可选靶点，它对帕金森病震颤和特发性震颤均有效[4]。一项多中心研究显示，单侧Vim DBS后75%的PD患者的震颤得到改善。Vim DBS对帕金森病伴动作姿势性震颤的治疗效果尤为显著，但对肌强直和运动迟缓仅略有改善[4]。此外，Vim DBS可能导致步态和平衡障碍[6]。

近年来，越来越多的文献研究了PSA DBS对各种震颤的治疗效果，包括特发性震颤、帕金森病震颤和其他震颤[7]。丘脑底区后部（PSA）主要由未定带（Zi）和丘系前辐射（RaprL）组成。与丘脑底核相比，未定带尾侧（caudal Zi）是治疗震颤更有效的靶点[8]。虽然尚不清楚PSA DBS抑制震颤的机制，但有研究认为这与丘脑底区后部（PSA）中的小脑丘脑纤维的连接中断有关[7-8]。先前的研究显示PSA DBS可改善对侧震颤78%～93%。这种改善与患者对左旋多巴的反应无关，尽管 PSA DBS 对肌强直和运动迟缓的改善因人而异[7]。此外，一项综合定量文献综述显示，与 STN 和 Vim 的 DBS 相比，PSA/Zi 电刺激在治疗震颤方面有显著优势[9]，尽管该研究的样本量较小。

本例患者的震颤及其他帕金森病样症状经 STN DBS 得到成功改善，故未换用 PSA 靶点。该病例表明，对于不伴有运动波动的单侧震颤病例，需谨慎选择靶点。术中进行宏刺激测试有助于确定最终靶点。文献中有一个案例表明，在 STN DBS 中，丘脑底核内部偏后位置作为靶点可缓解特发性震颤和帕金森病震颤[6]。如果患者有动作姿势性震颤，应考虑 Vim 或其他靶点。

知识精要

单侧药物难治性帕金森病震颤是单侧 STN DBS 的指征。不过最近的研究发现 GPi 与 STN 的 DBS 在震颤结局方面未见差异。

PSA 是 Vim 和 STN 之外，作为 DBS 治疗帕金森病震颤症状的备选靶点。

对于药物难治性帕金森病震颤，术中宏刺激有助于选择 DBS 最佳靶点，尽管有时在术中的效果有延时。

存在明显动作姿势性震颤时，应考虑 Vim 和其他靶点。

【参考文献】

[1] Okun M S. Deep-brain stimulation for Parkinson's disease[J]. N Engl J Med, 2012, 367: 1529 - 1538.

[2] Parihar R, Alterman R, Papavassiliou E, et al. Comparison of VIM and STN DBS for Parkinsonian resting and postural/action tremor[J]. Tremor Other Hyperkinet Mov, 2015, 5: 321.

[3] Krack P, Benazzouz A, Pollak P, et al. Treatment of tremor in Parkinson's disease by subthalamic nucleus stimulation[J]. Mov Disord, 1998, 13: 907 - 914.

[4] Kumar R, Lozano A M, Sime E, et al. Comparative effects of unilateral and bilateral subthalamic nucleus deep brain stimulation[J]. Neurology, 1999, 53: 561 - 561.

[5] Slowinski J L, Putzke J D, Uitti R J, et al. Unilateral deep brain stimulation of the subthalamic nucleus for Parkinson disease[J]. J Neurosurg 2007, 106: 626 - 632.

[6] Stover N P, Okun M S, Evatt M L, et al. Stimulation of the subthalamic nucleus in a patient with Parkinson disease and essential tremor[J]. Arch Neurol, 2005, 62: 141 - 143.

[7] Blomstedt P, Fytagoridis A, Astrom M, et al. Unilateral caudal zona incerta deep brain stimulation for Parkinsonian tremor[J]. Parkinsonism Relat Disord, 2012, 18: 1062 - 1066.

[8] Plaha P, Ben-Shlomo Y, Patel N K, et al. Stimulation of the caudal zona incerta is superior to stimulation of the subthalamic nucleus in improving contralateral parkinsonism[J]. Brain, 2006, 29: 1732 - 1747.

[9] Ramirez-Zamora A, Smith H, Kumar V, et al. Evolving concepts in posterior subthalamic area deep brain stimulation for treatment of tremor: surgical neuroanatomy and practical considerations[J]. Stereotact Funct Neurosurg, 2016, 94: 283 - 297.

（杨春春）

第 11 章　基因突变与脑深部电刺激

Jared Hinkle, Ankur Butala, Valeriy Parfenov, Kelly A. Mills, Zoltan Mari

脑深部电刺激的指征

对药物有反应、青少年发病、异动症、肌张力障碍、运动波动。

病史及相关检查

患者男性，是一名卡塔尔人，初次就诊时年龄为 33 岁。他没有家族病史，在到我们医院就诊之前考虑诊断为左旋多巴反应性肌张力障碍综合征。他在 10 岁时出现左下肢肌张力障碍性扭转和足底跖屈姿势，随后症状发展至对侧肢体。到 14 岁时，他不能行走且依赖轮椅，并且在日常生活中需要协助。差不多在这个时间，他第一次接受了左旋多巴试验性治疗（100 mg/次，3 次/d），服药后其功能恢复到接近正常水平。然而这些年来他的疾病进展，最初的表现是左旋多巴反应减弱。到我们对他评估时，他已经每 30～60 min 服用 100～200 mg 左旋多巴，平均每天服用超过 3000 mg（最高剂量 4500 mg）。

他的病情继续恶化，最麻烦的是肌张力障碍性“发作”，表现为四肢、躯干和面部持续严重扭曲，每次持续长达 2 h。这些发作在服用 100～200 mg 左旋多巴后的 30～90 min 内出现不同反应，疗效改善持续 45～60 min。从 16 岁开始，高剂量的左旋多巴导致明显的“开”期异动症。最终，这些症状变得严重，足以引起姿势不稳和外伤风险。

在这些年中，患者尝试的药物包括金刚烷胺（每天最多 400 mg），皮下阿扑吗啡，卡比多巴/左旋多巴胶囊（245 mg/次，3 次/d），环苯扎林（每天 30 mg），普拉克索（每天 4.5 mg），以及巴氯芬。磁共振成像（magnetic resonance imaging，MRI）和脑脊液检查结果均为阴性。

除了先前描述的症状外，患者没有其他明显的疾病，但由于担心反复出现的“关”期肌张力障碍而有明显的焦虑症状。现已确定这导致了多巴胺失调综合征，即为了防止肌张力障碍的发作而导致左旋多巴的过度使用。患者的家族史不明显，他的亲生父母和弟弟以及亲戚都没有类似综合征或神经系统异常表现。他的家庭成员没有进行基因检测。

除了全身性的异动症和肌张力障碍外，患者神经系统检查与帕金森病症状一致，包括运动迟缓，轻度齿轮样肌强直，间歇性轻度静止性震颤，臂摆减少和姿势不稳。值得一提的是，即使在左旋多巴“关”状态下，他的僵硬评分仍然偏低。颅神经、感觉、肌力、肌肉拉伸反射和小脑检查均无异常。

我们得出的结论是，多巴反应性肌张力障碍（dopa－responsive dystonia，DRD）的最初诊断必须修正。青少年帕金森病（Parkinson disease，PD）、肌张力障碍性青少年帕金森病（dystonic juvenile parkinsonism，DJP）、常染色体隐性遗传早发性帕金森病伴日间波动（autosomal recessive early－onset parkinsonism with diurnal fluctuation，AREPDF）和威尔逊病均需要考虑。由于没有症状的日间波动（AREPDF 中存在），发病年龄早于 DJP 的典型发病年龄，并且在 Wilson 病中不会出现剧烈的左旋多巴反应，因此我们认为诊断为青少年 PD 更合适。为了支持青少年 PD 的诊断，患者接受了基因检测，发现疾病相关的 Parkin 基因外显子 4 的纯合缺失，以及 PINK1 基因单个 c. 434 C> T（p. Thr145Met）突变。尽管 c. 434 C> T 是意义不明的突变，仅有中度的致病可能性，但 SIFT 和 PolyPhen－2. 2. 2 预测算法对致病性的结果不同。同时检测 GCH1 和 TH 基因并没有发现任何支持 DRD 诊断的突变。

考虑到患者运动波动的严重性、高左旋多巴的剂量负担、严重的“关”期全身型肌张力障碍，“开”期异动症以及对左旋多巴的持续反应，该患者于 2008 年 12 月接受了双侧 GPi DBS 植入术。在手术前，患者接受了常规的 DBS 筛查，包括神经外科、神经心理、神经精神病学和物理疗法的评估。

复杂之处

完成该手术时，我们还没有使用 Clearpoint[TM] 系统和术中 MRI 进行全麻 DBS 手术方案。因为患者严重的焦虑和惊恐发作会使手术更加复杂，我们重新计划并为患者进行了清醒镇静手术。该患者拒绝手术中处于左旋多巴“关”期，尽管这是常规方案，有助于术中更好地确定控制症状最有效的靶点。

疑难分析和处置

总的来说,程控和预想地一样极具挑战性,因为患者及其看护者都认为处于药物“关”状态时其病情是完全不能忍受的。他的多巴胺失调综合征通常也导致无法在药物“关”状态下进行尝试。因此,最初的程控(手术后 4 周)必须在药物“开”状态下进行,并且我们着重于找到能够耐受副作用(例如视觉变化和其他感觉障碍,如“发麻”)最高阈值相应的触点。开机时电极配置为单极模式(左 GPi:C + / 3-;右 GPi:C + / 4-),双侧的脉宽均为 90μs,频率为 185 Hz,电压为 3.5 V。

由于患者神经系统检查结果受服用左旋多巴的情况影响很大,因此我们指导家属在家中对肌张力障碍和异动症发作的频率和严重程度进行评估,以更好地观察 DBS 的反应。在随访中,患者及其家人报告了一些初期疗效。但不幸的是,在 1 周内这种作用消失了,患者症状随之恶化。术后 6 周进行评估时,我们发现他的异动症和肌张力障碍的严重程度与术前相当,尽管各个身体部位的严重程度并不均衡。例如,他的上肢没有像轴向肌肉组织那样严重。

因此,我们确定较低的触点接受较高的刺激可能是有益的。我们在左侧设置触点 0 单极模式,但是由于在 1.6 V 这么低的电压时就出现“触电”感觉,我们更改为双极设置(0-/ 1+)。他能够耐受较高的两侧脉冲宽度(150μs)和右侧电压(4.2 V)。调整后 2 周(手术后 8 周),体格检查显示他的总体状况有了明显改善,与家属的讨论证实了这一结论。

结 果

他的程控方案做了进一步的细微调整。手术后 12 周,最终电极设置和电压分别为 0- / 1+,4 V(左)和 4-/ 5+,5 V(右)。双侧的脉冲宽度和频率保持在 150 μs 和 185 Hz。在术后 10 个月症状得到了明显改善,异动症减少了 90%,肌张力障碍减少了 70%。此外,此时他没有出现特别的副作用,例如内囊运动症状、感觉障碍、视觉或外眼功能障碍、头晕或头昏。但同时,他正接受神经心理学家的咨询,以讨论持续存在的多巴胺失调综合征。尽管没有明确的医学原因,他仍按照术前剂量服用卡比多巴/左旋多巴。

讨　论

目前已经知道与PD致病相关的几种单个基因，患者通常是早期发病（<50岁）或青少年发病（<21岁）。这些基因包括编码α—突触核蛋白（SNCA）、Parkin（PRKN，以前称为PARK2），PTEN诱导的激酶1（PINK1，PARK6），DJ-1（PARK7）和富含亮氨酸的重复激酶2（LRRK2）等。PRKN的致病性变异可能导致近50%的家族性PD病例，约占散发性早发型帕金森病（early-onset Parkinson disease，EOPD）病例的15%至20%[1]。PARK6变异是早发型帕金森病第二常见的基因原因。特定的GBA变异也与PD呈因果关系，并可能导致更严重的疾病进展[2]。此过程可能会增加认知障碍和精神病共病的风险，这对DBS患者评估可能很重要[2,3]。

PRKN相关性PD（PRKN-associated PD，PRKN-PD）的平均发病年龄约为32岁，尽管已有报道称其最小的发病年龄仅为7岁[1]。与我们的病例一致，PRKN-PD病例的肌张力障碍发生率比散发的PD高。与散发的PD相比，这种患者对左旋多巴的反应性会一直更好些，但是左旋多巴引起的异动症发生率可能更高[1]。据报道，与PARK-6相关的帕金森病（PARK6-associated parkinsonism，PARK6-PD，影响PINK1）的平均发病年龄约为33岁，与单基因PRKN-PD相似[4]。尽管不对称的僵硬、震颤和运动迟缓仍然是最早出现的主要症状，但反射亢进和下肢肌张力障碍发作较早出现可能导致DRD的误诊[5]。

我们发现了另一例病例报告，描述了由PRKN纯合突变和PARK6杂合突变2种突变共同导致的一例青少年PD，并且接受DBS治疗成功[6]。在这个病例中，直到诊断后45年（本例中为15年）才进行双侧丘脑底核（STN）DBS，而不是GPi DBS。显然，这种情况很少见，我们只能猜测这种双基因病例发病更早。Parkin和PINK1是线粒体质量控制中的合作伙伴。这种联系部分基于以下理论：线粒体功能障碍和生物能崩溃导致PRKN和PARK6单基因突变PD患者的多巴胺细胞丢失[7]。尽管有人可能认为我们这位患者中的PARK6突变可能是生化下位，否则对线粒体质量控制无关紧要，但这些基因在其他细胞功能中也具有作用，可能有助于产生积极的上位效应。

在怀疑EOPD的病例中，PD相关基因突变的确认有助于诊断。更进一步，该方法可以提示DBS干预的合理性，因为EOPD病例通常对左旋多巴反应非常好，并且适合利用DBS进行长期治疗。在我们介绍的案例中，基因检测证实了青少年发作性 PD 的诊断,现在接受了 GPi DBS 治疗。几种 PRKN 纯合突变,包括我们这例患者,都是导致单基因 PD 的明确原因。而我们患者的 PARK6 杂合突变是具有中等致病性的意义不明的突变。尽管如此,我们能合理地做出推测:除 PRKN 之外的这个 PD 连锁基因发生突变可能加剧了他的临床症状,并能够部分解释他的发病年龄低于平均年龄。对大量公开病例的回顾表明,EOPD 患者中致病性 Parkin 或 PINK1 的杂合突变更为常见[8]。PARK6 相关 PD 患者常见焦虑和抑郁共病,这也能够解释我们这例患者的焦虑和惊恐发作[9]。

明显异动症和肌张力障碍的存在很大程度上决定了我们进行 GPi 而不是 STN DBS[10]。如果我们的病人有明显的震颤,我们可能会考虑改用双侧 STN DBS。然而,多年来数个随机试验和荟萃分析的结果并不支持 STN DBS 在控制震颤方面优于 GPi DBS 的假设[11]。先前的病例报告描述了另一例双基因相关的青少年 PD,他最早的症状表现是震颤并且接受了 STN DBS,尽管作者没有讨论该病例采用 STN DBS 的其他可能原因[6]。未来的工作可能会进一步揭示 STN DBS 还是 GPi DBS 对基因型 PD 更有效,或者患者的临床表现在这些决策中更加重要。我们的病例还因多巴胺失调综合征而变得复杂,多巴胺失调综合征在 PD 中仍然是一种未被充分研究的现象,部分原因是发生率较低。虽然 STN DBS 在降低左旋多巴的剂量方面通常优于 GPi DBS,但目前尚无法确定 STN DBS 能否更有效地治疗该综合征。

目前比较 DBS 治疗散发型 PD 和基因型 PD 的效果对比研究存在困难,因为多项预测 DBS 对散发型 PD 疗效良好的因素在某些特定基因型 PD 中表现得更为明显。这导致很难将基因型的预测价值与相关表型的预测价值区分开来。这样的例子包括左旋多巴反应性运动症状、震颤为主的表现和无认知障碍。尽管如此,多项研究比较了接受者 DBS 的散发型 PD 和单基因型 PD 的队列,发现突变携带者通常获得与非携带者相似的疗效。最近发表的一篇有关基因背景明确的 PD 患者接受 DBS 后疗效的系统综述中得出的主要结论也是如此[12]。这篇综述分析了 30 项相关研究,在这些研究中,尽管有些研究发现了 PRKN 和 LRRK2 突变的携带者相对于非携带者的 DBS 疗效在统计学上有显著差异(结果有好有坏不一致),但大多数研究发现两者的反应是可比的。鉴于发表论文通常存在更多报告“组间存在差异”而不是“阴性”发现自然偏倚,因此我们认为这可能反映了 PRKN 或 LRRK2 突变携带者与非携带者在 DBS 的疗效方面并没有真正的差异。目前只有很好的论文检查了其他基因的变异。例如，一项关于 SCNA 突变的研究发现，PD 相关单倍体中 2 个标记单核苷酸多态性（single－nucleotide polymorphisms，SNPs）提示更好的治疗结局[13]，但是没有队列研究探索 SNCA 基因重复的影响。相反，现有证据提示对 GBA 相关 PD 患者进行 DBS 治疗要更加谨慎。只有 2 项研究分析了该人群的 DBS，但都发现随访期间与严重认知能力下降有关的问题[14-15]。因此，我们认为，与基因背景相比，临床表现和认知功能可能对预测 DBS 疗效更为实用。但是，需要考虑 GBA 相关 PD 病程进展更快的问题。

知识精要

与 PD 相关的基因变异能为早发性 PD 或青少年 PD 的诊断提供关键线索，但可能无法预测 DBS 的治疗效果。

基因型－表型的相互作用可能导致更早发病和更严重的 PD 临床表现。这需要定期对最主要和致残的症状进行分类，以指导 DBS 靶点选择，以及手术和非手术疗法。

对于基因明确的 PD 患者，GPi 刺激和 STN 刺激的有效性和结局是否存在差异仍在研究中，但这可能会为将来的治疗提供参考。

在一些多巴胺失调综合征患者中，DBS 可能无法消除患者继续多巴胺替代疗法的强迫行为。在这种情况下，神经精神病学评估和咨询对术前和术后管理均至关重要。

术前认知功能可能比基因背景更为重要，但仍需要更多的研究证实。大量证据表明，基因异常的 PD 患者对 DBS 反应良好。

【参考文献】

[1] Lucking C B, Durr A, Bonifati V, et al. Association between early-onset Parkinson's disease and mutations in the parkin gene[J]. N Engl J Med, 2000, 342: 1560 - 1567.

[2] Sidransky E, Lopez G. The link between the GBA gene and parkinsonism[J]. Lancet Neurol, 2012, 11: 986 - 998.

[3] Liu G, Boot B, Locascio J J, et al. Specifically neuropathic Gaucher's mutations accelerate cognitive decline in Parkinson's[J]. Ann Neurol, 2016, 80: 674 - 685.

[4] Hatano Y, Li Y, Sato K, et al. Novel PINK1 mutations in early-onset parkinsonism[J]. Ann Neurol, 2004, 56: 424 - 427.

[5] Ishihara-Paul L, Hulihan M M, Kachergus J, et al. PINK1 mutations and parkinsonism[J]. Neurology, 2008, 71: 896 - 902.

[6] Nakahara K, Ueda M, Yamada K, et al. Juvenile-onset parkinsonism with digenic parkin and PINK1 mutations treated with subthalamic nucleus stimulation at 45 years after disease onset [J]. J Neurol Sci, 2014, 345: 276 - 277.

[7] Pickrell A M, Youle R J. The roles of PINK1, parkin, and mitochondrial fidelity in Parkinson's disease [J]. Neuron, 2015, 85: 257 - 273.

[8] Brooks J, Ding J, Simon-Sanchez J, et al. Parkin and PINK1 mutations in early-onset Parkinson's disease: comprehensive screening in publicly available cases and control[J]. J Med Genet, 2009, 46: 375 - 381.

[9] Marongiu R, Ferraris A, Ialongo T, et al. PINK1 heterozygous rare variants: prevalence, significance and phenotypic spectrum[J]. Hum Mutat, 2008, 29: 565.

[10] Williams N R, Foote K D, Okun M S. et al. GPi deep brain stimulation: translating the rematch into clinical practice[J]. Mov Disord Clin Pract, 2014, 1: 24 - 35.

[11] Wong J K, Cauraugh J H, Ho K W D, et al. STN vs. GPi deep brain stimulation for tremor suppression in Parkinson disease: a systematic review and metaanalysis[J]. Parkinsonism Relat Disord, 2019, 58: 56 - 62.

[12] Rizzone M G, Martone T, Balestrino R, et al. Genetic background and outcome of deep brain stimulation in Parkinson's disease[J]. Parkinsonism Relat Disord, 2019, 64: 8 - 19.

[13] Weiss D, Herrmann S, Wang L, et al. Alpha-synuclein gene variants may predict neurostimulation outcome[J]. Mov Disord, 2016, 31: 601 - 603.

[14] Angeli A, Mencacci N E, Duran R, et al. Genotype and phenotype in Parkinson's disease: lessons in heterogeneity from deep brain stimulation[J]. Mov Disord, 2013, 28: 1370 - 1375.

[15] Lythe V, Athauda D, Foley J, et al. GBA-associated Parkinson's disease: progression in a deep brain stimulation cohort[J]. J Parkinsons Dis, 2017, 7: 635 - 644.

（姚培森）

第 12 章 术前有轻度认知障碍时需考虑的问题

Sushma Kola，Anhar Hassan

脑深部电刺激的指征

药物难治的运动症状波动和异动症。

病史及相关检查

在脑深部电刺激（deep brain stimulation，DBS）门诊对一名 72 岁、患帕金森病（Parkinson disease，PD）7 年并伴有运动症状波动和异动症的男性进行了评估。他先前曾规律服用速释左旋多巴治疗，后来改用控释左旋多巴制剂，但症状未见明显改善。该患者在“关”期表现为运动迟缓、灵活性差、拖曳步态、冻结现象和跌倒。在“开”期，拖曳步态和冻结现象得到改善，但伴有轻度异动症。患者还容易忘记其他人的名字，需要做笔记来帮助记忆。尽管如此，患者否认记忆力的明显变化，能够继续管理自己的农场并且做预算。服药后的基线检查显示明显不对称的轻度运动迟缓和僵硬症状，全身轻度异动症，以及复杂的步态障碍，包括感觉性共济失调步态、防痛性步态和具有帕金森病特征的后拉试验阳性。告知患者 DBS 可以改善对左旋多巴敏感的症状和异动症，但不能改善防痛性和共济失调步态。随后患者接受了多学科 DBS 评估，包括神经内科医师、神经外科医师、精神科医师、神经心理师、语言病理医师和护理教师，录制了药物“开”期（评分为 30）和药物“关”期（评分为 12）患者 UPDRS 检查的视频。这些结果都提交给了 DBS 复核委员会。

复杂之处

DBS复核委员会认为该患者症状有可能受益于双侧丘脑底核(subthalamic nucleus,STN)或苍白球内侧部(globus pallidus interna,GPi)DBS。但是,神经心理学测试显示神经认知异常,有多维度轻度认知障碍(mild cognitive impairment,MCI)。患者的学习和记忆在多个模式受损,在空间组织、语义流利度和执行功能(包括心理适应性、复杂问题的解决和维持认知定势)方面存在障碍。语言、执行能力和感知处理的其他方面表现正常。DBS复核委员会的意见是:这些认知结果提示患者未来出现痴呆以及术后即刻问题的风险较高。

疑难分析和处置

DBS委员会建议推迟DBS手术,并在6个月后对患者再次进行神经心理学评估,以评价其认知障碍的进展情况。这个建议是基于患者有轻度认知障碍的病史,而这种认识障碍可能会改善、维持稳定或发展为痴呆,因此这样做可以指导我们的临床实践。再次评估要在确认并纠正任何可医治的引起认知障碍的病因(例如,停用镇静剂、治疗睡眠呼吸暂停、治疗B_{12}缺乏症)之后再进行,并且不使用改善认知的药物。根据我们的经验,6个月后,如果认知状况得到改善或者稳定,那么患者术后认知并发症或痴呆的可能性就会比较小。但是,如果患者MCI继续恶化或发展为痴呆,那么DBS手术的风险就很大。这种风险与选择靶点无关,无论是STN还是GPi,穿刺路径都会经过额叶。我们选择一个为期6个月的延迟期,也是因为如果进行神经心理学评估重复得太早,可能无法避免学习记忆效应,这样得到的测试结果并不可靠。

6个月后再次进行的神经心理学测试显示,该患者的认知功能稳定,在延迟言语记忆、视觉记忆、语义流利性、基本视觉感知以及认知速度和灵活性方面的测试中有轻度改善。在任何认知维度都没有明显下降。患者仍然被诊断为MCI,但再次告知患者DBS手术的风险与获益后,最终进行了双侧STN DBS植入术。

结　　果

患者的异动症有所改善。尽管进行了程控参数的优化,并尝试增加了恩他卡朋、普拉克索和卡比多巴/左旋多巴缓释片(Rytary)等药物治疗,患者仍持续有运动症状波动。由于诸如平衡障碍、冻结和摔倒这些行动问题持续进展,患者在家生活自理难度增加,计划搬到辅助看护的养老院。如果说有什么改善的话,患者感觉他的认知功能没有什么变化。术后9个月患者再次进行了神经心理学评估,遗憾的是,评估结果显示他的精神活动进一步变慢,并且在学习记忆无序单词表和视觉空间信息方面出现新的损害,与DBS术前的心理测试相比这些相关能力下降。某些执行功能的检查也碰到困难,包括精神活动适应性和视觉空间整合能力。患者表现出多方面执行功能的反复不定和减退可能,包括精神活动适应性。他的阅读分数下降了约一个标准差,尽管这可能是视力问题所致。记忆困难的进展可能与DBS继发MCI恶化有关。建议患者12～18个月后复查,但是患者未返回随访。约1年后,他的养老院联系了我们的DBS诊所,报告说该患者患有严重的精神病,每天都有幻觉、错觉和妄想症。停用恩他卡朋后,这些症状从每天出现减少到每周1～2次。然而,他仍在与削弱妄想做斗争。我们建议使用匹莫范色林或喹噻平,效果有待后期随访。

讨　论

该病例表明,DBS手术会加重术前存在的轻度认知功能下降。目前认为痴呆是DBS的绝对手术禁忌证,但对于神经认知测试中仅表现为轻度异常的患者,其风险性尚不明确。如果患者在DBS手术之前连续评估发现神经认知功能进行性下降,则DBS术后加速发展为痴呆的风险增加,因此不建议进行DBS手术。但是,对于MCI自然病史稳定或有改善的患者,DBS术后认知能力下降的风险尚不清楚。

众所周知的是,DBS术后认知能力可能下降。双侧STN DBS的荟萃分析和临床回顾得出的结论是,与药物治疗的PD对照相比,STN DBS术后的整体认知、记忆、语言流畅性和执行功能有较少但可测量出的下降[1-2]。尽管运动症状得到改善,但是认知障碍临界PD患者仍可能在DBS术后生活质量下降。[3]除了术前危险因素,如年龄和认知障碍外,术中因素(通过额叶和尾状核头的手术路径)和术后因素(电极位置、刺激参数和药物变化)也可能影响认知结果[2,4-6]。STN与GPi靶点进行比较时,后者可能更少导致神经认知下降[7-8]。然而,目前尚无充分的证据支持术前有MCI的患者应选择GPi而不是STN。但是,有一种观点认为单侧DBS在这种情况下可能更合适。

对于轻度认知障碍的PD患者,即使认知情况有所改善,医师也要谨慎进行DBS手术，并向患者及其家属说明其术后认知能力下降的可能性。

知识精要

即使存在MCI也可行DBS，但是必须进行风险收益分析，并告知患者与家属。

术前进行连续的神经心理学测试以评估认知变化可能是有用的，但是，正如我们的案例所示，并不能确保取得更好的结果。

有证据表明在这些案例中GPi可能是更好的靶点，虽然证据并不充分。

当术前发现有认知问题时，可以考虑使用单侧DBS，因为这时单侧DBS的风险收益比更好。

【参考文献】

[1] Xie Y, Meng X, Xiao J, et al. Cognitive changes following bilateral deep brain stimulation of subthalamic nucleus in Parkinson's disease: a meta-analysis[J]. Biomed Res Int, 2016, 2016:3596415.

[2] Massano J, Garrett C. Deep brain stimulation and cognitive decline in Parkinson's disease: a clinical review[J]. Front Neurol, 2012, 3:66.

[3] Witt K, Daniels C, Krack P, et al. Negative impact of borderline global cognitive scores on quality of life after subthalamic nucleus stimulation in Parkinson's disease[J]. J Neurol Sci, 2011, 310:261-266.

[4] Witt K, Granert O, Daniels C, et al. Relation of lead trajectory and electrode position to neuropsychological outcomes of subthalamic neurostimulation in Parkinson's disease: results from a randomized trial[J]. Brain, 2013, 136:2109-2119.

[5] Kurtis M, Rajah T, Delgado L, et al. The effect of deep brain stimulation on the non－motor symptoms of Parkinson's disease: a critical review of the current evidence[J]. NPJ Parkinsons Dis, 2017, 3:16024.

[6] Volkmann J, Daniels C, Witt K. Neuropsychiatric effects of subthalamic neurostimulation in Parkinson disease[J]. Nat Rev Neurol, 2010, 6:487-498.

[7] Combs H, Folley B, Berry D, Segerstrom S, et al. Cognition and depression following deep brain stimulation of the subthalamic nucleus and globus pallidus pars internus in Parkinson's disease: a meta-analysis[J]. Neuropsychol Rev, 2015, 25:439-454.

[8] Wang J, Zhang Y, Zhang X, et al. Cognitive and psychiatric effects of STN versus GPi deep brain stimulation in Parkinson's disease: a meta-analysis of randomized controlled trials[J]. PLoS One, 2016, 11:0156721.

（陆卫风）

第13章　丘脑底核和苍白球内侧部双靶点电刺激治疗一例帕金森病患者

Shabbir Hussain I. Merchant，Nora Vanegasarroyave

脑深部电刺激的指征

帕金森病（Parkinson disease，PD），症状表现为左旋多巴难治性震颤伴对侧肌张力障碍。

临床病史及相关检查

患者男性，54岁，右利手，6年前被诊断为PD，因左旋多巴难治性震颤和半身肌张力障碍，被推荐到我院进行脑深部电刺激（deep brain stimulation，DBS）评估。患者主要症状为双侧肢体震颤，以左侧为著，右侧肢体肌张力障碍，并合并抑郁焦虑。使用大剂量的左旋多巴和多巴胺类药物可部分缓解肌张力障碍，但对震颤无效。近期出现了运动波动，表现为药物“关”期和“关”－“开”转化期肌张力障碍加重。多巴胺能药物和化学神经阻断治疗对患者右足肌张力障碍改善不佳，该症状全天存在并明显影响其步态和平衡。

患者的抑郁和焦虑症状经过药物治疗后得到明显改善。患者未出现步态冻结、言语冻结或吞咽困难。在药物“关”期，患者UPDRS第三部分得分为46分，查体发现患者双手和双腿静止性和姿势性震颤明显，左侧为著；右手和右足肌张力障碍伴疼痛，限制了患者运动。在药物“开”期，患者UPDRS评分为22分，肌强直和运动迟缓症状明显改善，但震颤和右足肌张力障碍症状改善甚微。

由于患者存在运动波动，并且症状总体对左旋多巴反应尚可，所以适合接受DBS。靶点选择为右侧丘脑底核（subthalamic nucleus，STN）治疗难治性震颤，左侧苍白球内侧部（globus pallidus interna，GPi）治疗右侧肢体肌张力障碍。应用立体定向技术和微电极记录(microelectrode recording,MER)成功植入双侧电极。右侧 STN 的坐标为前后连合中点外 11 mm,后 3 mm,下 4 mm;左侧 GPi 的坐标位于为前后连合中点外 19 mm,前 3 mm,下 2 mm。植入 2 个美敦力 Activa PC 脉冲发生器(implantable pulse generators,IPG),每侧各 1 个,以便于术后程控中双侧频率各自独立。

并发症

患者无明显并发症。术后无异常,患者有明显的微毁损治疗效应。首次开机时,患者双侧震颤得以控制,肌张力障碍症状明显减轻。首次开机时双侧电极均使用单极模式。

疑难分析和处置

在术后程控优化时,右侧调整为双极模式且有 2 个负极触点,使用高频以更好控制震颤症状。左侧参数调整为脉宽 90 μs,频率 130 Hz,以改善右侧肌张力障碍。患者开机药物“开”状态的 UPDRS 第三部分评分为 11 分,症状持续改善。其 DBS 刺激参数见表 13.1。

表 13.1　脑深部电刺激程控参数

	触点设置	脉宽/μs	频率/Hz	电压/V
右脑	3－2＋1－	60	185	2.4
左脑	C＋2－	90	130	2.7

结　　果

DBS 术后 3 年里患者疗效稳定,震颤和肌张力障碍症状基本消失,药效转化阶段异动症缓解。患者仅有药物“关”期偶然出现的右足紧张感觉。目前,患者口服多巴胺类药物明显减少。

讨　　论

我们报道的此例患者为早发型 PD,症状表现为一侧肢体难治性震颤和对侧肢体肌张力障碍，通过 STN 和 GPi 双靶点联合 DBS 植入治疗成功。该病例显示了根据患者的主要运动症状选择不同靶点获得的良好效果。尽管尚无证据表明 GPi 和 STN 2 个靶点对于抑制震颤疗效不同，但 STN DBS 术后左旋多巴等效剂量减小[1-6]。GPi 是治疗肌张力障碍的首选靶点，但大多数文献中报道的是原发性肌张力障碍患者，而不是 PD 相关的肌张力障碍[7-8]。关于这些靶点对左旋多巴难治性“关”期肌张力障碍治疗效果的报道甚少[6,9-10]。另外，对于严重肌张力障碍合并震颤的患者，尽管双侧 STN DBS 明显改善震颤，但对肌张力障碍效果不佳[10]。术后程控和刺激参数也可能有靶点特异性效应[11-12]。具体来说，STN DBS 可能导致肌张力障碍样异动症。

考虑到上述情况，我们为这例患者实施了联合 STN（严重震颤肢体对侧）和 GPi（明显肌张力障碍对侧）的双靶点 DBS 植入术，术后患者明显减药，震颤缓解，肌张力障碍和异动症也得到了治疗。

知识精要

PD 行 DBS 治疗时的靶点选择都是基于症状特征以及术后程控获得最佳效果的考虑，特别是对于难治性单侧肌张力障碍合并对侧震颤的情况。

目前并没有证据表明 GPi DBS 更适于治疗 PD 相关肌张力障碍，但该靶点是一个合理选择。

根据疾病症状，可以对同一例患者实施不同靶点联合的 DBS 植入。

【参考文献】

[1] Williams N R, Foote K D, Okun M S. STN vs. GPi deepbrain stimulation: translating the rematch into clinical practice[J]. Mov Disord Clin Pract, 2014, 1: 24 - 35.

[2] Sidiropoulos C, LeWitt P A, Odekerken V J, et al. GPi vs STN deep brain stimulation for Parkinson disease: three-year follow-up[J]. Neurology, 2016, 87: 745 - 746.

[3] Vitek J L. Deep brain stimulation for Parkinson's disease: a critical reevaluation of STN versus GPi DBS[J]. Stereotact Funct Neurosurg, 2002, 78: 119 - 131.

[4] Martinez-Martinez A M, Aguilar O M, Acevedo-Triana C A. Meta-analysis of the relationship between deep brain stimulation in patients with Parkinson's disease and performance in evaluation tests for executive brain functions[J]. Parkinsons Dis, 2017, 2017: 964-1392.

[5] Mansouri A, Taslimi S, Badhiwala J H, et al. Deep brain stimulation for Parkinson's disease: meta-analysis of results of randomized trials at varying lengths of follow-up[J]. J Neurosurg,

2018,128(4):1199－1213.

[6] Krack P, Pollak P, Limousin P, et al. Subthalamic nucleus or internal pallidal stimulation in young onset Parkinson's disease[J]. Brain, 1998, 121(Pt 3):451－457.

[7] Pauls K A M, Krauss J K, Kampfer C E, et al. Causes of failure of pallidaldeep brain stimulation in caseswith pre-operative diagnosis of isolated dystonia[J]. Parkinsonism Relat Disord, 2017, 43:3848.

[8] Okun M S, Foote K D. Subthalamic nucleus vs globus pallidus interna deep brain stimulation, the rematch: will pallidal deep brain stimulation make atriumphant return[J]. Arch Neurol, 2005, 62:533－536.

[9] Loher T J, Burgunder J M, Weber S, et al. Effect ofchronic pallidal deep brain stimulation on off period dystonia and sensory symptoms in advanced Parkinson'sdisease[J]. J Neurol Neurosurg Psychiatry, 2002, 73:395－399.

[10] Hedera P, Phibbs F T, Dolhun R, et al. Surgical targets for dystonic tremor: considerations between the globus pallidus and ventral intermediate thalamic nucleus[J]. Parkinsonism Relat Disord, 2013, 19:684－686.

[11] Volkmann J, Moro E, Pahwa R. Basic algorithms for the programming of deep brain stimulation in Parkinson's disease[J]. Mov Disord, 2006, 21(Suppl 14):S284289.

[12] Picillo M, Lozano A M, Kou N, et al. Programming deep brain stimulation for Parkinson's disease: the Toronto Western Hospital Algorithms[J]. Brain Stimul, 2016, 9:425－437.

[13] Krack P, Pollak P, Limousin P, et al. From off-period dystonia to peak-dose chorea: the clinical spectrum of varying subthalamic nucleus activity[J]. Brain, 1999, 122(Pt 6):1133－1146.

（张广健）

第 14 章　双靶点电极植入才能控制的药物难治性帕金森病震颤

Anhar Hassan

脑深部电刺激的指征

帕金森病(Parkinson disease,PD)伴药物难治性严重单侧震颤。

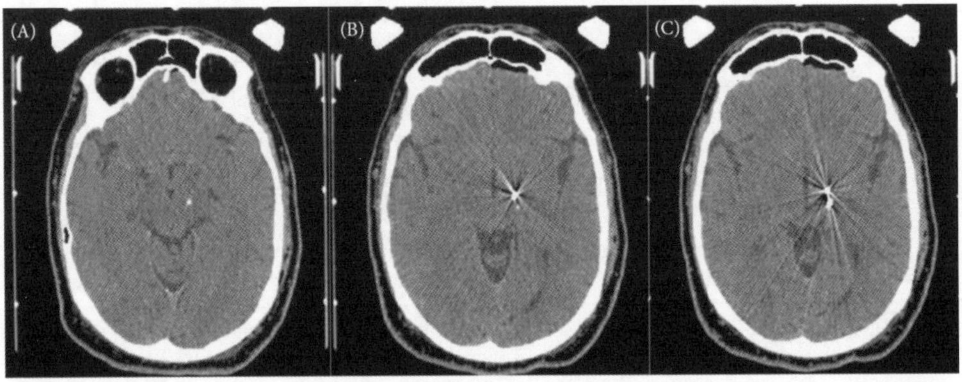

图 14.1　(A) 左侧丘脑底核(STN)植入电极导线的末端。(B)左侧丘脑腹中间核(Vim)植入电极导线的末端(最腹侧视图),以及旁边的 STN 电极导线。(C) 左侧 Vim 电极导线和旁边的 STN 电极导线(稍背侧视图)

病史及相关检查

患者男性,52 岁,患有以震颤为主要症状的帕金森病 9 年。因药物难治性的单侧震颤和运动波动进行了 DBS 术前评估。患者在 43 岁时出现了“搓丸样”震颤并被诊断为帕金森病,起初服用罗匹尼罗,但因攻击性行为的副作用而使用受限。随后尝试使用普拉克索，该药有助于控制震颤但价格昂贵，最终换成了左旋多巴并获得良好疗效。2～3 年前起，他出现越来越频繁的运动波动，于是改为服用卡比多巴/左旋多巴/恩他卡(37 mg/150 mg/200 mg)，7 次/d，每次间隔大约 2h 45min。偶尔他还会加用 1/4 片速效卡比多巴/左旋多巴(25 mg/100 mg)作为补充。最近震颤比以往更加严重，尤其是在入睡时，因此需要在睡前加服 0.25 mg 普拉克索来帮助入睡。一般情况下药物服用 1 h 后起效，但服药需要衔接才能维持作用。药物起效后，他自觉症状控制良好，没有异动症，药效过后会出现右臂和下颌震颤，以及喉咙和胸部发紧的“关”期非运动性症状。他认为震颤对他影响最大。术前评估药物“开”时仍可见右上肢严重的静止性和再现性震颤、轻度下颌震颤、右臂和右腿轻度僵硬以及左手轻度运动迟缓。此外，行走时右手臂有轻度的不随意运动姿势，步态无其他异常，后拉试验阴性。统一帕金森病评分量表(UPDRS)第三部分中震颤评分分别是：药物“关”期 15 分，药物“开”期 11 分。无论是药物“开”期还是“关”期，右臂静止性震颤和姿势/动作性震颤的评分都是 4 分。DBS 委员会的意见是，患者的药物难治性震颤和运动波动都能从 DBS 中获益，另外还讨论了控制震颤和治疗运动波动的最佳靶点，以及进行单侧还是双侧电极植入。最终委员会建议采用单侧 STN DBS 来治疗震颤和运动波动。如果术中发现震颤控制欠佳，则增加单侧 Vim DBS。一支经验丰富的功能性神经外科团队在术中电生理记录辅助下完成了 DBS 手术。

复杂之处

在放置左侧 STN 刺激电极时，微毁损效应改善了右肩部震颤，但下颌和面部的震颤仍然存在。测试中，刺激电压幅值大于 1 V 时可使肩部和下颌部震颤有明显的改善，但手部震颤仍然存在。1.4 V 时有右下唇一过性的感觉异常，2 V时出现轻度构音障碍，2.5 V 时右下唇有紧缩牵拉感。患者能够耐受电压幅值增加到 3 V，没有持续的副作用。

疑难分析和处置

我们认为在左丘脑 Vim 核植入第二根电极导线有利于患者，因此继续进行手术，沿预定轨迹植入左侧 Vim 核的电极导线。微毁损效应很明显，患者右手震颤明显减轻。进行刺激测试，电压从 0 V 逐渐增加到 2.5 V，手部震颤症状减轻，1 V 左右时面部震颤明显减轻。0.8 V 时出现右唇麻木和刺痛感，患者可以耐受电压幅值升高到 1.5 V，但右手拇指持续感觉异常。尝试更紧密的双极模式后，患者感觉异常没有消退。鉴于对震颤的良好控制效果和患者对唇部感觉异常的耐受，因此决定将电极导线放在此处。

微毁损效应持续了 4 d，2 周后植入脉冲发生器。第 2 d，他进行了 DBS 开机程控(相关阈值参见表 14.1)。他的震颤已经恢复到术前的基线水平。首先对 STN 进行单极检查，在所有触点都观察到震颤减少。在低至中等电压下患者诉下巴紧绷和拉扯。双极模式可减少震颤且副作用最小。对 Vim 进行单极检查时，患者反应在低电压时脸和手有刺痛感，而震颤改善不大。因此在非常低的电压下选择了双极模式(相关程控参数参见表 14.2)。患者报告接下来的 2 个月内震颤得到持续控制，异动得以改善，可以维持 15 h 后再服药。在第二次随访的前 1 周，尽管患者震颤有所加重，且需要每 3 h 服药 1 次，当地神经内科医师对 DBS 系统进行了检查并未做任何调整。我们在第二次程控时尝试了多种参数设置，对 STN 和 Vim 均选择了一种新的双极模式来控制震颤。随后 6 个月的随访中，他的震颤持续得到控制。但是他主诉在向任一方向转头或触摸脉冲发生器切口部位时，颈部和下颌都会出现电击和刺痛感。阻抗检查显示，涉及触点 8 的所有组合阻抗均超过 40000 Ω，因而不再使用触点 8。震颤依然得到了很好的控制，并且那些可能因为短路引起的电击感也消失了。

表 14.1 阈值表

侧别	电极设置	脉宽 /μs	频率 /Hz	幅值 /V	治疗效果	副作用	设置
左侧 STN	+C−0	60	130	最大 2.0	1.0 V 下颌震颤停止，舌头活动减少	2.0 V 出现头晕；1.5 V口部牵拉感；1.8 V 吞咽困难	阈值
左侧 STN	+C−1	60	130	最大 2.3	1.0 V 下颌震颤减少；1.5 V 四肢肌强直减轻；右臂颤抖减少，左腿间歇性震颤增加	2.0 V 下颌沉重；2.3 V双侧面部下方紧绷；言语困难	阈值

续表

侧别	电极设置	脉宽/μs	频率/Hz	幅值/V	治疗效果	副作用	设置
左侧STN	+C−2	60	130	最大 3.0	1.0 V 手臂,腿及下颌震颤减轻	1.0 V 下颌沉重;1.5 V 下颌紧张;2.0 V 下颌有橡皮筋牵拉感;3.0 V 言语更加困难;调至 0 V 言语好转	阈值
左侧STN	+C−3	60	130	最大 2.5	2.0 V 口唇及手臂震颤减少但腿部震颤增加	2.0 V 言语表达困难;2.5 V 下颌紧张	阈值
左侧Vim	+C−8	60	130	最大 1.0		0.8 V 舌头及上下唇麻木、刺痛感,1.0 V持续存在	阈值
左侧Vim	+C−9	60	130	最大 1.4	1.0 V 口唇、手臂和左腿震颤减少;手臂维持姿势时再现性震颤	1.0 V 颈部肌肉牵拉感;1.3 V 右手指尖及下唇刺痛;电压归零时仍有举重感	阈值
左侧Vim	+C−10	60	130	最大 1.5	1.0 V 静止性震颤轻微改善,姿态性震颤仍存在	1.0 V 下唇麻木,1.4 V头晕	阈值
左侧Vim	+C−11	60	130	最大 0.8	0.7 V 下颌震颤减少	0.7 V 下唇麻刺感;0.8 V 恶心	阈值
左侧STN	−1+2	60	130	最大 3.0	1.5 V 下颌震颤减少,手臂无震颤,间歇性右腿震颤	3.0 V 轻微的下颌牵拉感	完成
左侧Vim	−9+10	60	130	完成			

表 14.2　开机及随访时的程控参数

程控次数	左侧 STN	左侧 Vim
1	−1 +2;1.00 V;60 μs;130 Hz	−9+10;0.50 V;60 μs;130 HZ
2(程控前)	−1 +2;1.55 V;60 μs;130 Hz	−9+10;1.00 V;60 μs;130 HZ
2(程控后)	+0−1−2+3;1.30 V;60 μs;130 Hz	+8−9−10 +11;1.00 V;60 μs;130 HZ
3	+0−1−2+3;1.80 V;60 μs;130 Hz	−9−10+11;2.00 V;60 μs;130 HZ
4(1 年随访)	+0−1−2+3;1.90 V;60 μs;130 Hz	−9−10+11;2.50 V;60 μs;130 HZ
5(2 年随访)	+0−1−2+3;1.90 V;60 μs;130 Hz	−9−10+11;2.50 V;60 μs;130 HZ

结　　果

在 1 年和 2 年的随访中患者震颤控制一直很好。随访 2 年时 UPDRS 第三部分评分为 5(刺激“开”期和药物“关”期)。

讨　　论

此病例展示了 PD 治疗中的常见情况,即选择最佳 DBS 靶点行电刺激缓解药物难治性震颤和运动波动,特别是以震颤为主要症状时。丘脑 Vim 核、STN 和苍白球内侧部(globus pallidus interna,GPi)都是改善帕金森病震颤症状的靶点,而后 2 个靶点也能解决帕金森病的运动并发症[1-2]。Vim 核是最早批准用于治疗药物难治性帕金森病震颤的靶点[3]。但是,该靶点不能治疗运动迟缓或帕金森病运动波动[4],并可能使言语功能下降,尤其是在双侧刺激时[5]。另一方面,STN 和 GPi 的 DBS 不仅可以治疗 PD 的震颤,还可以治疗其他运动症状[2,6]。哪个靶点对帕金森病震颤效果更好还存在争议。Fraix 及其团队总结,即使对于曾经接受丘脑手术的帕金森病患者,STN 刺激对震颤也有效[7]。尽管 STN、GPi 和 Vim 核刺激都可以在短期内改善帕金森病震颤,但尚不清楚哪种长期疗效最佳。最近有报道称,Vim DBS 是一种长期有效改善帕金森病震颤的疗法,疗效持续时间可超过 10 年[8]。

同时植入 2 个靶点进行刺激以控制帕金森病震颤的数据有限,这正是我们的病例使用的方法。文献报告中的大多数病例都是分期手术,第一次手术时的靶点没有达到满意的效果[7,9]。我们的病例在术中评估即时震颤反应后立刻进行了第二个靶点的电极植入。无论是在一次手术完成，还是分阶段进行，使用 2 个靶点可能具有协同作用。双电极靶点组合的联合作用已有报道。在一组病例分析[7]和一篇个案报道[9]中认为同时刺激 Vim 核和 STN 的方法对帕金森病震颤有效，Vim 和 STN 靶点组合刺激成功用于 Holmes 震颤[10]，另外还可以使用 GPi 和 STN 组合治疗帕金森病[11]。

此外，DBS 抑制震颤的有效性可能反映出了帕金森病震颤的病理基础。这可能是需要考虑的重要因素，因为帕金森病震颤有不同的组成。它可以分为静止性震颤和复现性震颤，前者似乎为多巴胺能基础，后者似乎在某些情况下为非多巴胺能基础，提示 2 种不同的振荡环路[12]。丘脑 Vim DBS 被认为是调节由初级运动、前运动、辅助运动、苍白球、小脑和脑干组成的结构连接网络，这可能是它对所有帕金森病震颤亚型均有效果的原因[13]。相比之下，STN DBS 也能抑制静止性震颤、复现性震颤和帕金森病姿势性震颤，但可能是通过 STN（多巴胺能）或其他非多巴胺能网络（研究尚不清楚）中的中央振荡器[6,14]。STN DBS 对严重的药物“开”-“关”期震颤以及“关”期动作性震颤均有效[14]。

因此，在术前评估中仔细考虑 DBS 靶点选择是非常重要的，如果有必要，可以使用备用靶点来充分控制震颤。

知识精要

对于术中刺激难治性帕金森病震颤，可考虑增加第二个 DBS 靶点（双 DBS 靶点）。这在本病例中是预先计划好的。然而在手术室中做出此决定并不利，因为对于某些病例在术后进行细致的程控可以解决震颤。

复现性震颤的存在可能会导致难以区分患者姿势性震颤的程度。许多中心发现，存在轻微姿势性震颤之外的震颤时，增加 Vim DBS 效果明显。在本病例中的一个线索是近端肩部的震颤。

正如影像和程控测试得到的阈值表明，本病例的电极位置不是最理想的。如果 STN 电极的位置更好一点，可能就不需要第二条 Vim 电极。Stover 及其团队曾经发表过类似的报告[15]。

【参考文献】

[1] Hariz M I, Krack P, Alesch F, et al. Multicentre European study of thalamic stimulation for parkinsonian tremor: a 6 year follow-up[J]. J Neurol Neurosurg Psychiatry, 2008, 79: 694 - 699.

[2] Peppe A, Pierantozzi M, Bassi A, et al. Stimulation of the subthalamic nucleus compared with the globus pallidus internus in patients with Parkinson disease[J]. J Neurosurg, 2004, 101: 195-200.

[3] Ondo W, Jankovic J, Schwartz K, et al. Unilateral thalamic deep brain stimulation for refractory essential tremor and Parkinson's disease tremor[J]. Neurology, 1998, 51: 1063-1069.

[4] Limousin P, Speelman J D, Gielen F, et al. Multicentre European study of thalamic stimulation in parkinsonian and essential tremor[J]. J Neurol Neurosurg Psychiatry, 1999, 66: 289-296.

[5] Putzke J D, Uitti R J, Obwegeser A A, et al. Bilateral thalamic deep brain stimulation: midline tremor control[J]. J Neurol Neurosurg Psychiatry, 2005, 76: 684-690.

[6] Diamond A, Shahed J, Jankovic J. The effects of subthalamic nucleus deep brain stimulation on parkinsonian tremor[J]. J Neurol Sci, 2007, 260: 199-203.

[7] Fraix V, Pollak P, Moro E, et al. Subthalamic nucleus stimulation in tremor dominant parkinsonian patients with previous thalamic surgery[J]. J Neurol Neurosurg Psychiatry, 2005, 76: 246-248.

[8] Cury R G, Fraix V, Castrioto A, et al. Thalamic deep brain stimulation for tremor in Parkinson disease, essential tremor, and dystonia[J]. Neurology, 2017, 89: 1416-1423.

[9] Oertel M F, Schupbach W M, Ghika J A, et al. Combined thalamic and subthalamic deep brain stimulation for tremor—dominant Parkinson's disease[J]. Acta Neurochir (Wien), 2017, 159: 265-269.

[10] Romanelli P, Bronte-Stewart H, Courtney T, et al. Possible necessity for deep brain stimulation of both the ventralis intermedius and subthalamic nuclei to resolve Holmes tremor: case report[J]. J Neurosurg, 2003, 99: 566-571.

[11] Mazzone P, Brown P, Dilazzaro V, et al. Bilateral implantation in globus pallidus internus and in subthalamic nucleus in Parkinson's disease[J]. Neuromodulation, 2005, 8: 1-6.

[12] Dirkx M F, Zach H, Bloem B R, et al. The nature of postural tremor in Parkinson disease [J]. Neurology, 2018, 90: e1095-e1103.

[13] Klein J C, Barbe M T, Seifried C, et al. The tremor network targeted by successful VIM deep brain stimulation in humans[J]. Neurology, 2012, 78: 787-795.

[14] Kim H J, Jeon B S, Paek S H, et al. Bilateral subthalamic deep brain stimulation in Parkinson disease patients with severe tremor[J]. Neurosurgery, 2010, 67: 626-632.

[15] Stover N P, Okun M S, Evatt M L, et al. Stimulation of the subthalamic nucleus in a patient with Parkinson disease and essential tremor[J]. Arch Neurol, 2005, 62: 141-143.

（鲁 峻）

第 15 章　使用恒流模式实现同一触点单极刺激和双极刺激交叉电脉冲

Meredith Spindler, Lana Chahine

脑深部电刺激的指征

帕金森病(Parkinson disease,PD)伴有静止性震颤、症状波动和异动症。

病史及相关检查

患者是一位 56 岁的女性,她在 2006 年被诊断出患有帕金森病。随着病程进展出现了严重震颤、症状波动和剂峰时肌张力障碍及舞蹈样异动症,每隔2 h就需要多巴胺能药物治疗。我们对她进行了系统的脑深部电刺激(deep brain stimulation,DBS)术前评估,并于 2013 年 10 月进行了双侧丘脑底核(subthalamic nucleus,STN)电极植入术,并植入了 2 个单通道脉冲发生器(implantable pulse generators,IPGs,美敦力 Activa SC)。电极植入手术采用立体定向头架,通过磁共振、微电极记录(microelectrode recording,MER)和术中刺激测试定位靶点。双侧额部入路,左脑微电极记录了 1 道,右脑微电极记录了 4 道。她的术后恢复过程顺利,出现了明显但短暂的微毁损效应,在持续 3 d 内双侧运动症状几乎完全恢复。

复杂之处

虽然 DBS 明显改善了患者的震颤症状,但右侧电极的程控遇到了问题,在低电压下使腹侧的触点在低电压下和第三个触点在稍高电压下均出现复视的副作用。最背侧的触点有作用,但不足以完全缓解震颤症状,且在高电压下产生眼睑痉挛和构音障碍的副作用。术后 MRI 证实右侧电极偏腹侧，末端位于黑质腹侧（见图 15.1 A～C）。患者最终在 2015 年进行了右侧 STN 电极调整手术，使电极移向背侧位于右侧 STN（见图 15.1 D～F）。

2016 年 5 月，患者需要更换电池。她选择将 2 个单通道 IPG 换成 1 个双通道可充电 IPG（美敦力 Activa RC）。手术过程中，她的新 IPG 设置为交叉电脉冲模式，右侧电极导线上设置 2 个刺激程序，左侧电极导线上设置 1 个程序，所有程序均为 125 Hz（因为同一 IPG 在交叉电脉冲模式只能以相同频率在 2 根电极上进行刺激）。在 IPG 更换后不久，她的右侧肢体出现了难以控制的震颤。

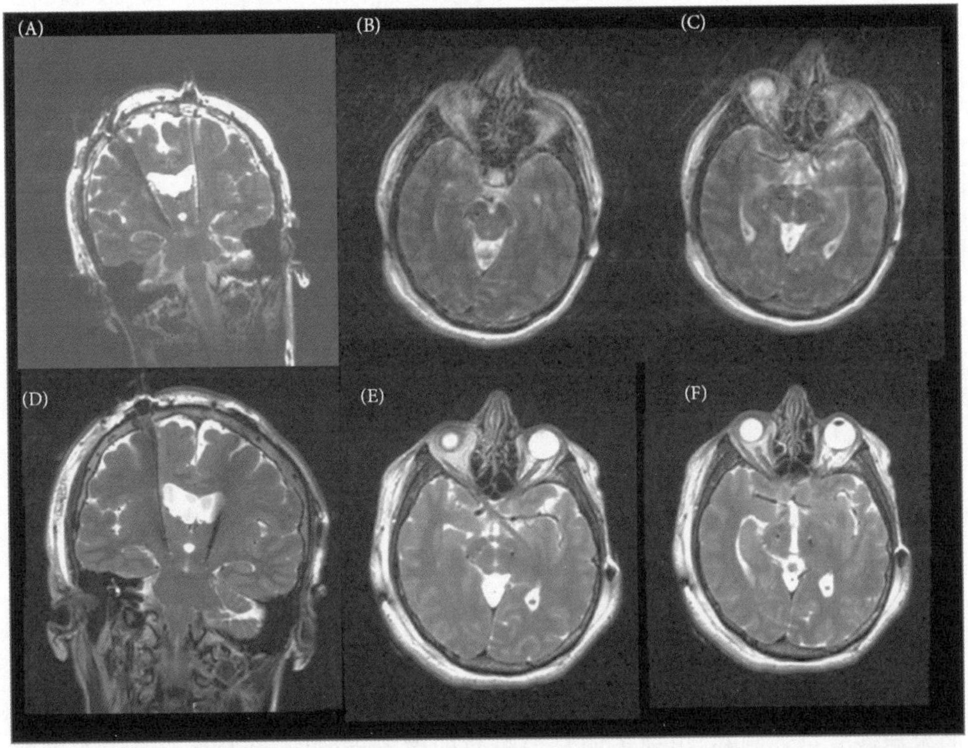

图 15.1　首次 DBS 术后冠状位（A）和轴位（B，C）磁共振图像显示右侧电极偏腹侧，末端终止于黑质腹侧，而左侧电极末端位于背侧黑质。电极调整术后冠状位（D）和轴位（E，F）磁共振图像显示右侧电极的末端位于丘脑底核

疑难分析和处置

在手术调整右侧 STN 电极之前，我们对右侧电极尝试了数组刺激程序。触点 3 的单极刺激不足以控制震颤，且在较高电压下引起眼睑痉挛和构音障

碍。采用双极刺激，无论是 1 个还是 2 个负极触点均不足以控制震颤。采用触点 2 和 3 的双负单极刺激模式，尝试多种刺激参数均出现副作用，包括构音障碍、颈部僵硬、眼睑痉挛以及高电压下出现复视。采用触点 2 和 3 单极模式下的交叉电脉冲刺激也未能有效控制震颤，并在高电压下出现复视副作用。在恒流模式下采用触点 3 单极刺激（C＋3－）与双极刺激（2＋3－）的交叉电脉冲，使用不同的电流强度和脉宽，但仍震颤控制不理想，且眼睑痉挛和构音障碍的副作用限制了参数继续增加的可能性。由于多个触点均出现复视副作用，我们猜测右侧电极的位置偏向腹侧，刺激了腹外侧的动眼神经区域或者腹内侧的动眼神经纤维。术后 MRI 显示右侧电极偏向腹外侧（见图 15.1 A～C），因此在 2015 年 8 月进行了右侧 STN 电极调整手术。采用立体定向头架并且通过磁共振定位靶点，进行了 1 道微电极记录和术中测试后植入电极。术后 MRI 显示新电极的末端位于右侧 STN 内（见图 15.1 D～F）。手术修正电极位置后，采用恒压模式下重新对各触点进行单极检查，结果显示所有触点的治疗窗均改善，其中触点 1 和触点 2 对震颤控制最好。然而，随着时间的推移，触点 1 的单极刺激不足以控制震颤，而触点 2 导致面部紧绷的副作用。最终采用这 2 个触点的交叉电脉冲模式成功地控制了震颤。患者在 2016 年 4 月的 2 个 IPG 设置的具体参数见表 15.1。

患者在植入可充电 IPG 后，右侧电极的交叉电脉冲程序和左侧电极的单组程序均只能使用 125 Hz 的频率。尽管增加了电压进行补偿，左侧电极的频率从 185 Hz 降到 125 Hz 直接导致之前控制良好的右侧肢体震颤重新出现。然而，取消右侧电极的交叉电脉冲模式而采用双侧 185 Hz 高频刺激会导致肌张力障碍、构音障碍以及左侧肢体震颤控制不足。因此，为了既能够调整频率同时还不影响患者左侧震颤症状的控制，我们决定对左侧电极也采用交叉电脉冲，达到 250 Hz 的联合频率。她左侧电极当前采用的触点 3 单极刺激作为交叉电脉冲中的一组刺激，因为腹侧触点刺激会导致“开”期肌张力障碍加重。但触点 2 和触点 3 单极刺激的交叉电脉冲模式无法实现震颤控制同时不伴有痛性肌张力障碍副作用。因此，最好的结果可能是交叉电脉冲的 2 个程序都采用触点 3 作为负极（联合刺激 250 Hz），即 C＋3－的单极刺激和 2＋3－的双极刺激进行交替刺激（见表 15.1，2016 年 5 月）。这样的设置在恒压模式是不允许的，因此 2 根电极在恒流模式下进行重新程控。电流强度在办公室和家中逐渐调整，直到控制震颤。在同一时期内，DBS 对左侧肢体震颤的控制减弱了，因此右侧 DBS 调整为触点 0 和 2（代替 1 和 2）单极刺激的交叉电脉冲模式，由于 2

个触点之间的距离增大，为了更好地控制震颤，使用了更长的脉宽（见表 15.1，2017 年 10 月）。

表 15.1 程控参数

时间	IPG 型号	刺激模式	侧别	触点	幅值	频率/Hz	脉宽/μs	阻抗/Ω	电流/mA
2016 年 4 月	右 SC	恒压	R1	C+1−	2.8V	125	60	1087	2.417
			R2	C+2	2.5V	125	60	1046	2.587
	左 SC		L	C+3	3.2V	185	90	1104	2.941
2016 年 5 月	RC	恒流	R_1	C+1−	2.8mA	125	60	877	
			R2	C+2	2.6mA	125	60	858	
			L1	C+3	3.1mA	125	100	985	
			L2	2+3−	4.7mA	125	100	1339	
2017 年 10 月	RC	恒流	R1	C+0−	2.5mA	125	90	828	
			R2	C+2	1.8mA	125	90	986	
			L1	C+3	3.5mA	125	100	769	
			L2	2+3−	4.7mA	125	100	875	

结　　果

患者症状波动和震颤控制良好，仅有轻微异动症（参数见表 15.1，2017 年 10 月）。刺激副作用是非常轻微的眼睑痉挛。每日左旋多巴等效剂量（levodopa equivalent daily dose，LEDD）为 420 mg。

讨　　论

大多数 PD 患者采用双侧 STN DBS 后，使用常规程控方法即可在最小副作用的情况下获得明显的疗效。然而对于一小部分患者，用常规参数设置常常不能在低于副作用阈值时达到满意控制症状目的。正如我们这个病例，电极位置是否准确需要确认，尽管采用最佳程控方法来弥补电极位置的偏差但症状控制仍不理想，因此要考虑电极位置调整手术。此外，我们的案例还显示了在恒压和恒流模式下交叉电脉冲的成功应用。

交叉电脉冲最先在美敦力 DBS 刺激器 Activa SC、PC 和 RC 型号中应用。交叉电脉冲可以实现在同一根电极上的刺激在 2 组程序之间迅速“切换”，大多在恒压模式下使用。这 2 组程序可以采用不同的电压、脉宽以及不同触点的单极或双极刺激(图 15.2)。负极触点刺激的最大频率可为 250Hz，或每个程序 125Hz。交叉电脉冲可实现“电流塑形”，其个体化的电场可以减少 STN 内部和周围非靶点区域的刺激。例如，使用相邻背侧触点进行交叉电脉冲可以将电流向背侧调整，从而远离可能引起副作用的腹侧结构。

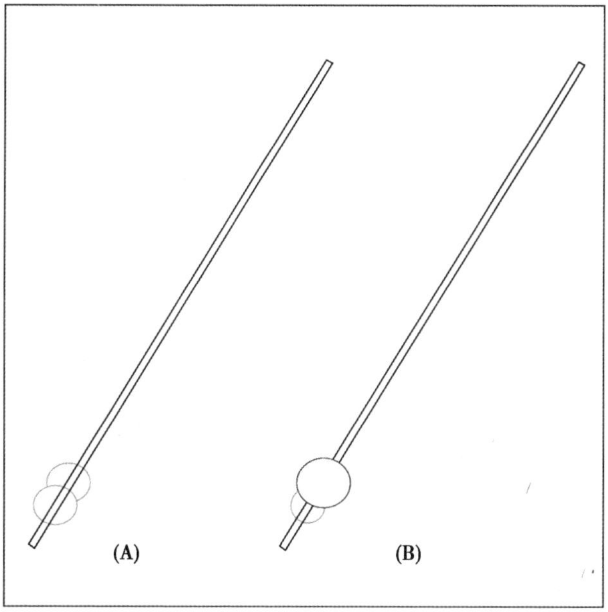

图 15.2 (A)传统的双负单极模式，在这种模式下，每个刺激都以相同的电压和脉宽传递相同的电流到 2 个触点，因此被激活组织的体积相同。(B)交叉电脉冲，刺激在触点之间交替进行，每个触点可以设置不同的电压和脉宽，从而激活不同体积的组织

同所有 DBS 术后程控方法一样，交叉电脉冲也需要针对特定的病人进行个体化应用。然而在一些情况下，想到交叉电脉冲的应用是非常重要的[1]。例如，采用常规刺激对运动症状的改善受限，因为刺激会影响到邻近的皮质核束和皮质脊髓束而产生副反应。一般来说，2 个相邻触点的疗效和副作用阈值略有不同。在这种情况下，使用这 2 个触点进行交叉电脉冲，每个触点的程序都设置为略低于副作用阈值，可以比传统的双负单极或双负双极模式实现更好的运动症状控制和更少的副作用[2]。更详细地说，施加较高的刺激能量在较背侧

触点和较低的刺激能量在较腹侧触点，既可以实现震颤控制，同时最小化构音障碍副作用[1-2]。施加不同的程序组在背侧触点和腹侧触点可用于治疗不同的帕金森病表现[1]，如用于震颤和运动减少的矛盾[3]，或帕金森病症状与异动症的矛盾[4]。交叉电脉冲的第三个应用是在治疗帕金森病合并特发性震颤(essential tremor，ET)。通过技巧性的电极植入，并随后应用交叉电脉冲，就能实现背外侧 STN 和邻近丘脑腹中间核(ventral intermediate，Vim)的腹外侧前丘脑区域的共同刺激，以实现 PD 和 ET 症状同时控制[5]。

恒流模式在美国也是相对较新的一个技术，由美敦力 Activa SC、PC 和 RC 等型号刺激器提供，尽管在其他地区圣犹达医疗公司的 DBS 设备已经使用了这个功能。美敦力旧型号(上标为 R、TM 或 C 等型号)的刺激器只能采用恒压刺激模式。理解这一模式的含义，需要考虑影响到电刺激最终作用于神经元的物理特性。欧姆定律($I = U/R$)，描述了输出电流(I)等于电压(U)除以电阻 R(也称为阻抗)。阻抗由刺激频率、电极特性、电极和脑组织之间的界面以及脑组织本身的性质共同决定[6]。阻抗随时间推移发生变化，受上述几个因素影响。例如，在术后短期内，随着新植入电极周围脑组织的轻微水肿消退，阻抗呈缓慢增加。在恒压模式下，最终输出的电流随着阻抗变化而改变。即使在长期刺激过程中，阻抗的波动也会继续发生[7]。与之相反，恒流模式通过内部机制根据阻抗变化调整电压，从而保持电流恒定不变。这保证了电流场大小的稳定性，不会随时间而变化。目前仅有的少量研究数据表明，恒流刺激与恒压刺激的临床结果没有明显差别[8]。恒流刺激可能加速电池耗竭，但对于可充电刺激器而言并不是个问题。不过，在某些情况下恒流刺激是实际需要的，就像我们的案例所描述的那样。在恒压模式下，当每个电脉冲发放结束后，不是所有电荷均完全恢复，因此会在使用的电极上留下剩余电荷。这个累积效应会影响使用同一触点的第二个交叉电脉冲所释放的总电荷。为了避免这种情况，再次如我们案例中所示，在恒压模式下的交叉电脉冲程序禁止在某些配置下使用同一个触点发放刺激(美敦力公司)。另一方面，恒流模式更直接地控制所输送的电荷，因此不受残余电荷影响，允许交叉电脉冲程序共享同一个刺激触点。

知识精要

采用最优程控技术后症状控制仍不理想时，应检查 DBS 电极的位置并考虑翻修手术。

当患者需要双侧使用不同的刺激频率来达到最佳症状控制时，比如一侧是常规程序，另一边需要交叉电脉冲程序，用一个双通道 IPG 替换 2 个单通道 IPG 会影响治疗效果。

如果 2 个相邻触点在不同参数刺激时能更好地控制症状，就应该考虑交叉电脉冲，这比常规程序（单极、双极的或双负单极模式）能更好地控制症状。

恒流模式下可以使用同一触点进行交叉电脉冲，但恒压模式不可以。

【参考文献】

[1] Miocinovic S, Khemani P, Whiddon R, et al. Outcomes, management, and potential mechanisms of interleaving deep brain stimulation settings[J]. Parkinsonism Relat Disord, 2014, 20:1434 - 1437.

[2] Barbe M T, Dembek T A, Becker J, et al. Individualized current－shaping reduces DBS-induced dysarthria in patients with 144 essential tremor[J]. Neurology, 2014, 82:614 - 619.

[3] Ramirez-Zamora A, Kahn M, Campbell J, et al. Interleaved programming of subthalamic deep brain stimulation to avoid adverse effects and preserve motor benefit in Parkinson's disease [J]. J Neurol, 2015, 262:578 - 584.

[4] Wojtecki L, Vesper J, Schnitzler A. Interleaving programming of subthalamic deep brain stimulation to reduce side effects with good motor outcome in a patient with Parkinson's disease [J]. Parkinsonism Relat Disord, 2011, 17:293 - 294.

[5] Baumann C R, Imbach L L, Baumann-Vogel H, et al. Interleaving deep brain stimulation for a patient with both Parkinson's disease and essential tremor[J]. Mov Disord, 2012, 27:1700 - 1701.

[6] Bronstein J M, Tagliati M, McIntyre C, et al. The rationale driving the evolution of deep brain stimulation to constant-current devices[J]. Neuromodulation, 2015, 18:85 - 88; discussion 88 - 89.

[7] Cheung T, Nuno M, Hoffman M, et al. Longitudinal impedance variability in patients with chronically implanted DBS devices[J]. Brain Stimul, 2013, 6:746 - 751.

[8] Preda F, Cavandoli C, Lettieri C, et al. Switching from constant voltage to constant current in deep brain stimulation: a multicenter experience of mixed implants for movement disorders [J]. Eur J Neurol, 2016, 23:190 - 195.

（龚飞龙）

第 16 章　丘脑底核电刺激改善帕金森病疼痛

Anjali Gera, Gian Pal

脑深部电刺激的指征

帕金森病(Parkinson disease PD)伴症状波动、异动症和左旋多巴反应性疼痛。

病史及相关检查

患者,男性,45 岁时出现左上肢间歇性静止性震颤。大约起病 1 年后,患者左上肢近端和远端均出现进行性加重的持续性疼痛,并且震颤时疼痛加重。他最初拒绝多巴胺能药物治疗,直到患病 5 年后开始服用卡比多巴/左旋多巴(25 mg/100 mg),1 日 3 次,1 次 1 片。服药后患者左上肢震颤及疼痛完全缓解。

几年后,患者逐渐出现症状波动和异动症。“关”期时震颤和疼痛明显,“开”期时颈部和左上肢异动症并伴严重疼痛。用药调整为卡比多巴/左旋多巴(25 mg/100 mg)1 日 5 片和金刚烷胺 100 mg,每日 3 次。加用金刚烷胺对异动症仅有极小程度的缓解。他的每日左旋多巴等效剂量(levodopa euivalent daily dose,LEDD)最大为 800mg。在患者 60 岁(患病 15 年)时,他接受了双侧丘脑底核(subtalamic nuclei,STN)脑深部电刺激(deep brain stimulation,DBS)植入术,希望可以缓解明显的症状波动及异动症。

并发症

术中、术后均无并发症发生。

疑难分析和处置

患者于术后1个月开机。使用单极刺激，他的左上肢震颤、肌强直、症状波动和疼痛都得到明显改善。这种改善在随后4周持续存在。在接下来的6个月中，他服用的左旋多巴等效剂量下降了70%，异动症和颈部疼痛也完全缓解。

结　　果

双侧STN DBS植入可明显改善症状波动、异动症、颈部和左上肢疼痛。

讨　　论

该病例说明双侧STN DBS可以缓解帕金森病的慢性肢体疼痛。该患者在药物“开”期和“关”期均有肌肉骨骼性疼痛，并且对DBS有明显反应。据报道，50%以上的帕金森病患者可能会有慢性疼痛，而这可能影响生活质量[1-3]。帕金森病患者疼痛症状表现不一且病因多样。此外，疼痛的程度和持续时间也差别巨大。目前帕金森病疼痛的分类因缺乏标准评估方式而变得复杂，判断某一特定的疼痛是否与PD有关常让人困惑[4]。因此，PD患者的疼痛被描述为与PD直接相关、间接相关或不相关，而这种评判是基于临床评估。这种惯用方式使得帕金森病疼痛描述五花八门[4-5]。肌肉骨骼性疼痛是帕金森病最常见的疼痛原因，可能表现为强直、痉挛、肩关节不适、脊柱或手足畸形、肌张力障碍性疼痛或非神经根性背痛[4,6]。其他可能的PD疼痛原因包括神经病理性疼痛（外周或中枢）、静坐不能相关疼痛、不宁腿综合征，以及抑郁相关的疼痛[6-7]。

虽然尚未完全了解PD相关的疼痛，但它被认为与皮质－基底节－丘脑环路功能障碍有关。研究表明，该环路参与了对痛觉输入的处理和对疼痛的复杂运动反应的形成[8-9]。例如，在条件回避反应任务中训练的大鼠，尾状核/壳核和伏隔核中80%以上的神经记录位点显示了与任务相关的电活动[10]。研究还表明内侧纹状体参与了逃避任务的感觉方面，而外侧纹状体参与了逃避任务的运动方面，表明纹状体不同部位均参与了疼痛过程[10]。另外，大鼠双侧纹状体毁损会导致其回避反应受损[11]。

目前认为STN DBS通过调节前扣带回皮层和导水管周围灰质的下行痛觉通路发挥镇痛作用[12]。在6-羟多巴胺(6-OHDA)PD大鼠模型中，高频(150Hz)STN刺激减弱了前扣带回皮层放电频率，同时增加中脑导水管周围灰质神经元电活动，这表明STN DBS可能会减少前扣带回皮层至中脑导水管周围灰质的兴奋性传导，从而调节脊髓下行疼痛通路[13]。

有研究表明STN DBS对PD疼痛有改善作用(特别是“关”期疼痛[14])，并且这种改善可能与运动功能或情绪改善无关[1]。在一项前瞻性队列研究中，比较患者术前和STN DBS术后6个月疼痛评分，发现18名受试者中有17名(94%)的运动波动相关疼痛得到改善。在本研究中，肌张力障碍性疼痛对STN DBS的应答率最高(100%)，其次为中枢性疼痛(92%)、神经根性疼痛(63%)和肌肉骨骼性疼痛(61%)。另一项前瞻性观察研究使用麦吉尔疼痛量表(McGill pain questionnaire，MPQ)评估了STN DBS对58名中晚期帕金森患者疼痛评分的影响[1]。比较术前和术后MPQ评分，受试者的总评分显著降低(DBS术前13.8±11.3 vs. DBS术后7.6±6.9；$P < 0.0001$)。此外，MPQ中情感评分(7.3±6.8 vs. 3.0±4.1；$P < 0.0001$)和感觉评分子项(6.5±5.9 vs. 4.6±3.7；$P = 0.03$)在术后均明显降低。疼痛的改善与运动改善、抑郁评分改变或LEDD的减少均无关，表明STN DBS可能在改善疼痛感觉和情感方面发挥作用。最后，有研究发现STN DBS可能提高帕金森受试者的疼痛阈值[14]。Dellapina和他的同事们对伴有或不伴有神经病理性疼痛的帕金森病患者进行了如下观察：①在STN DBS开启和关闭条件下的主观热敏痛觉阈值；②对疼痛刺激反应的正电子发射断层成像(positron emission tomography，PET)信号变化。结果显示，STN DBS(开启时)明显增高了伴有疼痛的帕金森病受试者的主观热痛阈值，并且他们大脑中初级躯体感觉皮层和岛叶的疼痛诱导活动减弱。然而在不伴疼痛的帕金森病受试者中无类似变化。

STN DBS能改善肌张力障碍性、肌肉骨骼性和神经病理性疼痛，而这些改善可能与运动功能或情绪状态无关。今后还需要进一步研究STN DBS调节帕金森病疼痛的机制以及PD患者的疼痛阈值。

知识精要

肌肉骨骼性疼痛是帕金森病疼痛最常见的来源，可表现为肌强直、痉挛、肩关节不适、脊柱或手足畸形、肌张力障碍性疼痛或非神经根性背痛。其他来源的疼痛包括神经病理性疼痛(外周性或中枢性)、静坐不能相关疼痛、不宁腿综合征,以及抑郁相关的疼痛。

STN DBS 产生镇痛作用的机制可能包括提高患者疼痛阈值,以及调节前扣带回皮层和导水管周围灰质的镇痛系统而改变脊髓下行疼痛通路。

STN DBS 用于 PD 患者可能有利于肌张力障碍性、肌肉骨骼性和神经病理性疼痛,而这种疼痛改善可能与运动功能或情绪状态无关。然而有部分帕金森病患者疼痛可能对 STN 或 GPi 的 DBS 没有反应。当患者咨询时,注意不要过高强调潜在的收益。

STN DBS 可能通过缓解肌强直或肌张力障碍来改善疼痛,GPi DBS 也有相似改善疼痛的报道。

【参考文献】

[1] Pellaprat J,Ory-Magne F,Canivet C,et al. Deep brain stimulation of the subthalamic nucleus improves pain in Parkinson's disease[J]. Parkinsonism Relat Disord,2014,20:662 - 664.

[2] Beiske A G,Loge J H,Ronningen A,et al. Pain in Parkinson's disease: prevalence and characteristics[J]. Pain,2009,141:173 - 177.

[3] Broen M P,Braaksma M M,Patijn J,et al. Prevalence of pain in Parkinson's disease: a systematic review using the modified QUADAS tool[J]. Mov Disord,2012,27:480 - 484.

[4] Lee M A,Walker R W,Hildreth T J,et al. A survey of pain in idiopathic Parkinson's disease [J]. J Pain Symptom Manage,2006,32:462 - 469.

[5] Negre-Pages L,Regragui W,Bouhassira D,et al. Chronic pain in Parkinson's disease: the crosssectional French DoPaMiP survey[J]. Mov Disord,2008,23:1361 - 1369.

[6] Blanchet P J,Brefel-Courbon C. Chronic pain and pain processing in Parkinson's disease[J]. Prog Neuropsychopharmacol Biol Psychiatry,2017,17:30599.

[7] Ha A D,Jankovic J. Pain in Parkinson's disease[J]. Mov Disord,2012,27:485 - 491.

[8] Chudler E H,Dong W K. The role of the basal ganglia in nociception and pain[J]. Pain,1995,60:3 - 38.

[9] Borsook D,Upadhyay J,Chudler E H,et al. A key role of the basal ganglia in pain and analgesia: insights gained through human functional imaging[J]. Mol Pain,2010,6:27.

[10] White I M,Rebec G V. Responses of rat striatal neurons during performance of a lever—release version of the conditioned avoidance response task[J]. Brain Res,1993,616:71 - 82.

[11] Kirkby R J,Kimble D P. Avoidance and escape behavior following striatal lesions in the rat

[J]. Exp Neurol, 1968, 20: 215 - 227.

[12] Gee L E, Walling I, Ramirez-Zamora A, et al. Subthalamic deep brain stimulation alters neuronal firing in canonical pain nuclei in a 6—hydroxydopamine lesioned rat model of Parkinson's disease[J]. Exp Neurol, 2016, 283: 298 - 307.

[13] Dellapina E, Ory-Magne F, Regragui W, et al. Effect of subthalamic deep brain stimulation on pain in Parkinson's disease[J]. Pain, 2012, 153: 2267 - 2273.

[14] Kim H J, Paek S H, Kim J Y, et al. Chronic subthalamic deep brain stimulation improves pain in Parkinson disease[J]. J Neurol, 2008, 255: 1889 - 1894.

（文　荣　谢宗义）

第 17 章　脑深部电刺激反应性帕金森病躯干前屈症

Elena Call，Helen Bronte-Stewart

脑深部电刺激的指征

药物反应性、位置性躯干前屈症、运动波动、异动症。

病史及相关检查

患者男性，66 岁，帕金森病合并原发性胆汁性肝硬化、痛风、骨关节炎和慢性低钠血症病史，到斯坦福大学运动障碍中心就诊，经诊断评估后考虑进行脑深部电刺激术(DBS)。患者 PD 病史前 5 年主要表现为左臂静止性震颤、运动迟缓(左侧比右侧重)、左臂摆动减少及躯干向右倾斜等症状，随后数年症状逐渐加重，出现平衡障碍、步态僵硬、言语含糊、发音低落。在整个病程中，患者右倾症状加重并伴有胸段躯干进行性屈曲，临床诊断为躯干前屈症。该症状在仰卧位时不明显，坐位时胸廓屈曲达 30°左右，在站位时可增加到 70°～90°，并因此引发严重的步态障碍。另外，在患者躯干前倾的同时还存在大约 20°的向右倾斜现象。患者在步态启动、穿过门道、沿廊行走及转弯时还表现出严重的步态冻结(FOG)。患者需要借助拐杖完成日常活动，无辅助情况下仅可实现短程行走。同时存在严重的行走后倾倒倾向，在无辅助情况下仅可短时站立。

患者的用药方案为卡比多巴/左旋多巴速释片，给药后 30～40 min 起效，2 h 后药效消失。

患者自述一天中约有 50％的时间处于“开”状态，但此时合并异动症。故患者希望通过 DBS 手术来达到改善姿势、步态、平衡和异动症的目的。患者在 med-off 时 UPDRS 评分为 35 分，而在 med－on 时 UPDRS 评分为 23 分，患者在服药期间静止性震颤、运动迟缓、姿势、步态冻结症状均有改善。同时，躯干前屈症状也有所缓解，具体表现为站位静止时躯干屈曲约为10°，在行走时增加至30°；步速和冻结步态同样有所好转，仍存在一定的转身困难。药物无法改善患者侧倾姿势。神经精神测试并未提示明显的执行功能或言语障碍。由于他的体位异常可以通过仰卧位缓解，因此判定躯干前屈症状与PD/肌张力障碍有关，非骨骼畸形所致。经DBS手术审查委员会讨论，考虑患者躯干前屈症状属于药物反应性，存在DBS手术指征，无其他手术禁忌证，最终同意使用无框架立体定向技术，结合术中微电极记录、临时刺激疗效测试，行双侧丘脑底核(STN)脑深部电刺激电极植入术。

复杂之处

严重躯干前屈症，异动症，步态僵硬，姿势不稳。

疑难分析和处置

患者术后存在微毁损效应，表现为震颤和躯干前屈症状得到改善。开机前med-off状态下UPDRS第三部分评分为37分，经过初始开机程控后(参数见表17.1)，UPDRS第三部分评分为16分，改善率为57%。第二次程控时，患者的右侧STN设置(表17.2)改为双负刺激，其姿势、步态和僵硬都有了很大的改善，UPDRS第三部分评分也降至13分。14个月后，stim-on(med-off)状态下患者躯干前屈症状完全消失，冻结步态只在转身时存在，无异动症及行走后退倾向。

表17.1 STN DBS初始程控刺激参数

	电极配置	电压/V	脉宽/μs	频率/Hz
左侧STN	2−	1.5	60	130
右侧STN	9−	2.0	60	130

表17.2 STN DBS 3个月后程控刺激参数

	电极配置	电压/V	脉宽/μs	频率/Hz
左侧STN	2−	1.8	60	130
右侧STN	9−，10−	2.4	60	130

结 果

该病例提供了一种可以考虑采用 STN DBS 治疗伴有躯干前屈症的 PD 患者的案例，在本病例中，患者的躯干前屈症对多巴胺能药物有反应，符合标准的 DBS 手术指征；且该症状在仰卧位时消失，进一步提示其为一种功能性疾病而非骨骼肌系统病变。此外，由于术前药物治疗只能改善部分症状，且导致异动症，所以在 STN DBS 可能不会完全缓解患者的躯干前屈症状，但是，躯干前屈症的症状改善时间进程与肌张力障碍相似，通常在几个月到 1 年的时间里逐渐改善。我们持续随访发现，DBS 对本例患者的躯干前屈症疗效已持续了 5 年多。

讨 论

躯干前屈症的定义是脊柱的非自主屈曲，大约 3%～17%的 PD 患者在患病 7～8 年后会出现[1-2]。临床上，躯干前屈症状会因运动而加重，步行和站立时尤其明显，而当患者卧位时症状会有所改善。躯干前屈症存在多种病理生理学理论，许多人将这一现象归因于肌张力障碍导致的脊椎屈曲，也有认为这可能是由于肌肉疾病影响到脊椎伸展相关的肌肉所致[3]。

研究表明，多巴胺能药物往往无法对 PD 伴随的躯干前屈症起效，但腹直肌和腹外斜肌肉毒毒素注射可缓解少数患者的症状[3]。本案例说明，躯干前屈症状属于位置性(非固定性)是决定是否可通过 DBS 得到改善的关键所在。

有研究表明，DBS 治疗 47 例伴药物难治性躯干前屈症的 PD 患者，其中 93%的手术选择双侧 STN 为靶点，其余 7%的患者选择双侧苍白球内侧部(GPi)。结果显示 68%的患者症状明显改善，另外 32%的患者症状无改善[4]。很少有研究通过测量脊柱的屈曲角变化来量化这种改善，但是 Yamada 等对 17 名患者进行的一项小型研究显示，在双侧 STN DBS 手术后，一半患者的胸腰角改善超过 50%[5]。而另一半胸腰角改善不到 20%。

由于患者对 DBS 手术的效果存在个体差异，所以特定的临床特征来预测伴有躯干前屈症的患者是否对 DBS 有反应是至关重要的。Yamada 之前的研究中提到，在刺激开启时，躯干前屈症的改善与术前症状的严重程度呈负相关。此外，如果症状持续时间较长，特别是发病时间超过 1.5 年时，躯干前屈症对

DBS手术治疗效果往往不佳[5]。因而，本病例躯干前屈症对DBS的反应比对多巴胺能药物的反应更好。

总体而言，DBS可能是治疗伴严重躯干前屈症PD患者的极佳选择，这些特殊患者通常情况下无法通过药物得到有效缓解。但是，尚需要进一步的研究来确定预测DBS疗效的标准，并确定对多巴胺能药物的反应性是否与正向疗效相关。

知识精要

严重的躯干前屈症对多巴胺能药物部分有反应，如果不伴有固定的骨骼畸形，则可能对双侧高频STN DBS有反应。

使用GPi DBS的情况较少，但也是可能的靶点选择。

躯干前屈症可能在早期(＜1.5年)对DBS反应更佳，但仍需进一步研究确证。

本案例表明，躯干前屈症的仰卧位缓解及多巴胺能药物反应性2个特征，可以预示其对STN DBS的良好预后，进一步的预测模型研究将有助于支持和完善这些预测特征。

在某些情况下，躯干前屈症可能是DBS反应性肌张力障碍的症状但尚无法确证。

【参考文献】

[1] Margraf N G, Wrede A, Deuschl G, et al. Pathophysiological concepts and treatment of camptocormia[J]. J Parkinsons Dis, 2016, 6: 485 - 501.

[2] Tiple D, Fabbrini G, Colosimo C, et al. Camptocormia in Parkinson disease: an epidemiological and clinical study[J]. J Neurol Neurosurg Psychiatry, 2009, 80: 145 - 148.

[3] Srivanitchapoom P, Hallet M. Camptocormia in Parkinson's disease: definition, epidemiology, pathogenesis and treatment modalities[J]. J Neuro Neurosurg Psychiatry, 2015, 87: 75 - 85.

[4] Chieng L O, Madhavan K, Wang M Y. Deep brain stimulation as a treatment for Parkinson's disease related camptocormia[J]. J Clin Neurosci, 2015, 22: 1555 - 1561.

[5] Yamada K, Shinojima N, Hamasaki T, et al. Subthalamic nucleus stimulation improves Parkinson's disease-associated camptocormia in parallel to its preoperative levodopa responsiveness[J]. J Neurol Neurosurg Psychiatry, 2015, 87: 703 - 709.

(卢国辉)

第 18 章　关闭左侧丘脑底核电刺激治疗震颤型帕金森病患者右侧腕性异动症

Julia Kroth, Susanne Schneider, Sergiu Groppa

脑深部电刺激的指征

帕金森病(Parkinson disease, PD),表现为左侧静止性震颤,肌强直,运动迟缓以及步态冻结。

病史及相关检查

患者女性,78 岁,右利手,震颤型帕金森病病史 10 年,接受脑深部电刺激(deep brain stimulation, DBS)手术评估。患者就诊时可见左侧肢体低频率的静止性震颤,伴肌强直、运动迟缓、症状波动以及步态冻结。这些症状在过去 2 年开始加重,即使优化药物治疗方案也无法改善。神经心理学评估显示患者没有认知障碍。脑磁共振成像显示患者仅有轻度对称性脑萎缩。左旋多巴冲击试验改善明显(>35%)。在排除手术禁忌后,我们进行了讨论,建议患者行双侧丘脑底核(subthalamic nucleus, STN)脑深部电刺激。

并 发 症

STN 电极植入手术未见并发症(多源,恒流,八触点全方向 DBS 系统)。所植入的双侧电极在术前 MRI 上的投影如图 18.1 所示。

术中测试时患者运动迟缓、肌强直、左侧肢体震颤的症状改善，植入电极后的第3 d开始STN刺激。患者服用的药物剂量随即减少。植入电极前3周，患者大部分运动症状均有明显改善。

术后康复期间，患者左侧肢体静止性震颤复发。为患者程控并增大电流来控制震颤，控制震颤后患者出现了右侧肢体的痛性异动症以及偏身投掷，以右下肢为著。另外患者步态症状明显加重，并出现步态不稳。为了控制右侧肢体异动症，我们进一步减少了多巴胺能药物。增大右侧STN刺激电流强度，能轻度改善左侧肢体静止性震颤，但该侧肢体异动加重。左侧STN的刺激参数保持不变，右侧肢体偏身投掷症状一直存在。

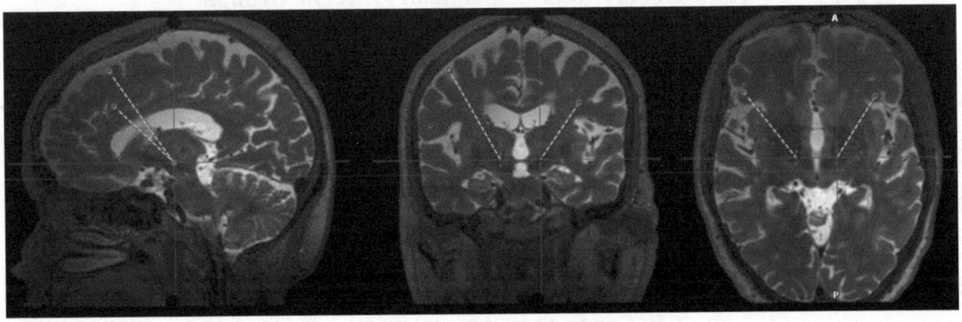

图 18.1 术后CT与术前MRI图像进行配准，并分别在矢状位、冠状位、轴位水平显示。虚线表示DBS双侧电极植入丘脑底核内的投影。A＝前，P＝后

疑难分析和处置

我们再次进行了程控，将单极刺激改为双极刺激（选择最上方的和第3个背侧触点），从而改变所激活的2个触点之间组织的电流分布，以治疗震颤等症状[1-2]。药物治疗方案也进行了调整。植入电极6周后，患者临床情况基本稳定，在DBS联合药物治疗下，左侧肢体震颤得到了有效的控制，右侧肢体异动症同样得到了改善，但仍有波动。在接下来的3个月，肢体静止性震颤症状基本控制，但右侧肢体异动症却有加重。再次进行各触点筛查，但没有哪种全方向电极的配置有良好效果。在关闭电刺激时，我们发现患者的运动过多症状得到了显著的改善，遂决定关闭左侧STN电极。我们建议在左侧苍白球内侧部

(globus pallidus interna, GPi)再植入电极进行补救，但患者拒绝再次手术。刺激参数详见表 18.1。

表 18.1 脑深部电刺激程控参数

左侧 STN	右侧 STN
C+ 4−(50%)/3−(50%)	C+ 13−(60%)/9−(40%)
2.2 mA	3 mA
90 μs	90 μs
130 Hz	130 Hz

注：STN：丘脑底核。

结　果

在关闭左侧 STN 电极后，右侧肢体异动症完全消失。之后数周，通过逐渐增大右侧 STN 电刺激的电流来治疗左侧肢体静止性震颤，这在该侧肢体异动症不加重的前提下是可行的。在随访中得知，患者其他的运动症状都得到了改善。

讨　论

本病例的患者在 DBS 术后 4 周出现了进行性加重的对侧和同侧肢体痛性异动以及偏身投掷。既往研究表明，STN 和 GPi 的 DBS 以及苍白球切开术能改善对侧和同侧肢体的异动症[2-3]。患者术后经常会发生异动症，但随着左旋多巴剂量的减少和刺激参数的调整，异动会减轻。DBS 引发的对侧异动症可能意味着电极放置在最佳位置[4]。在难治性异动症病例中，需要将刺激幅值逐渐降至出现最小异动症，同时产生最佳临床效益的阈值。既往曾报道过，术后第 1 年出现对侧肢体异动症轻度加重，而第 2 年同侧异动症改善的病例。

目前关于基底神经节生理学的观点表明，调节苍白球腹侧的输出可能会导致异动症，而调节苍白球背侧则可以缓解，尽管这一观点还有待于大量数据来证实。最近的一项研究表明，纹状体皮层网络(主要在辅助运动区或初级运动皮层与壳核之间)的多巴胺能调节异常可能会导致左旋多巴诱发的异动症。STN DBS 或 STN 病变可能伴发同侧异动症和偏身投掷，而这是很少见的情况。确切的病理生理学机制还不清楚。STN 对运动网络的双边控制可能是一种解释。现在没有证据表明丘脑底核与苍白球之间或者两大脑半球丘脑底核之间存在连接。另一种解释可能是由运动和运动前皮质区的同侧运动控制引起的，这些运动和运动前皮质区的输出在同侧连合后壳核中重叠。从运动前区(主要是辅助运动区)到初级运动皮层的双侧连接也可能参与其中。双侧 STN 对运动控制的影响已经在视觉空间处理上得到证实，结果表明左侧 STN DBS 增加了双手对视觉刺激的反应时间。本案例说明了脆性异动症的现象，为解决这种现象，建议用数月的时间逐渐调整参数以及使用背侧触点进行刺激。在一些比较严重的病例中，GPi DBS 是一种有效的补救治疗措施。

知识精要

STN DBS 可能会伴发同侧肢体异动症。需要调整药物治疗方案和电刺激参数来改善症状。高级程控和刺激电流导向可以(但并不总是)改善临床预后。

了解大脑相关回路以及同侧和对侧的运动网络(STN 和丘脑底核苍白球的投射或半球间丘脑底核连接)会很有帮助。

在严重的病例中，我们更倾向于选择背侧触点和使用 GPi DBS。在本例中，我们通过关闭一侧电极取得了良好的疗效。

【参考文献】

[1] Fleury V, Pollak P, Gere J, et al. Subthalamic stimulation may inhibit the beneficial effects of levodopa on akinesia and gait[J]. Movement disorders: official journal of the Movement Disorder Society, 2016, 31(9): 1389 - 1397.

[2] Fasano A, Appel-Cresswell S, Jog M, et al. Medical management of Parkinson's disease after initiation of deep brain stimulation[J]. Canadian Journal of Neurological Sciences/Journal Canadien des Sciences Neurologiques, 2016, 43(5): 626 - 634: 1 - 9.

[3] Godinho F, Thobois S, Magnin M, et al. Subthalamic nucleus stimulation in Parkinson's disease[J]. J Neurol, 2006, 253(10): 1347 - 1355.

[4] Herzog J, Fietzek U, Hamel W, et al. Most effective stimulation site in subthalamic deep brain stimulation for Parkinson's disease[J]. Movement disorders, 2004, 19(9): 1050 - 1054.

[5] Muthuraman M, Koirala N, Ciolac D, et al. Deep brain stimulation and L-dopa therapy: concepts of action and clinical applications in Parkinson's disease[J]. Front Neurol, 2018, 9: 711.

[6] Allert N, Cheeran B, Deuschl G, et al. Postoperative rehabilitation after deep brain stimulation survery for movement disorders[J]. Clin Neurophysiol, 2018, 129(3): 592 - 601.

(洪文瑶)

第 19 章　采用交叉电脉冲处理帕金森病患者电刺激诱发的异动症

Vibhash D. Sharma, Kelly E. Lyons, Rajesh Pahwa

脑深部电刺激的指征

帕金森病(Parkinson disease, PD),主要症状为药物难以控制的震颤。

病史及相关检查

患者男性,65 岁,右利手,PD 病史 4 年,因右手震颤明显行 DBS 手术评估。评估时未见患者症状波动和异动症。查体见患者右手明显的静止性震颤,伴有轻微的运动迟缓及肌强直,同时还有轻度的姿势性和运动性震颤。患者左手无震颤,右手震颤经多种药物治疗均无效,包括卡比多巴/左旋多巴(最高用量达 1200 mg/d)、普拉克索、罗匹尼罗、罗替高汀贴剂、金刚烷胺和苯海索,均为足量治疗。由于控制震颤疗效欠佳及出现相应的药物副作用,患者逐渐停用所有药物。经过仔细的评估后,我们认为该患者适合接受单侧 DBS 手术来控制震颤。手术在清醒状态下完成,术中采用微电极记录辅助,在左侧丘脑底核(subthalamic nucleus, STN)植入电极(美敦力 3389)。术后大脑 CT 未见异常且电极位置准确。

并发症

1 周后准备给病人植入脉冲发射器(implantable pulse generator, IPG)时,

病人及家属报告头痛 2～3 d，呈进行性加重，无恶心呕吐，无发热及肢体无力。神经系统查体与术前相比无变化。头部 CT 显示左额叶的电极周边有少量的低密度影，符合轻度水肿改变。给予患者地塞米松和左乙拉西坦治疗 10 d 并逐渐减量，患者的头痛在 1 周内减轻。术后 3 周复查头部 CT 显示颅内局部水肿完全消失，因此在植入电极 4 周后给患者植入 IPG。

电极植入 6 周后患者开机，首先选择单极刺激，在选择各个触点试验性刺激时，病人没有任何不适的症状，除了神经系统查体发现他的右手仍有明显静止性震颤。采用脉宽 60 μs 和频率 130 Hz 进行各个触点仔细筛查时，电极触点 1 控制震颤最为有效。任意触点在电压升到 4 V 时均没有出现刺激相关的运动和感觉不良反应。首次开机时患者震颤得到很好的控制(C＋1－，2 V，60 μs，150 Hz)。但几天之后病人的震颤又开始出现了，在随后的程控过程中调整了刺激方案，采用双负单极刺激(C＋1－ 2－，3 V，60 μs，130 Hz)控制震颤良好，但是没过几天病人出现了难以忍受的右脚异动症。

疑难分析和处置

由于电刺激诱发的右脚异动症，患者再次就诊。患者近期并未服用多巴胺能药物，所以解决问题还得依靠调整刺激方案。当把刺激电压降到 2V 时异动症减轻，但是震颤加重。同时刺激触点 2 和触点 3 时控制震颤并不理想。尝试数种不同的双极刺激方案(3＋1－，90 μs，130 Hz；2＋1－，90－120 μs，130 Hz；0＋1－或 0＋2－，120 μs，130 Hz)，异动症得以改善，但即使将刺激电压升至 3.5～4V 仍不能有效震颤控制。患者的症状比较棘手，决定采用交叉电脉冲，即在不同的触点上分别设置刺激参数。

结　　果

设置交叉电脉冲程序，选择触点 1 和触点 2 进行刺激(C＋2－，3.5 V，60 μs；0＋1－，3 V，90 μs，125 Hz)显著改善了病人的震颤，且没有刺激诱发的异动症(图 19.1)。

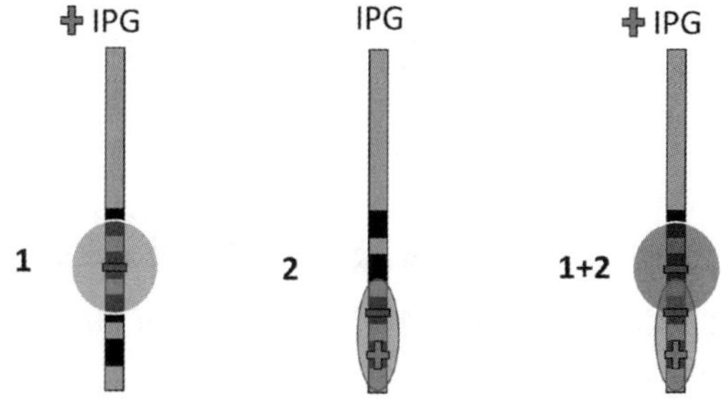

图 19.1 DBS 电极导线上设置交叉电脉冲的示意图：脉冲 1：单极刺激，使用触点 2 刺激；脉冲 2：双极刺激，选择疗效最佳的触点 1 刺激；脉冲 1+2 即为交叉电脉冲。IPG＝脉冲发射器

讨 论

STN DBS 可以引起类似于左旋多巴诱发的异动症，表现为舞蹈样、投掷样及肌张力障碍样的运动[1-2]。电刺激诱发的异动症一般发生在术后程控阶段，但有时也会出现在术中电极植入时，而且这预示着术后能有很好的运动功能改善[3]。异动症可以在电刺激后即刻出现，也可能出现在几小时后[1]。大多数患者的异动症可以通过调整用药方案和刺激参数来解决，但有些特殊病例中出现的异动症很顽固，这被称为 STN DBS 诱发的脆性异动症[4]。目前发生电刺激诱发异动症的预测因子及危险因素并不清楚，有学者提出术前存在异动症及早发性 PD 这 2 个因素增加了该现象发生的可能性[5]。

处理电刺激诱发的异动症有不同的策略（表 19.1）：降低刺激参数和逐渐以小幅度（0.1 V 或 0.05 V）增加刺激强度；减少多巴胺能药物的服用避免加重电刺激诱发的异动症和（或）峰值异动[6]；选择疗效次佳的触点刺激，通过降低刺激强度或使用双极模式来缩小刺激形成的电场范围。然而这些策略都是以牺牲患者最佳获益为代价的。当电刺激诱发的异动症难以解决时，增加一个背侧触点来刺激未定带能起到抗异动的效应，这可能是激活了苍白球传出的神经纤维[7]。在有的病例中，电刺激诱发的异动症无法通过上述策略解决且影响到运动症状的最佳控制时，可以考虑在苍白球内侧部（globus pallidus interna，GPi）再植入电极作为补救[4]。

表 19.1　处理电刺激诱发异动症的策略

降低疗效最佳触点的刺激电压/电流
减少多巴胺能药物的服用
选择症状控制次佳的靶点或双极刺激
增加背侧触点刺激(单极、双负单极、双极或交叉电脉冲刺激)
数月内缓慢逐渐增加刺激电压控制震颤而避免诱发异动症
增加 GPi DBS 再次手术作为补救

这个病人因药物难治性震颤接受了 DBS 手术治疗,在手术之前由于药物疗效不佳及出现相应副作用,病人暂停了多巴胺类药物的治疗。在服用多巴胺能药物时他并没有出现药物诱发的异动症。首次程控采用最佳触点刺激可以很好地控制震颤,但是几天以后震颤再次出现了。调整刺激参数采用双负单极刺激改善了震颤却诱发出了异动。后尝试多种刺激参数,包括双极刺激和选择背侧触点刺激,虽然能改善异动但却不能很好地控制震颤。最后使用交叉电脉冲,选择了疗效最佳触点和它的背侧触点(图 19.1),不仅缓解了震颤,而且未诱发刺激相关的异动症。如果我们能有更多的时间,在几个月内缓慢升高刺激强度,也有可能会控制震颤且不诱发异动。但是,患者症状着实困扰着他,因此我们尝试了交叉电脉冲。

交叉电脉冲允许 2 个触点以不同的电压和脉宽分别刺激,但是刺激频率相同且不高于 125 Hz。2 个交叉的程序组交替刺激产生不同的电场[8]。当传统的程控方案无法获得最佳疗效时就可以考虑采用交叉电脉冲,但是它的缺点是耗电量比较快。交叉电脉冲刺激如何调节神经传导通路的具体机制并不明确,很可能是 2 个程序组刺激的重叠区域产生了潜在的协同效应[8]。我们这个病例里,患者最终获益主要与下面几个因素有关:①降低了疗效最佳触点的刺激电场,从而避免电刺激诱发的异动;②背侧的触点激活发挥了抗异动的效应;③2 个程序组刺激形成的重叠电场区域可能产生了协同抗震颤效应。

总之,交叉电脉冲可能是最大化发挥 DBS 的治疗效应且降低电刺激诱发异动时的可选方案,这样还有希望避免再次进行 GPi 电极植入手术。

知识精要

电刺激诱发异动症是 STN DBS 并不常见的并发症,一般发生在术后程控阶段。

尽管认为电刺激诱发异动症的出现预示着术后运动功能改善良好，但是异动症往往影响电刺激对运动症状的疗效。

减少多巴胺能药物的服药量，降低疗效最佳触点的刺激强度，或者选择次佳触点（使用单极或双极设置）刺激能减轻电刺激诱发的异动症，但是往往运动症状改善欠佳。

增加一个背侧触点刺激苍白球传出纤维能起到抗异动的效应。

采用最佳疗效触点和背侧触点进行交叉电脉冲也是可选方案，但是会增加脉冲发生器的耗电量。

遇到棘手的病例时，也可以考虑在 GPi 再植入电极作为补救。

【参考文献】

[1] Limousin P, Pollak P, Hoffmann D, et al. Abnormal involuntary movements induced by subthalamic nucleus stimulation in parkinsonian patients[J]. Movement disorders: official Journal of the Movement Disorder Society, 1996, 11(3): 231 - 235.

[2] Zheng Z, Li Y, Li J, et al. Stimulation-induceddyskinesia in the early stage after subthalamic deep brain stimulation[J]. Stereotactic and functional neurosurgery, 2010, 88(1): 29 - 34.

[3] Houeto J L, Welter M L, Bejjani P B, et al. Subthalamic stimulation in Parkinson disease: intraoperative predictive factors[J]. Archives of neurology, 2003, 60(5): 690 - 694.

[4] Sriram A, Foote K D, Oyama G, et al. Brittle dyskinesia following STN but not GPi deep brain stimulation[J]. Tremor and other hyperkinetic movements (NY), 2014, 4: 242.

[5] Baizabal-Carvallo J F, Jankovic J. Movement disorders induced by deep brain stimulation[J]. Parkinsonism and related disorders, 2016, 25: 1 - 9.

[6] Picillo M, Lozano A M, Kou N, et al. Programming deep brain stimulation for Parkinson's disease: The Toronto Western Hospital algorithms[J]. Brain stimulation, 2016, 9(3): 425 - 437.

[7] Herzog J, Pinsker M, Wasner M, et al. Stimulation of subthalamic fibre tracts reduces dyskinesias in STN-DBS[J]. Movement disorders: official Journal of the Movement Disorder Society, 2007, 22(5): 679 - 684.

[8] Miocinovic S, Khemani P, Whiddon R, et al. Outcomes, management, and potential mechanisms of interleaving deep brain stimulation settings[J]. Parkinsonism and related disorders, 2014, 20(12): 1434 - 1437.

（朱敏伟）

第 20 章　丘脑底核电刺激术后脆性异动症和多巴胺失调综合征的管理

Junaid Siddiqui, Raja Mehanna, Jawad A. Bajwa

脑深部电刺激的指征

合并运动并发症的帕金森病(Parkinson disease, PD),包括剂末现象和异动症。

病史及相关检查

患者男性,66 岁,右利手,被推荐进行帕金森病和脑深部电刺激评估。患者最先出现右手静止性震颤,随后出现运动迟缓及肌强直,在 60 岁时被诊断为帕金森病。在发病的早期阶段,患者对卡比多巴/左旋多巴治疗非常敏感,目前的服药方案见表 20.1。

表 20.1　首次就诊时多巴胺能药物的用法

	7:00	12:00	16:00	17:30	22:00
卡比多巴/左旋多巴(25 mg/250 mg)	1	1	1/2	1	1/2

医生曾给他开了恩他卡朋,每日 3 次,与卡比多巴/左旋多巴(25 mg/250 mg)同时服用,但患者未遵医嘱服用。

后来患者出现剂末现象,每次间隔 3.5 h,因此需要增加药物,但患者本人拒绝服用更多药物。患者同时伴有左上肢轻度剂末异动。依据国际运动障碍学会统一帕金森病评定量表运动功能检查部分(MDS-UPDRS Part Ⅲ),我们对患者卡比多巴/左旋多巴药物治疗前后的运动功能进行了评估,结果显示患者"开"期较"关"期改善了 65%。神经心理学测试无异常,建议患者接受 DBS

手术。术前脑磁共振成像(MRI)(图 20.1)无明显异常。随后对患者进行了同期双侧丘脑底核(STN)DBS 电极植入手术。

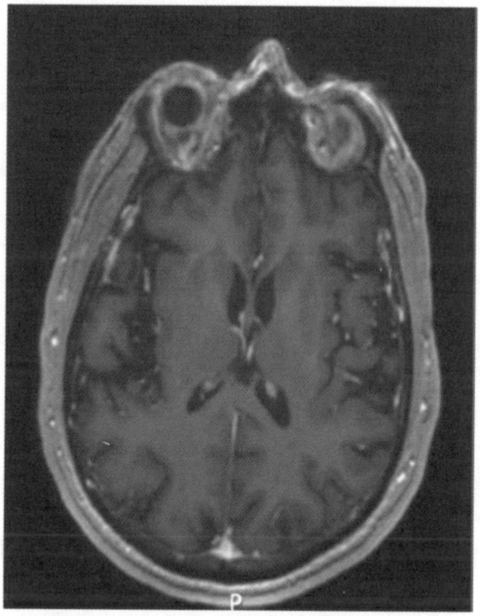

图 20.1　大脑轴位磁共振成像，T1 增强

复杂之处

术后脉冲发生器(IPG)开启前，患者就出现了左上肢持续异动症，且金刚烷胺控制无效，可能是手术微毁损效果所致。虽然这种自发性异动症在 2～3 周内自行消失，但在给予最轻微的电刺激或最小剂量的卡比多巴/左旋多巴(carbidopa/levodopa)时重新出现，这种现象被称为脆性异动症。

在植入 DBS 电极后的 6 个月里，患者右侧的运动症状得到了很好的控制，而左上肢异动症仍然对金刚烷胺治疗不敏感，导致左侧的帕金森病运动症状控制不佳。患者还自行过量服用了卡比多巴/左旋多巴(多巴胺失调综合征，dopamine dysregulation syndrome 简称 DDS)，进一步导致其临床情况复杂化。当时患者 DBS 参数设置见表 20.2，我们还给患者设置了另一组备用参数以便于他在家中切换，具体参数见表 20.3。

之后患者失访 1 年，因为患者居住地附近没有运动障碍专科医生，所以这期间他寻求了一位非运动障碍专科的神经科医生为其 DBS 调整参数。当患者

14 个月后来到我们诊所时，他已经出现言语含糊不清，步态不稳，必须拐杖助行。因为严重的冻结步态症状，患者常常发生摔倒。此外，患者帕金森病主要运动症状也没有得到控制。当时其 DBS 参数设置见表 20.4。

表 20.2　术后 6 个月随访时脑深部电刺激参数设置

靶点位置	触点	电压	脉宽	频率
右侧 STN	1+2−	3 V	60μs	130 Hz
左侧 STN	C+11−	5 V	60 μs	130 Hz

注：STN：丘脑底核。

表 20.3　为患者设置的备用参数

靶点位置	触点	电压	脉宽	频率
右侧 STN	1+2−	2.5 V	60 μs	180 Hz
左侧 STN	C+11−	5V	60μs	180Hz

注：STN：丘脑底核。

表 20.4　患者出现严重冻结步态来复查时的 DBS 参数设置

靶点位置	触点	电压	脉宽	频率
右侧 STN	2+3−	3.9 V	150 μs	180 Hz
左侧 STN	C+11−	4 V	150 μs	180 Hz

注：STN：丘脑底核。

疑难分析和处置

当我们把患者脉冲发生器的脉冲宽度从 150 μs 减少到 90 μs 时，患者言语和步态的症状明显改善，但震颤、运动迟缓和肌强直的症状加重了。加大电压则可以更好地控制其帕金森病症状。访问结束时，患者 DBS 设置见表 20.5。

表 20.5　复查后调整的 DBS 参数设置方案，有效缓解言语障碍及帕金森症状

靶点位置	触点	电压	脉宽	频率
右侧 STN	2+3−	4.4 V	90 μs	180 Hz
左侧 STN	C+11−	4.5 V	90 μs	180 Hz

结　果

DBS 基础上加用 1 片卡比多巴/左旋多巴(25 mg/100 mg)可完全控制患者的震颤症状,并显著改善肌强直和运动迟缓等症状。即使采用了更高电压的刺激和更高剂量的卡比多巴/左旋多巴,患者也没有出现异动症。

讨　论

STN DBS 手术中出现异动症通常表明电极位置植入准确。但是也偶尔会在 STN DBS 植入后不久,甚至在 IPG 开启之前,出现难治性的异动症症状,称为脆性异动症,而且在 IPG 开启后症状有可能进一步加重。这种脆性异动症一般会逐渐改善,但给疾病的管理带来麻烦,需要更频繁地随访患者、暂时性减少多巴胺能药物的使用,甚至需要延迟 DBS 开机,或尝试更为复杂的参数设置以及使用抗异动药物。通过多个疗程不断尝试参数调整,同时减少多巴胺能药物的使用可能有所帮助,尽管并存的 DDS 会增加管理难度。

长脉宽的 STN DBS 会恶化言语和步态。认识到这一点很重要,因为我们可以随时根据患者的病情变化来调整参数。

知识精要

即使未开机,DBS 电极植入产生的微损伤效应就可以导致异动症。

异动症改善需要时间和反复多次的程控,同时减少多巴胺能药物的使用。

长脉宽的 STN DBS 会加重言语和步态障碍症状。STN DBS 植入术后步态冻结的患者应尝试降低脉宽和频率。

治疗脆性异动症和多巴胺失调综合征的策略对提高疗效非常重要。

【参考文献】

[1] Farris S M, Giroux M L. Rapid assessment of gait and speech after subthalamic deep brain stimulation[J]. Surg, Neurol, Int, 2016, 7(Suppl 19): S545 - 550.

[2] Gago M, Rosas M, Linhares P, et al. Transientdisablingdyskinesias: a predictor of good outcome in subthalamic nucleusdeep brain stimulation in Parkinson's disease[J]. Eur Neurol,

2009,61(2):94 - 99.

[3] Herzog J,Pinsker M,Wasner M,et al. Stimulation of subthalamic fibretracts reduces dyskinesias in STN-DBS[J]. Mov Disord,2007:22(5):679 - 684.

[4] Houeto J-L,Welter M-L,Bejami P-B,et al. Subthalamic stimulation in Parkinson disease: intraoperative predictive factors[J]. Arch Neurol,2003,60(5):690 - 694.

[5] Reich M M,Steigerwald F,Sawalhe A D,et al. Short pulse width widens the therapeutic window of subthalamic neurostimulation[J]. Amals Clin Translat Neurol,2015,2(4):427 - 432.

[6] Volkmann J,Herzog J,Kopper F,et al. Introduction to the programming of deep brain stimulators[J]. Mov Disord,2002,17(1):S181 - S187.

[7] Martinez-Ramirez D,Giugni J,Vedam-Mai,et al. The "brittle response" to Parkinson's disease medications: characterization and response to deep brain stimulation PLoS One[J]. 2014,9:94856.

[8] Sriram A,Foote K D,Oyama G,et al. Brittle dyskinesia following STN but not GPi deep brain stimulation[J]. Tremor Other Hiperkinet Mov,2014,4:242.

（陈普建）

第 21 章　双侧苍白球内侧部电刺激治疗全身型肌张力障碍后引起的冻结步态

Mariana Moscovich

脑深部电刺激的指征

难治性全身型肌张力障碍。

病史及相关检查

患者 49 岁，被确诊为全身型肌张力障碍。患者于 15 岁时出现右手灵活性降低，1 年后出现右侧手臂笨拙。他最初被诊断为局灶型肌张力障碍。脑磁共振成像(magnetic resonance imaging，MRI)正常，早发性常染色体显性遗传的肌张力障碍 DYT1 基因阴性。肉毒毒素注射反应良好持续 10 年，尽管使用了许多药物，包括左旋多巴、巴氯芬、苯海索、比派立登和锂剂，但肌张力障碍仍缓慢进行性恶化。肌张力障碍逐步进展到颈部，并在同一年出现过严重的肌张力障碍持续状态(status dystonicus)。患者无步态障碍或下肢受累表现。2008 年，患者 39 岁时接受了双侧苍白球内侧部(globus pallidus interna，GPi)脑深部电刺激(deep brain stimulation，DBS)手术治疗。术中右侧电极植入时遇到了困难，因刺激内囊引起反应较大而重新植入电极。最终植入一根四触点 DBS 电极(美敦力公司，型号 3387，明尼阿波里斯市，Minneapolis，MN)。术中未进行微电极记录(microelectrode recording，MER)，但使用宏刺激(130 Hz，210 μs)来评估光幻视内囊反应的阈值。手术后患者肌张力障碍症状明显持续改善约 8 个月。1 年后，脉冲发生器(implantable pulse generator，IPG)需要更换，更换后除了右手仍有肌张力障碍外，其他症状均有显著改善。2 年后更换为可充电 IPG。

复杂之处

在最后一次更换 IPG 后，患者肌张力障碍症状加重，并向双腿进展。患者出现类似于在典型帕金森病患者中观察到的中度起步困难、转弯困难和严重冻结步态(freezing of gait，FOG)，此时患者不需要在别人帮助下行走，也没有跌倒。患者行走时颈部的肌张力障碍加重(表现为后倾和向右倾斜)，以及躯干、手臂和手部肌张力障碍。另外还有右脚内翻和脚趾弯曲。

疑难分析和处置

关闭 IPG 时，患者颈部肌张力障碍明显恶化但 FOG 有改善。通过影像检查(使用软件 Opti-Vise)发现电极未在最佳位置上，右侧电极偏外 3mm。患者没有内囊受刺激的副作用。增加电压可改善肌张力障碍，但迅速诱发 FOG。尽管广泛测试了各种参数配置(单极、双极、交叉电脉冲；脉冲宽度 60～210 μs；频率 60～180 Hz)，但仍无法找到能缓解 FOG 的最佳参数配置。最终，根据他一天中的活动设置了 2 个程序组，使最佳刺激治疗肌张力障碍和最小化的 FOG 之间达到平衡。对这个病人的最佳设置是减小脉宽和调节电压. 他的最终设置是：A 组左侧 C+/7－6－，3.4 V，240 μs，220 Hz，右侧 C+/2－，3 V，240 μs，220 Hz；B 组左侧 C+/7－6－，3.7 V，180 μs，130 Hz，右侧 C+/2－，3.4 V，120 μs，130 Hz。

结　果

1 个月后，患者自诉步态改善了 70%，特别是在起步和行走期间没有肌张力障碍的加重。这说明 GPi DBS 引起的步态障碍可能延迟出现并与次优的电极位置相关。我们计划多关注这种副作用，它可能比报道的更常见。基于以前的报道[1-2]，我们考虑再植入 STN DBS 进行补救，以治疗剩余的肌张力障碍症状。

讨 论

帕金森病的步态障碍(包括 FOG)与跌倒和受伤相关[3-4]。肌张力障碍患者在 DBS 手术后可以出现 FOG,并能导致患者残疾。典型的冻结发生在病人转身时并持续几秒钟。刺激引起的 FOG 和运动迟缓是双侧 GPi DBS 的副作用,并且在全身型肌张力障碍患者中有报道[5-7]。然而,这些副作用不仅局限于全身型肌张力障碍患者,也可能发生在 GPi 刺激后的节段型肌张力障碍患者[6-10]。在以前的报告中显示,刺激腹侧触点时引起的运动迟缓更严重,而在刺激背部电极时肌张力障碍更严重,虽然这还没有得到系统的证实[11]。在我们的病例中,我们未能复制出这些发现。然而,FOG 显然是一种刺激引起的现象,增加脉冲宽度可以加重 FOG,这在以前已有报道[6]。FOG 的病理生理机制尚不清楚,可能是多因素的。有假说认为,DBS 诱发 FOG 是由于 GPi 后腹外侧长期刺激后纹状体—苍白球—丘脑—皮质运动通路神经元电活动的总体改变[9],但也可能是高频刺激时选择性 γ-氨基丁酸(gamma-aminobutyric acid,GABA)释放的原因[7]。在我们的病例中,很难将疾病进展与 DBS 的影响分开。

知识精要

FOG 或行走功能减退可能是长期 GPi DBS 的迟发性并发症,也可能因疾病进展而出现。就像我们的病例,这很难将它们区分开。

虽然在其他案例中 DBS 电极位置被记录为最佳位置,但在本病例中次优的电极位置也可能导致了症状。

重新程控、重新植入和增加 DBS 电极都是治疗选择。

【参考文献】

[1] Fonoff E T,Campos W K,Mandel M,et al. Bilateral subthalamic nucleus stimulation for generalized dystonia after bilateral pallidotomy[J]. Mov Disord,2012,27:1559-1563.

[2] Schjerling L, Hjermind L E, Jespersen B, et al. A randomized double-blind crossover trial comparing subthalamic and pallidal deep brain stimulation for dystonia[J]. J Neurosurg,2013,119:1537-1545.

[3] Bloem B R,Hausdorff J M,Visser J E,et al. Falls and freezing of gait in Parkinson's disease:

a review of two interconnected, episodic phenomena[J]. Mov Disord, 2004, 19: 871 - 884.

[4] Youn J, Okuma Y, Hwang M, et al. Falling direction can predict the mechanism of recurrent falls in advanced Parkinson's disease[J]. Sci Rep, 2017, 7: 3921.

[5] Ostrem J L, Marks W J Jr, Volz M M, et al. Pallidal deep brain stimulation in patients with cranial-cervical dystonia (Meige syndrome)[J]. Mov Disord, 2007, 22: 1885 - 1891.

[6] Schrader C, Capelle H H, Kinfe T M, et al. GPi-DBS may induce a hypokinetic gait disorder with freezing of gait in patients with dystonia[J]. Neurology, 2011, 77: 483 - 488.

[7] Amtage F, Feuerstein T J, Meier S, et al. Hypokinesia upon pallidal deep brain stimulation of dystonia: support of a GABAergic mechanism[J]. Front Neurol, 2013, 4: 198.

[8] Tisch S, Zrinzo L, Limousin P, et al. Effect of electrode contact location on clinical efficacy of pallidal deep brain stimulation in primary generalised dystonia[J]. J Neurol Neurosurg Psychiatry, 2007, 78: 1314 - 1319.

[9] Wolf M E, Capelle H H, Bazner H, et al. Hypokinetic gait changes induced by bilateral pallidal deep brain stimulation for segmental dystonia[J]. Gait Posture, 2016, 49: 358 - 363.

[10] Zauber S E, Watson N, Comella C L, et al. Stimulation induced parkinsonism after posteroventral deep brain stimulation of the globus pallidus internus for craniocervical dystonia[J]. J Neurosurg, 2009, 110: 229 - 233.

[11] Berman B D, Starr P A, Marks W J Jr, et al. Induction of bradykinesia with pallidal deep brain stimulation in patients with cranial-cervical dystonia[J]. Stereotact Funct Neurosurg, 2009, 87: 37 - 44.

（崔承志）

第 22 章　苍白球内侧部电刺激诱发的步态障碍及程控应对

Dhanya Vijayakumar, Joohi Jimenez-Shahed

脑深部电刺激的指征

尽管最佳药物治疗仍震颤控制不佳、运动症状波动及异动症的帕金森病(Parkinson's disease, PD)。

病史及相关检查

患者女性，55 岁，其症状表现为难治性右侧静止性震颤、药效减退后的足部肌张力障碍等运动波动症状，以及药物相关的异动症。患者在术中核磁共振(magnetic resonance imaging, MRI)引导下接受了双侧苍白球内侧(globus pallidus interna, GPi)的脑深部电刺激(deep brain stimulation, DBS)手术。尽管患者术前也有步态拖沓的表现，但是足部的肌张力障碍是其术前步态障碍的主要因素。在 DBS 术前，患者没有冻结步态的表现。一支经验丰富的手术团队在 MRI 的引导下完成了 GPi DBS 手术，术中测试及术后程控均表现出良好的临床效果且没有明显的副作用(表 22.1)，术中 MRI 最终也验证了电极植入位置的准确(图 22.1)。

单极检查时脉宽为 60 μs，频率为 130 Hz。所有触点均能改善对侧的震颤，以及肌张力障碍(如果有的话)、运动迟缓及肌强直。

表 22.1　单极模式下双侧 GPi DBS 电极位置的术中验证

		临床改善阈值	副作用阈值(类型)	基线症状明显改善参数
左侧 GPi	0	1.0 V	3.0 V(语言含糊不清)	无
	1	1.5 V	4.0 V(无)	2.5 V
	2*	1.0 V	4.0 V(无)	1.5 V
	3	1.0 V	4.0 V(无)	2.0 V
右侧 GPi	8	1.0 V	2.5 V(牙关紧闭)	2.0 V
	9	1.0 V	4.0 V(无)	3.0 V
	10*	1.0 V	4.0 V(言语速度减慢)	2.0 V
	11	1.0 V	3.5 V(一过性面部牵拉感)	2.0 V

注：* 基于最佳疗效和无/最小副作用原则最终选择的长期刺激触点。查找问题时最大刺激参数为 c+2−/4.7 V/110 μs/200 Hz 和 C+10−/4.2 V/110 μs/200 Hz。在该刺激参数下，除加重患者冻结步态症状外，没有其他明显副反应。

GPi：globus pallidus interna，苍白球内侧部。

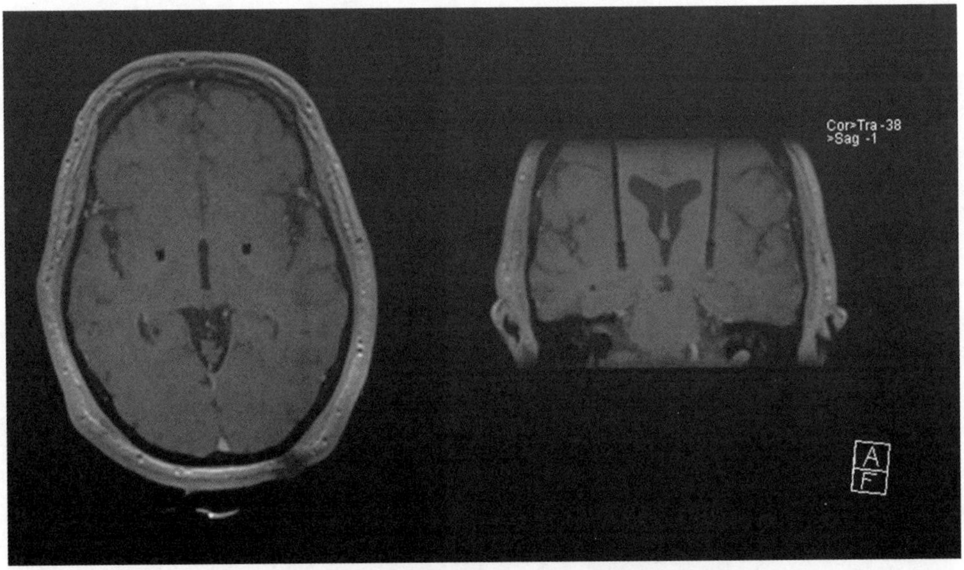

图 21.1　术中磁共振提示双侧苍白球内侧部电极位于理想位置

复杂之处

DBS 术后程控显著改善了患者震颤、肌张力障碍、运动症状波动及异动症。

在第一次更换植入式脉冲发生器(implantable pulse generator，IPG，Activa PC)后，我们使用同样的刺激参数(表 22.2)。在随后的 6～8 周，患者出现拖步、跌倒、冻结步态、肌张力障碍和平衡问题。由于患者丈夫又被诊断为癌症，患者压力倍增。理疗并未能改善患者的症状。

表 22.2 双侧 GPi DBS 刺激诱发步态障碍前后的刺激参数

时间	临床特征	左侧 GPi 参数	右侧 GPi 参数
IPG 更换前最后 1 次程控(换电池前 4 个月)	症状控制良好，行走无困难。在药物关刺激开状态下转弯时步幅较小	C+2－/4.7 V /90 μs/180 Hz 1,169 Ω/3.888 mA TEED＝306	C+10－/3.6 V/70 μs/180 Hz 1,410Ω/2.605mA TEED＝115
重新程控前(换电池后 4 个月)	IPG 更换后出现步态障碍，在药物开和关药状态下均出现冻结步态。在药物关刺激开时，出现双足肌张力障碍，起步犹豫，行走和转弯时频繁出现冻结和明显的拖步	C+2－/4.7 V /90 μs/180 Hz 1,175 Ω/4.001 mA TEED＝304	C+10－/3.6 V/70 μs/180 Hz 1,207 Ω/3.007 mA TEED＝135
重新程控后(换电池后 6 个月)	在重新程控后药物关刺激开时，患者行走步幅和转弯正常	C+2－/3.0 V /90 μs/160 Hz (阻抗未检测)	C+10－/2.9 V/60 μs/160 Hz (阻抗未检测)
换电池后 10 个月，稳定状态	即使在药物关效状态下，冻结步态也明显改善。药物关刺激开时存在拖步，但无冻结	C+2－/2.8 V/90 μs /160 Hz 1,256 Ω/2.237 mA TEED＝90	C+10－/3.1 V/60 μs/160 Hz 1,161 Ω/2.697 mA TEED＝79

注：TEED：total electrical energy delivered，总能量输出。

疑难分析和处置

在更换 IPG 后 4 个月进行重新程控时，尽管电极的阻抗是正常的，但与更换 IPG 前相比，右侧的治疗阻抗却轻度地增高。增高脉宽和频率后，足趾弯曲减轻且步态障碍稍改善。然而数天内患者的步态障碍明显加重。她使用患者程控仪降低了最大权限幅度 0.2 mV，并调整了药物，但未能改善步态。患者的冻结步态恶化明显，到达了需要使用轮椅的程度。关闭 DBS 刺激后，在最初的 48 h 内冻结步态缓解，然而随后的 1～2 d 患者出现了右侧静止性震颤、肌张力障碍和拖步症状加重。随后患者只在夜间打开刺激缓解症状以便于入睡，而白天将刺激器关闭。

在随后的程控随访中(表 22.2，更换 IPG 后 6 个月)，患者药物关刺激开时，运动评分为右侧静止性震颤 2+，运动迟缓右上肢 1+，左上肢 2+。患者音调正常，但转弯时犹豫步态和拖步。在药物关刺激关闭 20 min 后，患者出现右侧静止性震颤 3+，运动迟缓和肌强直无明显改变，但是转弯和步幅正常。随后进一步调整刺激参数(表 22.2，更换 IPG 后 6 个月)以最佳控制运动症状，包括步态改善。在最后的参数刺激时，患者表现为右侧震颤 2+，运动迟缓右侧 1+，和很轻的拖步症状，但冻结步态消失。

结　　果

在这次重新程控后，后期仅进行了微调(表 21.2，更换 IPG 后 10 个月)。患者长期保持步态和冻结的显著改善，仅在药物关状态下存在轻度右手静止性震颤。长期的随访中疗效保持稳定。

讨　　论

步态障碍和姿势不稳称为 PD 的“中轴症状”，DBS 对中轴症状疗效不显著[1-2]。DBS 术后的步态障碍经常出现在 STN(subthalamic nucleus，STN)电极植入和程控中。尽管步态和平衡障碍可能提示了疾病的进展，仍然有很多研究报道在部分 PD 患者中使用低频(60～80 Hz)STN 刺激能够改善中轴症状，包括冻结步态[3]。这些研究的结果，包括低频刺激后改善步态的持续时间等，通常各不相同，且仅能在特定患者中得到反复验证[4-5]。

尽管关于 GPi DBS 术后 PD 患者中轴症状的研究很少，但是仍有一篇文章报道了 5 例病态障碍加重的患者，改为 GPi 低频刺激后 3 例改善[6]。这样的结果与本文的患者类似，在稍稍降低 GPi 刺激频率和其他参数后，患者步态和平衡障碍得到改善。

值得注意的是，本例患者更换 IPG 时并未改变刺激参数，但之后仍然出现了步态障碍的问题。新的 IPG 由于降低了阻抗导致更高的净电流的输出，进而有更高的总能量输出（total electrical energy delivered，TEED），从而导致刺激相关的副作用（表 22.2）。TEED 的计算公式为：TEED＝[电压[2]×脉宽×频率]/阻抗，一般用于恒压 IPG。

对于本例患者，理疗、药物调整和刺激参数滴定均未能改善症状，最终通过降低 TEED 缓解了刺激相关副作用。

由于 GPi DBS 的全部刺激效果显现存在延迟，因此在门诊程控随访时就确定最佳刺激参数是比较困难的。GPi 刺激这种延迟效应是公认的，无论疾病本身的状态，同时在肌张力障碍中这种延迟效应更明显[8-9]。

如果在输出同样的 TEED 时，运动症状仍然不能改善，那么需要考虑更换触点。尤其在 GPi 刺激的病例中，如果电极的位置理想，那么使用最腹侧的触点能够减少肌强直和异动症，但会加重少动和步态障碍[10]。而步态和少动可以被更高的、近背侧的触点刺激改善，但是有可能会加重异动症，即使是在药物关的状态下。

无论怎样，该病例提示我们，对于 GPi DBS 治疗后的 PD 患者，程控数周后新出现或者加重的步态障碍，需要考虑这是由于刺激本身导致的。其原因可能是电刺激扩散到导致副反应的区域或者其他神经结构受影响。降低 TEED（调节频率、脉宽、电压或者共同调整）可以有效地降低副反应并维持良好的临床疗效。

知识精要

类似于 STN DBS，在 GPi DBS 中，长期的高频刺激可能会导致 PD 患者的冻结步态和姿势不稳。

DBS 对其他症状控制良好的患者，出现步态障碍的加重时应该考虑这可能是由于电刺激导致的。

降低 TEED 可能改善电刺激导致的步态障碍，尽管长期稳定的刺激参数设定需要根据运动症状不断评估调整。

如果步态问题主要是由于药物剂末效应引起的，需要考虑调整多巴胺能药物的剂量和时间。在一些患者中,姿势不稳与药物时间无关,但是滴定左旋多巴仍然可以改善该症状,尤其是那些 DBS 术后药物减量的患者。必须想到使用大剂量左旋多巴或者滴定调整,尽管这对于电刺激导致的步态问题可能没有帮助。

如果症状与近期刺激参数改变有关,如出现在术后程控刺激参数优化时期或者更换 IPG 之后,那么这些症状应该考虑与电刺激相关。在这种情况下,患者应该在刺激"开"和"关"状态以及不同刺激参数下分别评估并采取合理程控策略。需要评估更高或者更低的刺激电压及频率的治疗效果。这些评估可以在门诊完成,也可能需要更长的时间窗。

如果调整药物及刺激参数仍然不能改善症状,需要考虑这可能是由于 PD 的疾病进展,其他年龄相关性大脑疾病出现,或非帕金森病相关的改变引起的。这时的干预措施包括理疗或者转诊到其他专科(例如骨科)。

降低刺激参数可能会导致运动症状的加重,包括步态,因此区分刺激不足(出现 PD 相关症状)及过度刺激(出现刺激相关副反应)很重要。这使得区分和处理这些临床症状变得更复杂。

【参考文献】

[1] Moro,Elena,Andres M Lozano,et al. Long-Term Results of a Multicenter Study on Subthalamic and Pallidal Stimulation in Parkinson's Disease. [J]. Movement Disorders: Official Journal of the Movement Disorder Society,2010,25 (5): 578 - 586.

[2] Fasano,Alfonso,Camila C Aquino,et al. Axial Disability and Deep Brain Stimulation in Patients with Parkinson Disease[J]. Nature Reviews:Neurology,2015,11 (2): 98 - 110.

[3] Sidiropoulos,Christos,Richard Walsh,et al. Low-Frequency Subthalamic Nucleus Deep Brain Stimulation for Axial Symptoms in Advanced Parkinson's Disease[J]. Journal of Neurology, 2013,260(9): 2306 - 2311.

[4] Xie Tao,Mahesh Padmanaban,Lisa Bloom,et al. Effect of Low versus High Frequency Stimulation on Freezing of Gait and Other Axial Symptoms in Parkinson Patients with Bilateral STN DBS: A Mini-Review[J]. Translational Neurodegeneration,2017,6(1):13.

[5] Zibetti,Maurizio,Elena Moro,et al. Low-Frequency Subthalamic Stimulation in Parkinson's Disease: Long-Term Outcome and Predictors[J]. Brain Stimulation,2016,9(5): 774 - 779

[6] Zibetti,Maurizio,Andres M,et al. Low-Frequency Stimulation of Globus Pallidus Internus for Axial Motor Symptoms of Parkinson's Disease[J]. Movement Disorders Clinical Practice,

2015,2(4): 445-446.

[7] Koss, Adam M, Ron L Alterman, et al. Calculating Total Electrical Energy Delivered by Deep Brain Stimulation Systems[J]. Annals of Neurology, 2005, 58(1): 168.

[8] Lee, John Y K, Milind Deogaonkar, et al. Deep Brain Stimulation of Globus Pallidus Internus for Dystonia[J]. Parkinsonism & Related Disorders, 2007, 13(5): 261-265.

[9] Ruge, Diane, Stephen Tisch, et al. Deep Brain Stimulation Effects in Dystonia: Time Course of Electrophysiological Changes in Early Treatment[J]. Movement Disorders: Official Journal of the Movement Disorder Society, 2011, 26(10): 1913-1921.

[10] Krack P, P Pollak, P Limousin, et al. Opposite Motor Effects of Pallidal Stimulation in Parkinson's Disease[J]. Annals of Neurology, 1998, 43(2): 180-192.

（王　毅）

第 23 章　丘脑腹中间核电刺激补救丘脑底核电刺激术后难治性震颤

Mitra Afshari, Jill L. Ostrem, Marta San Luciano, Paul S. Larson

脑深部电刺激的指征

药物难治性上肢震颤。

病史及相关检查

患者女性,52 岁,右利手,主诉双手动作性震颤 7 年,明显的声音、头部和下颌震颤 3 年,近期出现动作迟缓、肌强直和步态平衡障碍。她最初被诊断为特发性震颤(essential tremor,ET),并接受扑米酮、普萘洛尔、苯海索和加巴喷丁治疗,但对症状控制不佳。查体发现双手有明显的姿势性和动作性震颤,左手更严重,双手和右腿有间歇性轻度低振幅、低频率的静止性震颤。在多次门诊中均可以观察到静止性震颤。患者有明显的声音震颤和轻度的声音变小,轻度的头部和下颌颤抖。此外,她还伴有轻度表情缺乏,明显颈部肌强直、上肢轻度强直并伴肌张力增加、行走时手臂摆动幅度小及轻度的姿势不稳。考虑到她出现了帕金森病的症状,以及对 ET 的典型药物治疗缺乏反应,所以临床上怀疑她是 ET"叠加"综合征,即 ET－帕金森病(PD)。对她进行了大剂量左旋多巴冲击试验,通过左旋多巴药物"开"期和"关"期的症状对比,证实她的震颤在药物"开"期没有明显的改善,也没有观察到左旋多巴诱发的异动症状。该患者并没有做多巴胺转运体扫描(dopamine transporter scan,DaTscan)来明确帕金森病的诊断,因为患者就诊时该检查尚未被批准使用。

考虑到患者的震颤持续加重甚至致残,我们对其进行了脑深部电刺激(deep brain stimualtion,DBS)治疗评估,得到的共识是可行双侧丘脑底核(subthalamic nucleus，STN）的 DBS 植入手术，这可以同时治疗她的震颤和新出现的帕金森病运动症状。患者接受了标准的清醒状态下立体定向微电极记录（microelectrode recording，MER）引导下的双侧 STN 电极植入手术。在手术过程中宏刺激显示患者的震颤有轻度改善，并没有诱发出异动症。

复杂之处

该患者在随后的程控随访中，由于增加 STN DBS 刺激强度会诱导出的左侧肢体异动，所以治疗左侧肢体震颤的刺激强度受到了限制。值得注意的是，患者在程控随访前数天已经停用左旋多巴治疗。首次程控时，左侧 STN 采用单极刺激 C＋1－，逐渐将电压从 1 V 提高到 3.2 V，从而有效控制了右侧肢体震颤症状。然而在对侧，使用 C＋5－的单极刺激时，只要刺激电压高于 1 V 就会立即出现左上肢异动，并且电压增高还会诱发出左下肢的异动症状。增加背侧触点 6 刺激并不能缓解异动症状。将脉宽维持在 60 μs，频率在 130～155 Hz 之间的范围内进行尝试，最后选择频率较高的 155 Hz，因为这个频率对震颤有更好的控制。单极刺激 C＋6－、电压 2V 时也出现左上肢持续异动，但使用双负单极刺激 C＋6－7－时左上肢的异动症状可以改善。这时治疗电压可以增加到 2.2 V，从而改善左侧肢体的震颤症状。不幸的是，患者在程控后不久就出现了左上肢异动和震颤控制不佳。接下来又尝试了几种不同的刺激模式，包括双侧三负极的联合刺激，即左侧 C＋1－2－3－，右侧 C＋5－6－7－，并在右侧 STN DBS 上把脉宽增加到 90 μs，然而都不能解决震颤问题。使用双负双极刺激模式 5＋6－7－时，患者左上肢的异动症状有轻度缓解，但震颤控制不佳。头部和下颌震颤没有从 DBS 刺激中获益。双手和右腿的静止性震颤有轻度改善，但没有消失。同样的，姿势性震颤和动作性震颤轻度改善但没有消失。

患者无意中关闭 DBS 刺激器长达数月，导致双侧肢体震颤症状加重。接下来 5 年里她没有再接受随访程控，直到电池电量耗尽，随后更换了电池。右侧 STN DBS 程控仍受到左侧肢体刺激诱发异动症状的影响。随着时间的推移，她双侧姿势性和动作性震颤症状进一步加重，并最终成为她最严重的致残性症状。当 DBS 刺激器关闭时，她的各种类型震颤症状都会进一步恶化。唑尼沙胺、美唑胺、托吡酯和氯硝西泮对震颤的治疗效果均不理想。她最初的帕金森综合征症状并没有进一步加重，患者表示自己的步态不稳还略有改善。治疗团队开始怀疑她的帕金森综合征症状可能不是原发性帕金森病引起的。

疑难分析和处置

患者是右利手，治疗团队经过讨论后决定在现有的双侧 STN 电极基础上增加左侧丘脑腹中间核（Vim）电极，以减轻患者因不断加重且致残性的右手震颤。就这样，患者在植入双侧 STN 电极 8 年之后接受了左侧 Vim 电极植入手术，这次手术仍然是在立体定向引导下进行的，但手术中没有使用 MER。术中 1.5 V 的宏刺激显示右上肢震颤症状完全消失，电压增加到 6V 时出现内囊刺激副作用。

结　　果

左侧 Vim DBS 简单程控后显著改善了右手姿势性震颤和动作性震颤（刺激参数设置：C＋ 0－，1.8 mA，60 μs，150 Hz）。有趣的是，尽管 Vim 刺激有这样好的效果，患者并不愿意关闭她的 STN DBS 刺激器，因为她感觉在 STN 刺激下震颤、姿势和步态障碍都有了一些改善，这一点也被检查证实。我们将双侧 STN DBS 刺激器关闭 1 个月，然后打开并使用双负双极刺激，与左侧 Vim DBS 同时起作用，最终共同改善了她的姿势性和动作性震颤，并且没有异动。在左侧 Vim DBS 植入术后约 4 个月，患者又接受了右侧 Vim DBS 手术，左手姿势性和动作性震颤明显改善。双侧 Vim DBS 同时刺激下还改善了声音和头部震颤。

讨　　论

在历史上，Vim 是最早用于治疗 PD 震颤的刺激或者毁损靶点之一。然而，帕金森病的其他症状，包括运动迟缓和肌强直，在大多数情况下随着病情进展会变得更具致残性，这些症状对 Vim 刺激的反应并不好[1-2]。STN 和苍白球内侧部（GPi）是治疗 PD 更加常用的 DBS 靶点，是因为它们对运动迟缓、肌强直和其他帕金森病特有症状有更好的治疗效果[3-4]。Vim 仍然是 ET 和其他形式震颤的首选 DBS 靶点，也用于伴有严重动作性震颤的 PD 患者。Vim 适用于一部分 ET-PD 患者[5-6]，尽管这主要与患者的动作性震颤严重程度有关。

首先，这个病例体现了根据患者最严重症状选择 DBS 治疗靶点的重要性。对这位病人来说，最致残性的症状是震颤，并且动作性震颤不断加重。中度到重度的动作性震颤适用于 Vim DBS，尽管有 STN 和 GPi 治疗的病例报道。另外，这个病例出现了脆性异动症，即使在没有多巴胺能药物治疗时。因此，通过 Vim DBS 挽救治疗方案控制了动作性震颤，并且允许 STN DBS 在引发异动的阈值下刺激[6]。如果当初有 DaTscan 或氟多巴脑正电子发射断层扫描检查，也许能够帮我们鉴别诊断 ET 和 PD 以及选择第一次手术的靶点，但也许也不能。同样重要的是，DaTscan 结果异常虽然能够确认神经退行性的帕金森综合征，但并不能排除潜在 ET 的可能性，因为 ET 可以与 PD 共存。ET 也可以有静止性震颤的表现。最后，部分表现为 ET 的患者，随着疾病进展可逐渐出现帕金森综合征、肌张力障碍和平衡障碍等其他症状。ET 和 PD 导致的震颤症状都可能对药物无效或只有部分疗效[7-10]。本例患者的异动症强烈提示 PD 和 ET 共病。

该病例展示了刺激诱发的脆性异动并发症，这是限制 STN DBS 疗效的副作用。异动症可能通过使用背侧触点、切换成双极刺激模式、缓慢增加刺激强度或减少左旋多巴药物服用剂量等多种方法来缓解[11]。然而，在本病例中，即使是轻微增加刺激电压也会产生明显的脆性异动发生[12]。

本病例也显示了 Vim DBS 作为补救治疗方法的可行性。Vim DBS 是治疗动作性震颤的有效方法，尤其是对中度和重度动作性震颤的疗效会优于 STN 或 GPi 的 DBS 治疗[13]。

Vim DBS 的效果会受到刺激诱发的构音障碍、感觉异常、共济失调、近端肢体震颤控制疗效差等限制，并且在一部分患者中治疗效果会逐渐变差[14-15]。未来还需要更大规模的研究来确定 DBS 补救手术的病例选择标准以及提高疗效的措施。针对该患者，双侧 STN 联合双侧 Vim 的 DBS 治疗最终解决了患者的难治性震颤和脆性异动。

知识精要

临床上以动作性或姿势性震颤为早期主要症状，其他帕金森样症状表现轻微的患者，诊断可能是 ET、PD 或 ET-PD。即便是行 DaTscan 仍可能无法鉴别这几种疾病。

无论患者是否同时接受左旋多巴药物治疗，STN DBS 刺激都可能引发脆性异动。对其中一部分病人来说，即便是有经验的程控医生也无法在不损失治疗效果的同时解决这个难题。脆性异动可以被视为一个限制 STN DBS 疗效的并发症。

经过临床筛选，对一部分接受了 STN 或 GPi 的 DBS 治疗后仍存在难治性的动作性/姿势性震颤患者，可以考虑行 Vim DBS 作为补救治疗方案。

【参考文献】

[1] Ondo W, Jankovic J, Schwartz K. Unilateral thalamic deep brain stimulation for refractory essential tremor and Parkinson's disease tremor[J]. Neurology, 1998, 51: 1063 - 1069.

[2] Hariz M I, Krack P, Alesch F, et al. Multicenter European study of thalamic stimulation for parkinsonian tremor: a 6 year follow-up[J]. J Neurol Neurosurg Psychiatry, 2008, 79: 694 - 699.

[3] Krack P, Benazzouz A, Pollak P, et al. Treatment of tremor in Parkinson's disease by subthalamic nucleus stimulation[J]. Mov Disord, 1998, 13: 907 - 914.

[4] Follett K A, Weaver F M, Stern M, et al. CSP 468 Study Group. Pallidal versus subthalamic deep-brain stimulation for Parkinson's disease[J]. N Engl J Med, 2010, 362(22): 2077 - 2091.

[5] Kim H J, Jeon B S, Paek S H, et al. Bilateral subthalamic deep brain stimulation in Parkinson disease patients with severe tremor[J]. Neurosurgery, 2010, 67: 626 - 632.

[6] Parihar R, Alterman R, Papavassiliou E, et al. Comparison of VIM and STN DBS for Parkinsonian resting and postural/action tremor[J]. Tremor Other Hyperkinet Mov, 2015, 5: 321.

[7] Algarni M, Fasano A. The overlap between essential tremor and Parkinson disease[J]. Parkinsonism Relat Disord, 2018: 46(Suppl 1): S101 - 104.

[8] Fekete R, Jankovic J. Revisiting the relationship between essential tremor and Parkinson's disease[J]. Mov Disord, 2011, 26: 391 - 398.

[9] Jankovic J. Essential tremor: a heterogenous disorder[J]. Mov Disord, 2002, 17: 638 - 644.

[10] Jimenez-Jimenez F J, Alonso-Navarro H, Garcia-Martin E, et al. The relationship between Parkinson's disease and essential tremor: review of clinical, epidemiologic, genetic, neuroimaging and neuropathological data, and data on the presence of cardinal signs of parkinsonism in essential tremor[J]. Tremor Other Hyperkinet Mov, 2012, 2: 8 - 30.

[11] Limousin P, Pollak P, Hoffmann D, et al. Abnormal involuntary movements induced by subthalamic nucleus stimulation on Parkinsonian patients[J]. Mov Disord, 1996, 11: 231 - 235.

[12] Sriram A, Foote K D, Oyama G, et al. Brittle dyskinesia following STN but not GPi deep brain stimulation[J]. Tremor Other Hyperkinet Mov (NY), 2014, 4: 242.

[13] Stover N P, Okun M S, Evatt M L, et al. Stimulation of the subthalamic nucleus in a patient with Parkinson disease and essential tremor[J]. Arch Neurol, 2005, 62(1): 141-143.

[14] Putzke J D, Wharen R E Jr, Wszolek Z K, et al. Thalamic deep brain stimulation for tremor-predominant Parkinson's disease[J]. Parkinsonism Relat Disord, 2003, 10(2): 81-88.

[15] Favilla C G, Ullman D, Wagle Shukla A, et al. Worsening essential tremor following deep brain stimulation: disease progression versus tolerance[J]. Brain, 2012, 135: 1455-1462.

（项　威）

第24章　丘脑底核电刺激后姿势不稳和步态障碍

Mónica M. Kurtis, Javier R. Pérez-Sánchez

脑深部电刺激的指征

帕金森病(PD),伴有震颤、肌张力障碍及运动症状和非运动症状波动。

病史及相关检查

患者女性,49岁,右利手,从事高要求的咨询工作,因6个月的渐进性跛行病史且右腿偶有颤抖就诊。患者曾看过风湿病科、创伤科和神经外科门诊,血常规、脑和腰椎磁共振成像(MRI)和下肢肌电图均没有显著有意义的结果。其间应用理疗和抗炎药物治疗无效。在查体中,患者表现出轻度表情缺乏、右侧肢体肌强直和运动迟缓,以及间歇性的右脚震颤和肌张力障碍(脚趾屈曲)等症状。步速快,步幅大,右腿轻度滞后,双侧手臂摆动减少(右侧更明显)。被诊断为帕金森病后,患者开始服用雷沙吉兰和罗匹尼罗(在治疗早期加入,逐渐增加到16 mg)。药物治疗后患者症状部分改善,但几个月后逐渐出现暴饮暴食和强迫性购物障碍。因此逐渐减少激动剂药物剂量,开始左旋多巴治疗。

患病18个月后,在服用药物总剂量为500 mg左旋多巴等效剂量(levodopa equivalents,LED)的情况下,患者出现剂末现象。又过了6个月,患者出现躯干和颅颈部双相异动症和非运动症状波动(抑郁/疲劳),并伴随刻板行为(punding),即患者每晚都要花数小时整理相册直至清晨。患者因恶心和呕吐等副作用而不能耐受金刚烷胺,同时因嗜睡副作用而不能使用阿扑吗啡。LRRK2和PARK2的基因检测为阴性。患者在52岁(得病第4年)时,由于副作用导致常规治疗的治疗窗口较小,她接受了双侧丘脑底核(STN)脑深部电刺激术(DBS),以更好地控制运动症状和非运动症状波动、异动症、冲动控制障碍

(ICD)、刻板行为和失眠等症状。

患者在其家乡的其他医疗中心接受手术，植入了可充电刺激系统（Versice，Boston Scientific），这套系统的每个电极上有 8 个触点（图 24.1）。围手术期患者症状控制良好，出院时患者未接受 PD 治疗（左旋多巴也停止了治疗），只在就寝时服用氯硝西泮和曲唑酮。1 周后，患者出现了构音障碍、口颊异动症和步态不稳等症状。因此患者在当地就诊，重新开始服药，并进行了程控调整后，言语和步态问题得到充分的控制。患者对手术结果非常满意，因为运动和非运动症状波动、冲动控制障碍和刻板行为均明显改善。她重新回到了需要高要求的工作岗位。

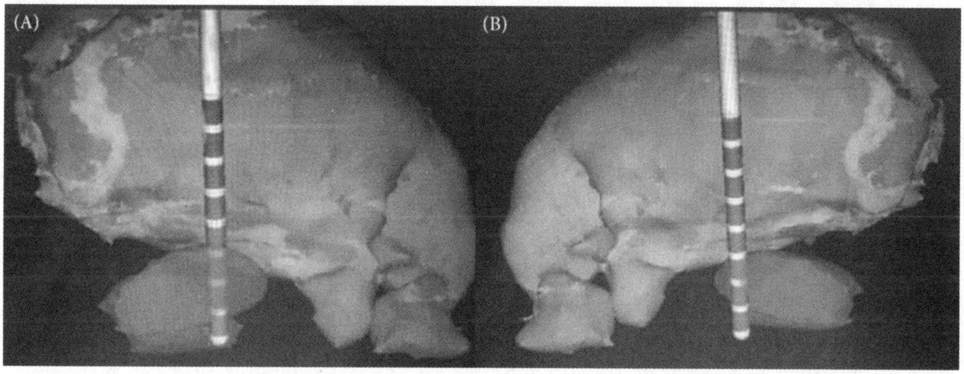

图 24.1　(A) 左 STN 电极(触点 1～8)；(B) 右 STN 电极(触点 9～16)。

复杂之处

2 年后，由于慌张步态和行走时前冲且几近跌倒，患者再次咨询了我们团队。患者重新开始服用 PD 药物并增加了药物剂量（750 mg LED：450 mg 左旋多巴/恩他卡朋＋ 300 mg 罗替戈汀），患者自觉症状改善。去年出现平衡和步态问题，并在 1～2 个月前加重，该症状的出现不可预测并且与服药时间没有关系。在初步评估中，我们验证了脉冲发生器电池、阻抗和 DBS 治疗参数变化的历史记录，确认阻抗处于正常范围内并且近期没有更改参数。这时患者采用了双侧双极高频刺激设置（左侧 DBS：4－8＋，电流 3.5 mA，脉宽 60 μs，频率 145 Hz；右侧 DBS：12－13＋，3.2 mA，60 μs，145 Hz）。我们排除了感染和全身疾病影响的可能。在左旋多巴试验失败后，我们又进行了多次改进尝试，但没有成功：①改变刺激电流（增加和减少），而不改变有效刺激触点；②增加药量（900

mg LED,500 mg 左旋多巴/恩他卡朋＋400 mg 罗替戈汀)；③逐渐转换为低频刺激(左侧 DBS:4－8＋,3.5 mA,60 μs,60 Hz;右侧 DBS:12－13＋,3.2 mA,60 μs,60 Hz)。

患者症状加重,她出现了进行性波动,伴有阵发加重的构音障碍、声音紧张、发音减弱、慌张步态伴前倾和跌倒。患者开始使用助行装置。经过 3 个月的渐进性步态不稳,患者最终被说服休假,并接受 DBS 重新程控和药物调整。

疑难分析和处置

在现有 DBS 程控参数的基础上(如前所述),患者在 4 种可能的临床条件下接受了测试:

(1)药物关/刺激关(停药 15 h/ DBS 关闭):临床检查表现为中度发音减弱,无构音障碍,轻度表情缺乏,中度颈部僵硬和轻度肢体僵硬,右臂严重运动迟缓,右腿和左臂中度运动迟缓,以及左腿轻度运动迟缓。患者右臂为肌张力障碍姿势且脚趾弯曲,右脚伴随着小幅度的震颤状急促动作。患者可以在没有帮助的情况下从椅子上站起来,姿势正常,后拉试验摔倒在检查者的身上。行走缓慢,步态基底狭窄,步幅中等,手臂无摆动,转弯时需分解动作完成但没有冻结。统一帕金森病评分量表(UPDRS)运动评分 ＝ 39,Hoehn 和 Yahr 分级 ＝ 3。

(2)药物关/刺激开(停用药物/ DBS 打开):语言功能、运动迟缓和僵硬明显改善。后拉试验患者后退 2 步后站稳。行走时步幅大,良好的脚跟着地动作以及右臂摆动减少。UPDRS 运动评分 ＝ 14; Hoehn 和 Yahr 分级＝ 2。

(3)药物开/刺激开(服用药物/DBS 打开):言语正常,运动迟缓和僵硬同前(轻度),但步态明显不稳,表现为步态基底狭窄,膝盖弯曲,躯干拉伸,无手臂摆动,慌张步态,短促跳跃的快速步伐且脚趾着地并逐渐前冲。患者无法自己停下来,需要撞到墙壁或其他大物体来阻止向前的惯性。患者在后拉试验中摔倒在检查者的身上。没有观察到明显的异动症或舞蹈样动作,但步态让人联想到帕金森病慌张步态和舞蹈病患者的运动过度步态(跳跃和脚趾着地)。UPDRS 运动评分 ＝ 16,Hoehn 和 Yahr 分级＝ 3。

(4)药物开/刺激开关(服用药物/ DBS 关闭):右上肢和右下肢运动迟缓和肌张力障碍重新出现,但步态明显改善,显示出正常的步伐,脚跟着地且没有慌张步态。UPDRS 运动评分 ＝ 24,Hoehn 和 Yahr 分级 ＝ 2。

药物关/刺激开状态(UPDRS ＝ 14,无失能症状)的临床检查结果令人满意，但停药 36 h 后症状加重，再次出现严重的肢体运动迟缓和肌张力障碍症状。因此，我们进行了新的程控。

所有触点均进行单极检查，设置脉宽 60μs、频率 119 Hz(表 24.1)。因为言语障碍副作用，双侧电极均显示出狭窄的治疗窗。在左侧电极上，触点 3 效果最好(以左脚震颤症状为指导)，但治疗窗低(> 1.5 mA 电流会引起构音障碍)。在右侧，触点 10 和 11 结果较好，电流大于 2.5 mA 会导致构音障碍。

表 24.1 单极检查每个触点

左 DBS STN 开/右 DBS STN 关		
触点	电流	效果
1 (−) C (+)	0.5mA	无改善
	1.0 mA	运动迟缓加重
	1.5 mA	运动迟缓和构音障碍加重
2 (−) C (+)	0.5 mA	轻度运动改善，右脚静止性震颤
	1.0 mA	中度运动改善，右脚轻度静止性震颤
	1.5 mA	中度运动改善，静止性震颤消失，轻度构音障碍
	2.0 mA	中度运动改善，静止性震颤消失，构音障碍加重
3 (−) C (+)	0.5 mA	轻度运动改善，右下肢静止性震颤
	1.0 mA	中度运动功能改善，无静止性震颤，无语言障碍，大步幅
	1.5 mA	显著的运动改善，无静止性震颤，轻度构音障碍
	2.0mA	显著的运动改善，无静止性震颤，构音障碍
4 (−) C (+)	0.5 mA	无改善，语言障碍
	1.0 mA	无改善，语言障碍加重，右脚静止性震颤
	1.5 mA	构音障碍加重，轻度震颤改善
右 DBS STN 开/左 DBS STN 关		
触点	电流	效果
9 (−) C (+)	0.5mA	无变化
	1.0 mA	无变化
	1.5 mA	运动迟缓和构音障碍加重
10 (−) C (+)	0.5 mA	运动迟缓和构音障碍改善
	1.0mA	运动迟缓和言语功能改善
	1.5 mA	运动迟缓，语言功能和步态改善
	2.0 mA	运动迟缓，语言功能和步态改善
	2.5 mA	构音障碍

续表

<table>
<tr><th colspan="3">右 DBS STN 开/左 DBS STN 关</th></tr>
<tr><th>触点</th><th>电流</th><th>效果</th></tr>
<tr><td rowspan="5">11 (−) C (+)</td><td>0.5 mA</td><td>运动迟缓和低音改善</td></tr>
<tr><td>1.0 mA</td><td>显著的运动改善,包括左脚,语言功能良好</td></tr>
<tr><td>1.5 mA</td><td>显著改善,语言功能良好</td></tr>
<tr><td>2.0 mA</td><td>显著改善,语言功能良好</td></tr>
<tr><td>2.5 mA</td><td>语言功能恶化,构音障碍</td></tr>
<tr><td rowspan="4">12 (−) C (+)</td><td>0.5 mA</td><td>无变化</td></tr>
<tr><td>1.0 mA</td><td>运动迟缓改善,包括左脚,语言能力良好</td></tr>
<tr><td>1.5 mA</td><td>构音障碍</td></tr>
<tr><td>2.0 mA</td><td>构音障碍</td></tr>
<tr><td rowspan="3">13 (−) C (+)</td><td>0.5 mA</td><td>无变化</td></tr>
<tr><td>1.0 mA</td><td>无变化</td></tr>
<tr><td>1.5 mA</td><td>构音障碍</td></tr>
</table>

注:DBS:脑深部电刺激;STN:丘脑底核。

术后进行 MRI 检查电极导线位置是否准确,结果显示左侧电极植入相对外侧的轨迹,触点 2 和 3 位于 STN 的背外侧区域,而右侧电极轨迹偏内侧和后部,触点 10 和 11 稍微接触 STN 的背外侧区域(图 24.1)。

利用 MRI 成像指导和单极检查结果,将 DBS 程控参数设置为触点 3 和 11 作为正极,首先使用单极配置(左侧 DBS:3−C+,1 mA,60 μs,119 Hz;右侧 DBS:11−C+,1 mA,60 μs,119 Hz),虽然能立即改善运动功能,但在服用 1 片卡比多巴/左旋多巴(25 mg/100 mg)后,患者出现了难以忍受的颅颈部异动症。因此将双侧刺激切换为双极配置(左侧 DBS:3−4+,1 mA,60 μs,119 Hz;右侧 DBS 11−12+,1 mA,60 μs,119 Hz)。

药物治疗剂量降至卡比多巴/左旋多巴(25 mg/100 mg)交替 1 片和 1/2 片,4 h/次(每天 5 次),罗替戈汀不变(LED 从 900 mg 至 800 mg)。经过上述调整后,姿势不稳和步态异常症状得以缓解,但该患者仍抱怨全身运动缓慢,特别是清晨及傍晚症状明显(接近下一剂药物服用前)。由于左侧电极的位置更好,因此仅将左侧刺激调整为单极(触点 3),以更好地控制她的帕金森病症状严重侧,而右侧刺激则保持在双极配置(左侧 DBS:3−C+,1 mA, 60 μs,119 Hz;右侧 DBS:11−12+ 1 mA,60 μs,119 Hz)。出院时,患者理解了我们可能是为了避免严重异动症、姿势不稳和步态异常而进行了低刺激和低剂量药物治疗。我们计划在接下来的几周内增加刺激参数和药物治疗。

结　　果

随访时，患者仍抱怨动作缓慢，尤其是右肢。最初我们增加了双侧刺激强度，左侧 STN 增加 0.5 mA，右侧 STN 增加 0.2 mA，而无电极配置改变（左侧 DBS：3－C＋，1.5 mA，60 μs，119 Hz；右侧 DBS：11－12＋，1.2 mA，60 μs，119 Hz）。在接下来的几周内，增加左旋多巴（LED 增加了 100 mg，总计 900 mg）。随着这些改变，患者上半身的活动能力明显好转，且没有出现麻烦的异动症，行走时步幅增大、脚跟着地且没有向前跌倒。在接下来的 6 个月中，她从刺激（＋0.2 mA）和药物治疗（＋100 mg，1 000 mg LED）的进一步小幅增加中获益，以控制步态和向前跌倒等问题。目前，她不再需要助行装置并继续从事工作。

讨　　论

由于一般的步态障碍处理方法[1]，包括 DBS 术后可能改善步态的低频刺激[2]，对该患者都不成功，因此我们让患者入院并重新进行了 DBS 程控。根据临床病史，患者慌张步态伴前冲的症状波动且无规律；因此，我们的主要目标是明确步态障碍特征，并评估 DBS 和药物的影响。

我们假设 DBS 可能加剧了姿势的不稳定性，并导致步态障碍及跌倒发生等结果，因为这已有报道[3]。DBS 刺激似乎会导致患者重心前移，从而行走时脚趾先着地[4]。另一种可能的解释是帕金森病的自然进展，7 年的病程也会导致难治性中轴症状出现[5,6]。最近一项关于 DBS 对帕金森病患者平衡和步态长期影响的 Meta 回归研究得出结论，DBS 最初可改善中轴症状和步态障碍姿势不稳（PIGD）；然而 PIGD 的获益在 2 年后就不存在了，与苍白球内侧部 DBS 患者相比，STN DBS 的患者更是如此[7]。PIGD 症状的最初获益可能是由于肢体僵硬和运动迟缓改善，进而产生姿势和步幅长度的收益。

对于该患者，药物关/刺激关状态下以及随后打开 DBS 的神经系统检查结果清楚地表明，刺激改善了发音减弱、肢体僵硬、运动迟缓和步态等，使 UPDRS 运动评分降低了 25 分。实际上，UPDRS Part Ⅲ评分在停药（12 h）和打开刺激状态下最好，但效果不能长期保持，因此需要重新服用左旋多巴。无论是在开状态还是关状态下，冻结步态都不是真正的问题[8]。我们注意到姿势不稳出现在药物开/刺激开和药物关/刺激关条件下，但不出现在药物关/刺激开或药物开/刺激关状态下。这些发现表明,单独刺激不是引起姿势不稳的原因,而STN DBS和多巴胺能药物治疗的组合导致了姿势不稳和跌倒症状出现。

该现象尚未见到广泛描述。大量研究已经关注了STN对姿势和步态的影响,但相关研究结果相互矛盾[4,9-10]。一项基于姿势描记法的经典研究发现,在药物开/刺激开状态下的协同作用导致安静站立时姿势摆动[11]。其他研究描述了左旋多巴和STN对步态速度的协同作用[12-13]。从现象上讲,患者的步态是运动过度的,其状态让人联想到肌张力障碍,因为步态较其他活动(如爬楼梯等)受到的损害要大得多。因此,我们推测,加剧的姿势摇摆和速度,合并下肢肌张力障碍成分,可能解释了患者在药物开/刺激开状态下的问题。

经过初始程序检查、触点筛查和影像学结果回顾,并且在分析了DBS和左旋多巴的影响后,STN区背侧的触点被选为正极,以更好地控制异动症[1]并增加步幅[14]。患者先前的程控使用的触点实际上是在STN之外。经过调整及患者耐受后,我们在左侧电极中设置了较低的恒流单极刺激(1.5 mA)以控制帕金森病症状严重侧,而在偏后内的右侧电极中使用了较低的双极刺激(1.2 mA)以最大限度地减小刺激扩散。这些新的刺激参数以及较小的药物变化(停用COMT,增加左旋多巴并减少激动剂)成功地解决了该患者的步态和平衡问题。步态和平衡调控网络的病理生理学仍需要进一步研究去阐明,以增进我们对DBS机制以及刺激时间和疾病进展相关变化的了解。

知识精要

姿势不稳和步态障碍对多巴胺能药物和STN刺激治疗的不敏感在PD患者中已得到充分证实。但是在少数情况下,对患者的中轴问题进行仔细分析可能会为改善治疗方法打开方便之门。

如果已接受DBS治疗的PD患者发展为难治性姿势不稳和步态障碍,则应考虑住院或进行全面仔细的门诊检查来完成DBS程控和药物调整。

正如该患者,在标准药物治疗基础上加上STN的DBS可能会导致PD患者的姿势不稳和步态症状加重。其中电极的位置和刺激参数可能是部分原因。必须确定这一原因,因为它可以通过适当的刺激和药物调整来改善。

DBS的调整应考虑电极的位置和症状较严重的一侧。

疾病进展、刺激设置和药物调整都会影响步态和平衡问题。

【参考文献】

[1] Picillo M,Lozano A M,Kou N,et al. Programming deep brain stimulation for Parkinson's disease: the Toronto Western Hospital Algorithms[J]. Brain Stimul,2016,9:425 - 437.

[2] Moreau C,Defebvre L,Devos D,et al. STN versus PPN-DBS for alleviating freezing of gait: toward a frequency modulation approach[J]. Mov Disord,2009,24:2164 - 2166.

[3] Follett K A,Weaver F M,Stern M,et al. Pallidal versus subthalamic deep-brain stimulation for Parkinson's disease[J]. N Engl J Med,2010,362:2077 - 2091.

[4] Collomb-Clerc A,Welter M L. Effects of deep brain stimulation on balance and gait in patients with Parkinson's disease: a systematic neurophysiological review[J]. Neurophysiol Clin Neurophysiol,2015,45:371 - 388.

[5] Fasano A, Romito L M, Daniele A, et al. Motor and cognitive outcome in patients with Parkinson's disease 8 years after subthalamic implants[J]. Brain,2010,133:2664 - 2676.

[6] Merola A,Zibetti M,Angrisano S,et al. Parkinson's disease progression at 30 years: a study of subthalamic deep brain - stimulated patients[J]. Brain,2011,134:2074 - 2084.

[7] St George R J, Nutt J G, Burchiel K J, et al. A meta-regression of the long-term effects of deep brain stimulation on balance and gait in PD[J]. Neurology,2010,75:1292 - 1299.

[8] Espay A J,Fasano A,van Nuenen B F L,et al. "On" state freezing of gait in Parkinson disease: a paradoxical levodopa-induced complication[J]. Neurology,2012,78:454 - 457.

[9] Bakker M,Esselink R A,Munneke M,et al. Effects of stereotactic neurosurgery on postural instability and gait in Parkinson's disease[J]. Mov Disord,2004,19:1092 - 1099.

[10] Fasano A,Aquino C C,Krauss J K,et al. Axial disability and deep brain stimulation in patients with Parkinson disease[J]. Nat Rev Neurol,2015,11:98 - 110.

[11] Maurer C,Mergner T,Xie J,et al. Effect of chronic bilateral subthalamic nucleus (STN) stimulation on postural control in Parkinson's disease[J]. Brain,2003,126:1146 - 1163.

[12] Faist M,Xie J,Kurz D,et al. Effect of bilateral subthalamic nucleus stimulation on gait in Parkinson's disease[J]. Brain,2001,124:1590 - 1600.

[13] Ferrarin M,Rizzone M,Bergamasco B,et al. Effects of bilateral subthalamic stimulation on gait kinematics and kinetics in Parkinson's disease[J]. Exp Brain Res,2005,160:517 - 527.

[14] McNeely M E,Hershey T,Campbell M C,et al. Effects of deep brain stimulation of dorsal versus ventral subthalamic nucleus regions on gait and balance in Parkinson's disease[J]. J Neurol Neurosurg Psychiatry,2011,82:1250 - 1255.

(付　朋)

第 25 章　脑深部电刺激导线裸露的非手术治疗

Ethan G. Brown, Monica Volz, Susan Heath,
Nicholas B. Galifianakis, Jill L. Ostrem

脑深部电刺激的指征

帕金森病(PD)并发运动波动、冻结步态和异动症。

病史及相关检查

患者男性,55 岁。帕金森病史 8 年,接受双侧丘脑底核(STN)脑深部电刺激(DBS)植入手术以改善运动波动和异动症。他的植入手术和最初的术后管理是在另一家医院进行的。他接受了双侧 STN 电极植入,并在术中采用了微电极记录(MER),几周后双侧放置了脉冲发生器(IPG)。刺激器打开时患者出现复视,并对右侧 STN 的刺激强度敏感。患者医院调整 DBS 参数,并进行了 MRI 检查以确定电极导线位置。他的复视被认为与右侧电极位置偏内偏深有关,刺激扩散到动眼神经纤维所致。于是他重新进行了手术,原来的电极导线被取出,然后在原导线外侧附近植入了一根新电极导线,术中同样使用了 MER。

并发症

尽管进行了再次手术,刺激还是产生了副作用,包括异动症、姿势不稳和轻度复视,后者可能是由于动眼神经持续受刺激所致。最初的几年,患者无法找到一个治疗性的程控设定,因此通常关闭刺激器。随时间推移,他的帕金森病症状难以通过单独的药物治疗控制,特别是出现了严重的冲动控制障碍行为和异动症。

在此之前，他的术后管理及检查一直是在原手术医院进行。后来他转诊到我们中心治疗，我们对他的 DBS 系统进行了重新评估和程控。我们查阅了他的 MRI 影像，发现其电极导线确实稍偏内侧，这可能是他动眼神经副反应的原因。右侧电极为双极刺激(7＋6－)，左侧为单极刺激(C＋3－)。我们给他设置了一种新的三极刺激，左侧触点(3＋2－1＋)、3 V、80 μs、100 Hz；右侧触点(7＋6－4＋)、3.7 V、80 μs、100 Hz。这样设置是为了使刺激更多地集中在治疗触点上，避免扩散到周围结构。新设置的刺激消除了患者的复视症状，并大大改善了 PD 症状。患者自诉药物导致的异动、冻结步态及僵硬得到改善(60％～70％)，查体可见他的运动迟缓和步态得到好转，他可以逐渐减少 PD 药物用量。

不幸的是，后来他出现了右侧 DBS 导线所致的头皮刺激症状。几个月的时间，导线侵蚀头皮暴露出来(图 25.1)。这时 DBS 系统依然阻抗正常电路完整，导线周围区域无明显感染，但是导线暴露确实有较高的感染风险。

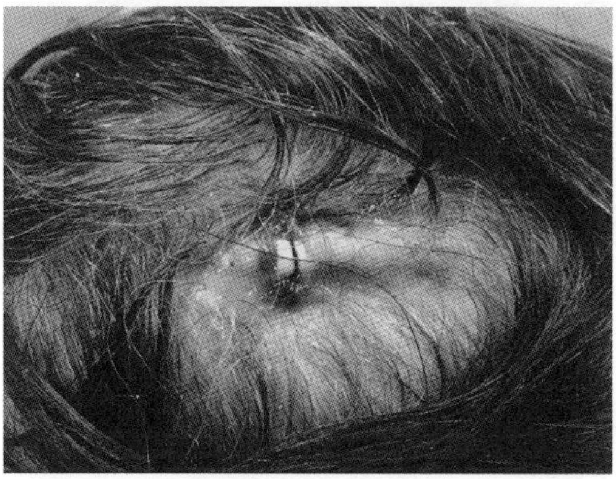

图 25.1 DBS 导线侵蚀透过皮肤，无明显感染征象

疑难分析和处置

这种情况下，一般建议的处理方案是去除整个装置，包括神经刺激器和导线，以防感染的发生。然而，考虑到他之前复杂的手术过程，对 PD 药物的难以耐受，并且经过重新程控后明显获益于 DBS，我们考虑了其他治疗方案。

为减少感染风险，我们在破损部位进行头皮皮瓣重建手术，皮瓣从颈部较低部位移植。移植的皮瓣成功覆盖了导线，然而几个月之后，导线再次侵蚀皮肤(这次较之前的位置更靠前),病变进展缓慢,没有渗出、发红和疼痛等任何症状。我们决定保留 DBS 系统,并定期监测伤口区域有无感染迹象,告知患者在伤口位置每日局部预防性应用抗生素。

结 果

在持续了 3 年的随访中,患者无感染迹象。然而在最近的一次随访中,他的伤口处确实有了硬件感染的证据,在导线周围有脓性物质,但没有全身及颅内感染的迹象(图 25.2)。因此患者再次手术去除了导线及所有植入物,并且静脉应用抗生素。

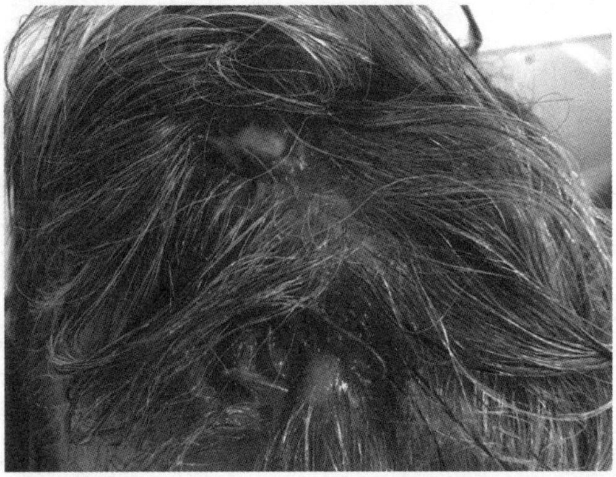

图 25.2 暴露在外的导线出现了浅表感染,考虑到感染证据,导线被急诊取出

讨 论

此病例提供了几个教学要点,首先,DBS 治疗只有在电极准确植入目标核团的情况下才能起效。如果电极错位,即使再细致的程控策略也无效,只得重新植入电极。此病例中,刺激引起复视,可能是由于电极位置太靠近中间,而对动眼神经产生了不必要的刺激。在重新手术后,刺激能为患者带来好处而无副作用,尽管这需要专业的程控使刺激集中在一个很小的区域。

本病例的另一个教学点是导线长期侵蚀的处理策略。随着长期植入物患者数量的增加,这可能是一种更常见的临床状况。作为 DBS 手术的长期并发症,DBS 硬件上皮肤迟发侵蚀越来越为人们所认识,其发生率在一系列回顾性研究中从 1%～10%不等[1]。虽然侵蚀是感染的高危因素[2],但一项 Meta 分析结果显示平均1.3%的患者发生侵蚀而无感染[3]。皮肤侵蚀通常发生在电极和延伸线接头处，特别是接头位置较低位于乳突周围时，但也可能发生在额部DBS盖帽上方。手术技术可以改变后续头皮侵蚀的风险。研究报道[4]，在同一家医院中，一组在术中对DBS盖帽和接头进行钻孔装埋处理的患者没有发生侵蚀损害，而另一组没有应用该技术的患者侵蚀发生率为2.9%。

如果头皮侵蚀已经发生，后续发生感染风险增高，往往需要手术处理。但目前的治疗方案并不存在共识，需要针对每个患者的临床表现制定方案。大多数硬件侵蚀损害的病例，特别是局部有明确的炎症或感染迹象时，必须立即开始应用抗生素治疗并去除设备装置，以免感染扩散至颅内。完成抗生素治疗疗程且伤口愈合后可考虑重新植入电极。在某些情况下，去除体内的脉冲发生器和扩展导线就足以防止感染恶化[5]。

对于部分病例，特别是皮损进展缓慢，没有感染证据，可以尝试其他手术治疗措施减轻侵蚀损害。重建皮瓣可以在皮肤破损区域移植一块皮肤，这可由整形外科医生完成[6]。由于损伤部位头皮血管相对稀少，这种手术有较高的再次侵蚀损害风险。切断电极导线，将颅外部分和颅内部分分开，可以防止感染扩散到颅内，而不需要完全去除导线。

在极少数情况下，医生和护理人员可以密切监测小的、未感染的皮损，观察等待也可能是一种选择。暴露在外的导线有很高的发生感染的风险，可迅速扩散到颅内，导致严重疾病或死亡。这些风险必须与患者讨论，权衡感染风险与去除硬件停止刺激后的不适。此病例中，在皮瓣重建失败后，我们与患者讨论了该风险，然后继续密切监测和局部应用抗生素。最终患者出现了浅表感染必须去除导线，尽管之前在密切监测下有3年的稳定期。

知识精要

准确地将电极植入目标靶点是影响DBS疗效的重要因素之一，当电极位置不佳时，精心的程控也不足以排除再次手术的可能。

迟发性皮肤侵蚀是DBS手术公认的长期并发症，经常发生在接头位置附近，也可发生在其他区域，如DBS导线帽锁。皮肤破损是严重感染的高危因素之一，可迅速扩散到颅内，往往需要紧急应用抗生素并去除DBS装置。

在某些硬件侵蚀不显著而无感染迹象的情况下，可以尝试应用皮肤移植来覆盖裸露的导线，这通常由整形医师来完成。

对于少数导线侵蚀低风险病变，长期应用局部抗生素治疗可能会推迟 DBS 系统去除的时间，如果这种方法预防感染失败，则需去除硬件。大多数情况下，最好去除 DBS 系统，因为反复的感染可能扩散至颅内或其他区域。经常随访和患者教育是必需的，因为一旦发生感染可能需要立即干预。

【参考文献】

[1] Doshi P K. Long-term surgical and hardware-related complications of deep brain stimulation [J]. Stereotactic and Functional Neurosurgery, 2011, 89:89 - 95.

[2] Tolleson C, Stroh J, Ehrenfeld J, et al. The factors involved in deep brain stimulation infection: a large case series[J]. Stereotactic and Functional Neurosurgery, 2014, 92:227 - 233.

[3] Hamani C, Lozano A M. Hardware-related complications of deep brain stimulation: a review of the published literature[J]. Stereotactic and Functional Neurosurgery, 2006, 8:248 - 251.

[4] Hilliard J D, Bona A, Vaziri S, et al. Delayed scalp erosion after deep brain stimulation surgery: incidence, treatment, outcomes, and prevention[J]. Neurosurgery 2017, 63:156 - 156.

[5] Fily F, Haegelen C, Tattevin P, et al. Deep brain stimulation hardware related infections: a report of 12 cases and review of the literature[J]. Clinical Infectious Diseases, 2011, 52:1020 - 1023.

[6] Lanotte M, Verna G, Panciani P P, et al. Management of skin erosion following deep brain stimulation[J]. Neurosurgical Review, 2009, 32:111 - 114.

[7] Gómez R, Hontanilla B. The reconstructive management of hardware related scalp erosion in deep brain stimulation for Parkinson disease[J]. Annals of Plastic Surgery, 2014, 73:291 - 294.

（于国渊）

第 26 章　类固醇激素反应性水肿对脑深部电刺激的干扰

Pravin Khemani, Shilpa Chitnis

脑深部电刺激的指征

帕金森病(Parkinson disease, PD)，症状表现为静止性震颤、运动波动和异动症。

病史及相关检查

患者女性，72 岁。中晚期帕金森病，接受了双侧丘脑底核(subthalamic nuclei, STN)脑深部电刺激(deep brain stimulation, DBS)植入手术，以缓解其严重的静止性震颤、运动波动和药物引起的异动症。术前评估可见步态和平衡受损严重，主要是因为药物反应性冻结步态。患者还有下肢和背部的肌肉骨骼问题。在了解 DBS 手术治疗后步态和平衡改善的可能性较低后，患者术前有合理的期望。患者手术由经验丰富的功能神经外科团队一次完成，团队中有电生理师，术中进行了微电极记录。

并发症

患者术后发生右额叶硬膜下小血肿，继而癫痫发作，用药物抗癫痫治疗并得到控制后出院。患者出院后除了间歇性的步态和平衡障碍外无异常。

电极植入 5 周后患者开机，在药物关状态下(停药 12 h)进行了各触点筛查和单极刺激程控。患者不能行走只能依靠轮椅。各个触点单极刺激时的治疗窗口都很大且没有副作用，但右侧肢体的震颤和运动迟缓改善轻微；左侧 STN

触点 0 处给予刺激时，患者僵硬消失。右侧 STN 电极的任何触点给予低电压刺激时，都可观察到左腿的疼痛性肌张力障碍样异动症与感觉异常。虽然触点 8 治疗窗最大且无副作用，但触点 9 的刺激治疗效果最好，可改善患者的震颤、运动迟缓和僵硬，因此选择该触点。她在接受单极刺激测试后筋疲力尽，因此没有进行双极刺激尝试。程控后单纯电刺激下，她很难独立行走，但增加帕金森病药物后，可以借助步行器行走。患者从刺激中获益并不够理想，尽管在停药状态下右侧 STN 刺激时出现异动症，这被认为是好的结果。

疑难分析和处置

因为左侧 STN 刺激效果差，患者做了术后的头颅磁共振来确定 DBS 电极位置，排查颅内有无影响刺激效果的病变。从磁共振上看出，电极的触点位于 STN 区域，但在 T2 序列显示左侧 STN 电极周围高信号影（图 26.1），术前大脑影像未见此异常。我们首先怀疑颅内感染，并安排患者入院治疗。关闭左侧 STN 电极刺激。虽然患者无明显颅内感染迹象，但其步态和平衡仍然受损。脑脊液检查正常，CT 增强扫描未见异常增强信号，因此未进行抗生素治疗。我们推测患者诊断是无菌性炎症和水肿，因此先予以静脉输注甲强龙，然后短期口服泼尼松治疗，同时开始康复治疗。患者的步态和平衡逐渐改善后出院，嘱患者口服类固醇片剂并正常服用帕金森病治疗药物。出院时仅按照原参数打开了右侧 STN 刺激，因为患者左侧肢体运动症状改善良好。

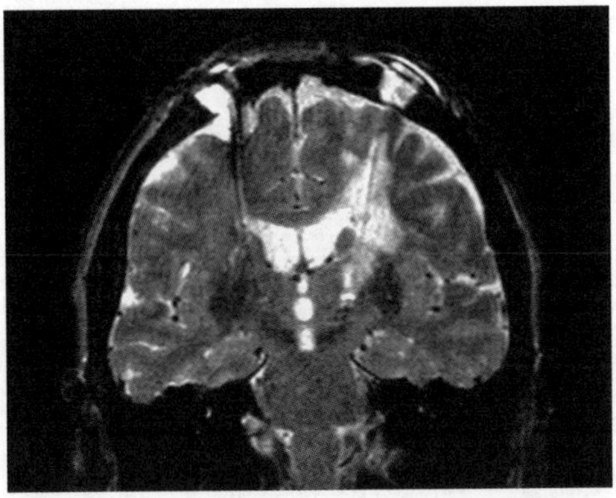

图 26.1 脑深部电刺激 4 周后头颅磁共振图像

结 果

类固醇治疗后，脑部磁共振显示左侧 STN 电极周围的异常 T2 信号影明显缩小(图 26.2)。患者完成口服类固醇药物疗程后，我们逐一对左侧 STN 电极触点进行筛查，发现 3 触点以外的 3 个触点治疗窗较宽且无副作用(3 触点靠近内囊纤维)。刺激 0 触点时震颤和运动迟缓的改善最明显(表 26.1)。患者仍然需要步行器辅助行走，但她的运动波动明显改善。

表 26.1 脑深部电刺激参数

单极检查后的初始参数				
	电极触点	电压	波幅	频率
左侧 STN	C+0−	2.3 V	60 μs	130 Hz
右侧 STN	C+9−	2.3 V	60 μs	130 Hz
治疗后最终参数				
	电极触点	电压	波幅	频率
左侧 STN	3+1−	3.7 V	60 μs	140 Hz
右侧 STN	C+9−	3.5 V	60 μs	140 Hz

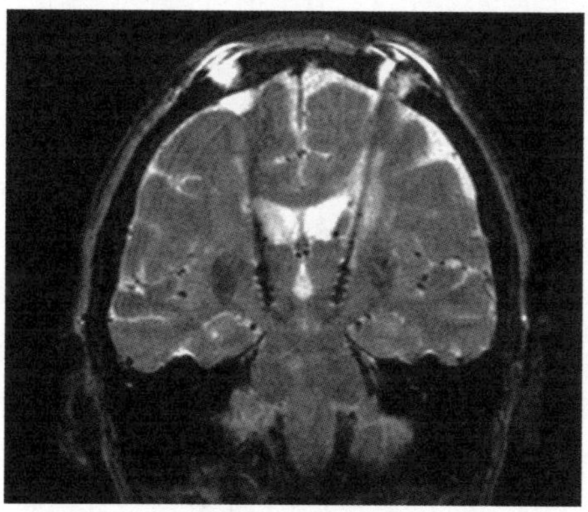

图 26.2 类固醇治疗后的脑部 MRI 扫描

讨 论

该病例显示了 DBS 术后发生无菌性类固醇激素反应性脑水肿(sterile

steroid-responsive brain edema，SRE)的现象。SRE 是 DBS 术后并发症，相关报道较少，对其了解极少。它在术后 MR 上表现为单侧或双侧电极周围的异常 T2 信号影。SRE 可无临床症状，或者引起步态和平衡障碍，导致程控效果不理想。目前尚未了解 SRE 的自然进程，但在本病例中，我们认为类固醇激素治疗改善了患者的行走功能，使病程更好地变化并使程控更容易。即使未给予激素治疗 SRE 也可能恢复，因此需要谨慎考虑该治疗方案的风险和收益。

知识精要

DBS 程控效果不佳时，包括治疗窗较窄、逐个单极刺激后运动症状改善不及预期，或无法解释的术后运动能力急剧恶化，应尽快行头颅 MRI 检查，来确认电极位置，排查颅内病变，如水肿、血肿、中风、囊肿等。

SRE 是 DBS 手术的潜在并发症，可导致程控更加复杂。认识到这一点，对于术后及时行影像检查、诊断和治疗具有重要意义。

短程的激素治疗可以治疗 SRE，从而改善运动症状和程控效果，避免不必要的电极位置调整手术。一些 SRE 病例未用激素治疗也可自愈，医师在使用激素治疗前应排除感染的可能。

【参考文献】

[1] Baizabal Carvallo J F，Mostile G，Almaguer M，et al. Deep brain stimulation hardware complications in patients with movement disorders: risk factors and clinical correlations[J]. Stereotactic and functional neurosurgery，2012，90：300－306.

[2] Deogaonkar M，Nazzaro J M，Machado A，et al. Transient，symptomatic，post-operative，non-infectious hypo density around the deep brain stimulation(DBS) electrode[J]. Journal of clinical neuroscience: official journal of the Neurosurgical Society of Australasia，2011，18：910－915.

[3] Englot D J，Glastonbury C M，Larson P S. Abnormal T2-weighted MRI signal surrounding leads in a subset of deep brain stimulation patients[J]. Stereotactic and functional neurosurgery，2011，89：311-317.

[4] Ryu S I，Romanelli P，Heit G. Asymptomatic transient MRI signal changes after unilateral deep brain stimulation electrode implantation for movement disorder[J]. Stereotactic and functional neurosurgery，2004，82：65－69.

（郑朝辉）

第 27 章　脑深部电刺激术中颅内出血的“微毁损效应”

Jacqueline Meystedt, Mallory Hacker, David Charles

脑深部电刺激的指征

帕金森病(Parkinson disease, PD),症状表现为静止性震颤、运动迟缓和肌强直。

病史及相关检查

一位 55 岁的男性帕金森病患者,病史 5 年,症状逐渐加重且药物治疗效果不佳。查体发现双上肢轻至中度静止性震颤,左下肢中度肌强直,轻度运动迟缓但影响日常生活及活动。患者接受了左旋多巴治疗,但会引起严重的运动波动和异动症,服用左旋多巴后良好效果的平均持续时间下降到只有 60～90 min。术前检查未发现脑深部电刺激(DBS)的禁忌证,患者选择接受 DBS 治疗。患者在范德比尔特大学医学中心按标准手术方案进行了双侧丘脑底核 DBS 手术[2]。我们中心的植入手术分 3 个阶段进行,每个阶段间隔约 1 周。第一阶段为靶点定位和颅骨植入标记物;第二阶段是在微电极记录(MER)和临床反应下的 DBS 电极植入;第三阶段是脉冲发生器(IPG)植入。

并发症

植入左侧 STN 电极时患者耐受良好,术中可见震颤、运动迟缓和肌强直明显减轻。在右脑 STN 进行微电极记录时,患者出现持续性的定向障碍、意识模糊和视幻觉，于是手术中止，没有植入右侧电极。

术后 CT 检查显示左侧 STN 电极导线远端有一个直径约 0.60cm 的很小的颅内出血灶(intracranial hemorrhage，ICH)(图 27.1)。密切观察患者，术中出现的精神状态变化问题在第 2 d 消失，再次进行 CT 扫描显示脑血肿无变化，且患者精神状态正常后出院。术后第 7 d 的随访评估未发现与左侧 STN 血肿相关的不良反应或神经功能障碍，CT 扫描显示脑出血已经吸收。然而患者称，即使在刺激器关闭状态下，右侧的震颤和肌强直都有明显改善。这种效果一直持续到术后 12 个月，患者在随访时诉说右侧肢体重新出现震颤和肌强直。

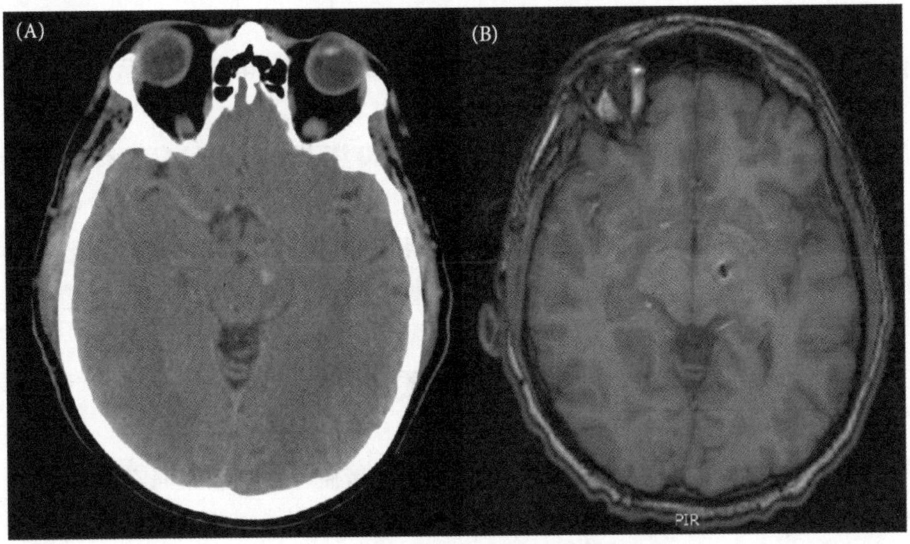

图 27.1 颅内出血后的 CT 扫描(A)和磁共振成像(B)

疑难分析和处置

右侧 STN 电极植入的二期手术推迟到上次手术后 1 个月，以便患者从第一次电极植入手术中完全恢复。放置右侧 STN 电极导线时无并发症，术后大脑影像检查正常。1 周后进行 IPG 植入(三期)，同样无并发症发生。在这之后 4 周患者开机及导线检查。患者称右侧震颤明显减轻，尽管左侧 STN 装置仍处于关闭状态。检查右侧电极的疗效和副作用，确定最远端触点最佳。右侧电极的初始刺激参数为：C+0−、脉宽 60 μs、频率 130 Hz、强度 0.8 V。左侧电极的最佳触点无法确定，刺激器也未打开。

结 果

患者在术后 4 个月、6 个月和 10 个月复诊，他没有出现任何脑出血的后遗症。在每次随访中，右脑刺激器都进行了程控优化，而由于患者右侧肢体症状一直很轻，左侧刺激器仍保持关闭。病人术后 12 个月时第一次注意到右侧肢体再次出现轻微震颤。随即对左侧 STN 电极进行了测试并确定了最佳触点。初始参数设置为 C＋3－、脉宽 60 μs、频率 130 Hz、强度 1.8 V，刺激反应良好且症状缓解。

讨 论

本病例展示了一名帕金森病患者在 DBS 电极植入术中，左侧 STN 部位发生了围手术期的局灶型脑出血。值得注意的是，脑出血并没有造成明显的术后不良反应，反而使患者右侧帕金森病震颤和肌强直症状明显减轻近 1 年。

有关帕金森病患者在 DBS 电极植入围手术期出现脑出血后症状改善的报道很少。Beric 等报告了 2 例术中局部脑出血，随后帕金森病症状有所改善的 PD 患者[1]。第一位病人的出血(直径约 1 cm)发生在 STN，经随访帕金森病症状持续改善 26 个月，但该患者在手术后出现了构音障碍。第二例患者的脑出血发生在额叶且体积较大(3 cm×4 cm)，在 24 个月的随访观察中，患者帕金森病症状较术前有所改善，但也伴随有意识混乱和可能的癫痫发作[2]。只有另外一例报告脑出血后帕金森病症状改善，且无任何长期不良反应。Oh 等人进行的一项关于 DBS 手术潜在并发症的回顾性研究，报告了 1 例患者在丘脑区域发生了少量出血，之后在没有植入脉冲发生器的情况下震颤症状持续消失长达 66 个月[3]，且没有不良后果。

这些案例以及我们的病例提示了帕金森病 DBS 手术可能出现的罕见现象。尽管患者症状改善的确切机制尚不清楚，但脑出血的大小和位置可能是影响最终结果的重要因素，出血可能起到了类似于毁损手术的作用。

知识精要

虽然脑出血会导致不良反应，但它在一定情况下可能不会对患者造成不良后果。该不良事件可能为患者的一个或某些症状带来不同程度的改善。

脑出血所带来的临床症状的改善，无论其改善的大小，都可能只是暂时的。将来患者可能还需要通过电刺激对复发症状进行治疗。在我们的病例中，症状缓解只有 12 个月。

DBS 电极植入术后进行大脑影像学检查是必要的。对患者重新评估才能决定何时以及是否开始电刺激。

我们的病例出血量很小，没有副作用。如果出血量较大，可能会导致获益和并发症共存。

【参考文献】

[1] Beric A, Kelly P J, Rezai A, et al. Complications of deep brain stimulation surgery[J]. Stereotactic and Functional Neurosurgery, 2002, 77(1-4): 73-78.

[2] Kahn E, D'Haese P F, Dawant B, et al. Deep brain stimulation in early stage Parkinson's disease: operative experience from a prospective randomised clinical trial[J]. Journal of Neurology, Neurosurgery & Psychiatry, 2011, 83(2): 164.

[3] Oh M Y, Abosch A, Kim S H, et al. Long-term hardware-related complications of deep brain stimulation[J]. Neurosurgery, 2002, 50(6): 1268-1276.

该病例曾经发表在 Tennessee Medicine E-Journal 第 1 卷第 2 期(2015 年 2 月)。

(刘小红)

第28章　纤维化瘢痕和脑深部电刺激导线植入

Vinata Vedam-Mai, Anthony T. Yachnis, Michael Ullman,
Saman P. Javedan, Michael S. Okun

脑深部电刺激的指征

震颤为主型帕金森病(Parkinson disease,PD)。

病史及相关检查

这例患者在74岁时去世,6年前就诊时表现出以震颤为主的帕金森病,在确诊1年后接受了脑深部电刺激(deep brain stimulation,DBS)治疗。他的症状进展明显,许多症状药物改善不理想(卡比多巴/左旋多巴、多巴胺激动剂贴片、苯海索)。DBS手术是双侧分阶段进行的,双侧均选择丘脑底核(subthalamic nucleus,STN)作为靶点。首次进行的是左侧DBS电极植入,没有出现并发症。在DBS术后开机的13个月中(单极刺激:2.8 V,脉冲宽度90 μs,频率185 Hz),患者和医生都感受到DBS术后运动症状的改善。

复杂之处

在第一次植入电极后1.5月,右侧大脑也接受了DBS电极植入术,同样无并发症出现。开机后11个月中(双极刺激:2.2 V,脉冲宽度90 μs,频率195 Hz),尽管对参数设置进行了多次调整,患者和医生都发现震颤仅有中等程度的改善。右侧DBS手术后的1个月,患者因左侧大脑半球卒中导致的急性失语和轻度右侧偏瘫急诊住院。考虑卒中为房颤所致,采用了华法林治疗,并关闭了DBS。治疗后患者失语和轻偏瘫症状得以改善,但仍残留一些症状。在

DBS开机工作后，患者左侧肢体震颤几乎没有改善。最终患者死于心脏骤停。大脑收藏于佛罗里达大学脑组织网络项目(University of Floreda Brain Tissue Network，UF-BTN)。

疑难分析和处置

我们对UF-BTN项目中的病例进行了回顾性分析，在26例病例中，有1例出现严重的胶原组织反应。

常规脑切片进行神经病理诊断，将电极尖端部分在切片机上连续切片，采用苏木精和伊红染色进行标准诊断，并使用Masson三色染色[Abcam，Ab150686]确定胶原沉积。使用α-突触核蛋白(Novocastra)、磷酸化tau蛋白(DAKO)和α-β淀粉样蛋白(DAKO)抗体进行免疫组化染色证实病理诊断。采用标准光学显微镜(olympus)观察切片，由学会认证的神经病理学专家出具报告。

结　　果

1　大体病理学

大脑没有明显的肿胀和萎缩，尸检时重1460 g。黑质和蓝斑核有明显的褪色。双侧大脑半球可见DBS电极导线造成的缺损，右侧缺损距右额极8 cm，左侧缺损距左额极10.5 cm，两者距顶点均为3.5 cm。连续的DBS针道切片显示，右侧电极导线尖端在STN和黑质之间，而左侧电极导线尖端在STN的最腹侧。两侧半球的DBS导线附近没有组织软化或出血。轻度脑积水，左侧尾状核大面积梗死，以及高血压相关心血管疾病表现。此外还发现左侧颞上回皮质梗死，并导致岛叶皮层和颞中回脑回明显萎缩。

2　组织病理

黑质和蓝斑区域神经元缺失伴胶质细胞增生，该部位一些色素神经元内有α-突触核蛋白和路易小体存在。大脑皮质无明显神经退行性疾病相关变化，但内嗅皮质、新皮质、扣带回可见稀疏的神经炎性斑块。基底节区有高血压相关的脑血管病的证据。

仔细观察DBS针道，没有坏死或出血证据。但右侧DBS电极导线形成的空腔有明显的纤维化，Masson三色染色显示纤维胶原囊性结构(图28.1 A～

B)。囊周可见少量含铁血黄素沉积,这些由成熟淋巴细胞组成(图 28.1C)。胶原纤维酸性蛋白(glial fibrillary acidic protein,GFAP)的染色显示囊周反应性胶质增生(图 28.1D),但在囊附近就是正常的神经元。高倍镜显示电极导线尖端纤维化伴慢性炎性(图 28.1E)。左侧电极导线远端缺损处仅显示为靠近中心的轻度胶质增生,未发现纤维化反应(图 28.1F)。

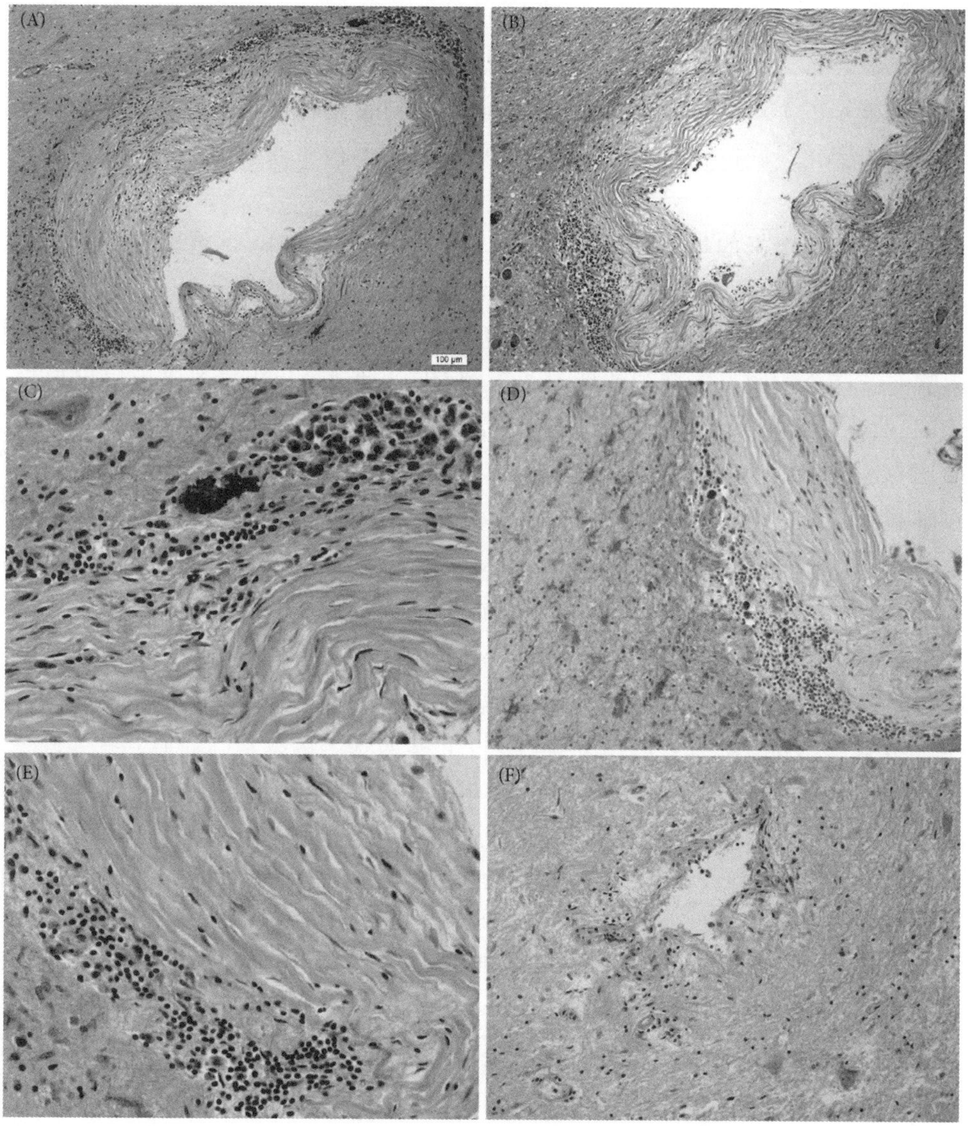

图 28.1 (A~F)脑深部电极导线植入的胶原反应

讨 论

在20世纪90年代后期，DBS作为一种安全且可以代替毁损手术的方法出现。目前认为DBS是治疗运动障碍性疾病的有效方法[1]。DBS疗法通过立体定向手术将电极植入到特定的脑部核团，不仅能有效治疗运动障碍疾病，还用于疼痛、抑郁等部分神经精神疾病，而且DBS是安全的，几乎没有不良组织反应[2-3]。然而，其确切的作用机制仍不清楚。佛罗里达大学运动障碍和神经修复中心成立了UF-BTN项目研究DBS电极一脑表面的相互作用，以及DBS引起的组织变化[4]。在我们的队列研究中，这是唯一的DBS针道周围反应性组织增生的病例。

长期刺激电极的植入可导致反应。有几种类型的细胞会参与植入中枢神经系统材料产生的“异物反应”[5]。通常，在移除电极的表面可见纤维组织层[6]，但到目前为止尚无证据显示DBS的疗效由于这种病理变化而受到负面影响[7]。这个病例报告详细地展示了1例PD患者在STN植入电极后出现少见的、明显的组织反应。DBS的常见并发症（感染，出血）发生在手术过程中，然而这个病例的病理反应可能是在手术后的某段时间发展。通常，星形胶质细胞在脑损伤后被激活，并转化为一种反应性表型，即通常所说的反应性胶质增生[8]，它描述的是星形细胞在激活时的变化，包括数量的上调和基质产生的增加[9-10]。长期电极植入最常见的反应是形成包埋层或胶质瘢痕，这主要是由反应性星形胶质细胞组成的[11-13]。瘢痕形成的目的尚不清楚，但目前认为它有助于维持健康的血脑屏障[9]。

不过，由胶原组成的纤维包膜是DBS引起的罕见反应，在我们的DBS脑库中并没有发现过这样的病例，也未见其他报道。

电极技术的升级、生物相容性材料的出现以及改进的植入程序可能会影响电极的设计，这将有利于反应性细胞过程的最小化。

知识精要

DBS电极导线植入很少会导致严重的胶原纤维瘢痕。

目前尚不清楚这些疤痕和囊性结构是否会影响DBS治疗效果。

近期来自一个大型组织样本库的证据表明[14]，大约3/4的DBS病例尸检可发现电极导线腹侧尖端轻微的胶质细胞囊性结构或瘢痕。胶质增生的程度与 DBS 电极植入时间没有明显关系。本章介绍的是一个严重胶原反应的病例,非常罕见。

【参考文献】

[1] Volkmann J. Deep brain stimulation for the treatment of Parkinson's disease[J]. Journal of clinical neurophysiology: official publication of the American Electroencephalographic Society,2004,21:6 - 17.

[2] Haberler C,Alesch F,Mazal P R,et al. No tissue damage by chronic deep brain stimulation in Parkinson's disease[J]. Ann Neurol,2000,48: 372 - 376.

[3] Sun D A,Yu H,Spooner J,et al. Postmortem analysis following 71 months of deep brain stimulation of the subthalamic nucleus for Parkinson disease[J]. J Neurosurg,2008,109:325 - 329.

[4] Vedam-Mai V,Krock N,Ullman M,et al. The national DBS brain tissue network pilot study: need for more tissue and more standardization[J]. Cell Tissue Bank,2011,12(3):219 - 231.

[5] Sahyouni R,Chang D T,Moshtaghi O,et al. Functional and histological effects of chronic neural electrode implantation[J]. Laryngoscope investigative otolaryngology,2017,2:80 - 93.

[6] Schultz R L,Willey T J. The ultrastructure of the sheath around chronically implanted electrodes in brain[J]. Journal of neurocytology,1976,5:621 - 642.

[7] Polikov V S,Tresco P A,Reichert W M. Response of brain tissue to chronically implanted neural electrodes[J]. Journal of neuroscience methods,2005,148:1 - 18.

[8] Giordana M T,Attanasio A,Cavalla P,et al,Schiffer D. Reactive cell proliferation and microglia following injury to the rat brain[J]. Neuropathology and applied neurobiology,1994,20: 163 - 174.

[9] Landis D M. The early reactions of non-neuronal cells to brain injury[J]. Annual review of neuroscience,1994,17:133 - 151.

[10] Elkabes S,DiCicco-Bloom E M,Black I B. Brain microglia/macrophages express neurotrophins that selectively regulate microglial proliferation and function[J]. J Neurosci,1996,16: 2508 - 2521.

[11] Szarowski D H,Andersen M D,Retterer S,et al. Brain responses to micromachined silicon devices[J]. Brain Res,2003,983:23 - 35.

[12] Biran R,Martin D C,Tresco P A. Neuronal cell loss accompanies the brain tissue response to chronically implanted silicon microelectrode arrays[J]. Exp Neurol,2005,195:115 - 126.

[13] Reier P J,Perlow M J,Guth L. Development of embryonic spinal cord transplants in the rat [J]. Brain Res,1983,312:201 - 219.

[14] Vedam-Mai V,Rodgers C,Gureck A,et al. Deep brain stimulation associated gliosis: a postmortem study[J]. Parkinsonism Relat Disord,2018,54:51 - 55.

(王　翠)

第 29 章　脑深部电刺激术后静脉性脑梗死

Andi Nugraha Sendjaja, Takashi Morishita, Tooru Inoue

脑深部电刺激的指征

帕金森病(Parkinson disease,PD)伴运动波动。

病史及相关检查

患者女性,67 岁,帕金森病病史 16 年,分期行双侧丘脑底核(subthalamic nucleus,STN)脑深部电极(deep brain stimulation,DBS)植入术。第一次行右侧 STN 电极植入,手术无任何并发症,且症状改善。6 个月后患者行左侧 STN 电极植入,术后第 1 d 病情平稳并出院。但是患者出院当晚出现找词困难及意识障碍,症状无缓解而被送至急诊科。经检查,患者被诊断为不完全的表达障碍和定向障碍。头颅 CT 检查显示浅层 DBS 电极导线周围脑水肿及皮层下出血(图 29.1)。

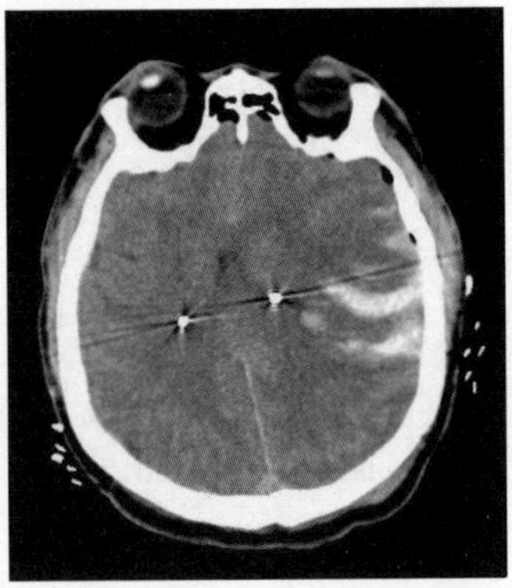

图 29.1　脑深部电极植入术后静脉性脑梗死的 CT 表现。颅内植入电极的周围水肿是普遍存在的,并且常伴有皮层下出血。典型的"火焰"样出血常见于静脉性脑梗死。

并发症

术后第 1 d 患者出现迟发性的神经功能障碍,意识状态改变且言语障碍。影像学表现为典型的 DBS 电极植入导致的静脉性脑梗死。头颅 CT 扫描显示脑水肿且电极周围皮层下出血(见图 29.1)。

疑难分析和处置

该患者保守治疗,密切监测病情。对于这种情况的治疗方法有:促进静脉回流(例如床头抬高 30°),维持血压正常,避免脱水并早期进行康复治疗。如果出血量大危及生命,应该进行急诊开颅手术。但是这种颅内出血一般都是自限性的。

结 果

患者言语不流利在几天内自行改善,但是意识模糊持续几个星期。患者术前药物关状态下的统一帕金森病评分量表(UPDRS)运动评分为 38 分,术后 4 个月随访时药物关/DBS 开状态下的评分为 27 分,患者的 PD 症状较前改善。

讨 论

如果神经功能障碍以亚急性方式出现(在术后第 1 d 或第 2 d),并且在 DBS 电极导线浅表段周围有脑水肿或皮层下出血,通常可以诊断与 DBS 手术相关的静脉脑梗死[1]。据报道,这种并发症的发生率约为 1%[1]。

脑水肿和皮层下出血被认为是静脉高压和充血的结果,继发于静脉回流障碍。神经外科手术后的静脉性脑梗死通常是由术中大脑皮质回流静脉损伤引起的[1-2],而 DBS 手术中损伤皮层静脉就可能导致静脉性脑梗死。在打开硬脑膜时,大的皮质静脉可能受到损伤。因此,立体定向计划应仔细进行,以确保血管不受损伤。

静脉性脑梗死的特点是临床症状延迟出现,沿 DBS 导线出现水肿和/或出血。在影像上,静脉性脑梗死引起的损伤可能具有不规则的形态,边缘不清,而动脉性脑梗死往往具有明显的、多呈楔形的边缘(图 29.1)。静脉性脑梗死在术后即刻检查头颅 CT 可能不会显示出明显的变化,因此对神经功能缺损的病例,重复的头颅 CT 扫描可能是必要的。

如果脑出血危及生命,则需要进行急诊开颅手术。然而,静脉性脑梗死首先应保守治疗,并严密观察患者病情。这包括将床头抬高 30°以利于静脉回流,控制血压以防止继发性皮层下出血,避免脱水以利于血液流动,预防性服用抗癫痫药以降低已经存在的癫痫发作风险,以及开始早期康复。类固醇激素应该避免使用,因为脑水肿不是炎症的结果。

静脉性脑梗死预后通常较好,一般可完全恢复。如本例所示,很多患者的神经症状可以在几天至几周后恢复到正常。预后的信息对于安抚患者及其家人是有价值的。

知识精要

静脉性梗死是 DBS 手术的一个可能的并发症。术后第 1 d 或第 2 d 患者出现神经功能障碍时需要考虑该并发症。沿 DBS 电极周围可能有脑水肿或脑出血。

静脉性脑梗死通常是 DBS 手术可避免的并发症。术前计划时应使用高分辨率增强磁共振或立体定向增强 CT 扫描来优化血管的显示,以避免对血管的损伤。

保守治疗是静脉性脑梗死的首选治疗方法。脑静脉梗死的预后通常是好的,在多数(但不是全部)病例中,经理想治疗后神经功能可以完全恢复。

【参考文献】

[1] Morishita T, Okun M S, Burdick A, et al. Cerebral venous infraction: a potentially avoidable complication of deep brain stimulation surgery[J]. Neuromodulation: Technology at the Neural Interface, 2013, 16: 407 - 413.

[2] Morishita T, Foote K D, Burdick A, et al. Identification and management of deep brain stimulation intra-and postoperative urgencies and emergencies[J]. Parkinsonism and Related Disorders, 2010, 16: 10.

(赵海康)

第 30 章　断路导致的帕金森病患者脑深部电刺激失去疗效

Arjun Tarakad, Joohi Jimenez-Shahed

脑深部电刺激的指征

帕金森病(Parkinson disease, PD)伴难治性震颤。

病史及相关检查

患者女性，67 岁。帕金森病患者，63 岁时因多巴胺能药物治疗无效的震颤而行双侧丘脑底核(subthalamic nucleus, STN)脑深部电刺激(deep brain stimulation, DBS)植入术。术前评估时发现患者有颅内动脉瘤，故在行 DBS 前先行动脉瘤夹闭术。DBS 术后，患者的震颤、手功能和步态均有显著改善。

复杂之处

DBS 术后 7 年，患者再次出现震颤等帕金森病症状。检查发现患者植入的脉冲发生器(implantable pulse generator, IPG)电压低，因此为患者更换新的 IPG。IPG 更换手术中发现患者的乳房假体破裂，故静脉应用抗生素预防感染。考虑乳房假体破裂可能导致 IPG 周围出现液体聚积，故将 IPG 移至患者腹部皮下埋藏。术后的参数设置参照术前，但未能明显改善患者的震颤症状。DBS 设备检查结果显示，患者左侧 STN 电极参数设置为 0－3＋宽双极设置，但触点 0 断路，触点 3 阻抗明显升高。故将电极配置改为较窄的双极电场(1－2＋)，患者震颤改善明显，但僵硬、运动迟缓，以及冻结步态未见缓解。患者在此参数刺激下维持了18个月，但症状改善一直不理想。X线平片检查未见导线断裂迹象。考虑给患者进行电极翻修手术，并需要患者行磁共振成像(MRI)评估电极位置，但患者担心断路可能会导致检查时身体损伤，故未行MRI检查。

疑难分析和处置

重新评估程控设置后发现，患者左侧STN的刺激输出电流(1.84mA)相对于参数设置(1－2＋，电压5 V，脉宽120 μs、频率160 Hz)偏低，而治疗阻抗偏高为2700 Ω(美敦力产品参考手册中正常阻抗值为250～2000 Ω)。因此尝试C＋1－ 和C＋2－ 的单极刺激模式。患者最初出现言语困难，将脉宽从120 μs减至60 μs(初始程控时常用值)后得以缓解。调整为C＋2－ 单极配置后，患者的震颤症状控制，步态和运动迟缓也得以改善。尽管电压从5 V降到了3 V，但传输电流从1.84 mA升到了2 mA。

结　果

患者在上述DBS刺激参数下持久受益已有2年。患者的IPG电池也运作正常，未见断路降低电池寿命的迹象。

讨　论

这个病例展示了帕金森病患者出现DBS失去疗效的问题，之前她对神经调控的反应良好。诸多原因可导致这个问题，比如电极移位、引线断裂等[1]，但在该病例中，有效触点的断路是此次问题的根源。断路是由IPG与电极之间的电流中断引起的，通常是因为电线断裂或断开，也可能是医生在IPG更换手术过程中无意中伤到了某个触点。这种情况可通过阻抗分析中的高阻抗读数来分析识别，特点是在增加电压后测试阻抗值仍不正常。短路的情况与此相反，此时电流绕过负载，导致阻抗读数异常偏低。断路和短路均可导致DBS失去疗效或产生其他不良反应[2-4]。虽然断路时代偿DBS失去疗效而增大刺激强度会增加电池耗电量，但短路时恒压刺激模式也可能增加电池耗电量，这是因为即使刺激参数不变，更多的电流也会通过阻抗更低的环路流出[5]。

DBS 电极调整或移除的案例并不少见，据估计在整体手术中占比高达 15%～34%[6]。虽然设备故障只是翻修手术中小部分的原因，但它可能代价巨大，带来大脑手术相关的额外风险。尽管大多数由 DBS 硬件故障导致的突发症状加重的病例需要更换延长线导线，甚至需要重新植入电极，但本病例说明，对 DBS 程控重新系统评估，亦有可能在不手术的条件下重获疗效。需要注意的是，这个病例的电路问题是稳定的（在某触点处发生断路），因此可以重新程控；若 DBS 失去疗效是变化的或进展的过程，那么重新程控可能不会解决问题。

知识精要

若发现 DBS 突然失去疗效，应彻底评估原因，从检查 DBS 连通性开始查看硬件故障。

若考虑断路，可以通过 X 线片了解导线是否断裂。

虽然 MRI 是了解大脑解剖首选检查，但任何电路异常的存在都可能是 MRI 的禁忌证（因为这提示电极导线折断，即使在影像学上观察不到，也有可能导致组织受热受伤）。对于特定的病例，通过软件将 CT 影像与术前 MRI 相融合也许可行。

当 DBS 失去效果的原因查明时，可根据问题重新程控（例如避免有问题的触点、检查治疗阻抗保证足够的电流传输到靶点、电极位置不佳时选择最接近靶点解剖的触点）。

电路故障后重新程控无法获得满意疗效时，需要考虑更换硬件或者翻修手术。

【参考文献】

[1] Baizabal Carvallo J F, Mostile G, Almaguer M, et al. Deep brain stimulation hardware complications in patients with movement disorders: risk factors and clinical correlations[J]. Stereotact Funct Neurosurg, 2012, 90: 300 - 306.

[2] Samura K, Miyagi Y, Okamoto T, et al. Short circuit in deep brain stimulation[J]. J Neuro-

surg,2012,117:955 - 961.

[3] Allert N, Reyes Santana M, Karbe H. Short circuit in deep brain stimulation for Parkinson'sdisease mimicking stroke[J]. Brain Stimul,2016,9:950 - 951.

[4] Waln O,Jimenez-Shahed J. Rechargeable deep brain stimulation implantable pulse generators in movement disorders: patient satisfaction and conversion parameters[J]. Neuromodulation, 2014,17:425 - 430.

[5] Allert N,Barbe M T,Timmermann L,et al. Rapid battery depletion and loss of therapy due to a short circuit in bipolar DBS for essential tremor[J]. Acta Neurochir (Wien),2017,159:795 - 798.

[6] Rolston J D,Englot D J,Starr P A,et al. An unexpectedly high rate of revisions and removals in deep brain stimulation surgery: analysis of multiple databases[J]. Parkinsonism Relat Disord,2016,33:72 - 77.

（胡　安）

第31章 丘脑底核电刺激术后急性神经精神症状及冲动控制障碍

Adolfo Ramirez-Zamora

脑深部电刺激的指征

原发性帕金森病(Parkinson disease,PD),逐渐加重的难治性运动波动、震颤和异动症。

病史及相关检查

患者男性,60岁。右利手,患原发性帕金森病17年,就诊时表现为严重运动波动,包括剂末现象、肌张力障碍,冻结步态和剂峰异动。他的服药情况为:每日多次左旋多巴速释剂,共1400 mg/d;普拉克索1mg/次,3次/d;金刚烷胺100 mg/次,2次/d。既往有过短暂的抑郁病史(很久之前),服用舍曲林(100 mg/d)治疗1年后痊愈,除此之外无其他精神疾病和冲动控制障碍(impulse control disorder,ICD)病史。经过全面的多学科脑深部电刺激(deep brain stimulation,DBS)术前评估,他接受了DBS手术,一期植入双侧丘脑底核(subthalamic nucleus,STN)电极(美敦力Activa PC和3389型电极导线)。术中采用常规的电极植入角度和立体定向方法[1],围手术期顺利。术后1个月患者接受了电极筛查和单极刺激测试。他在基线时统一帕金森病评分量表(UPDRS)第三部分得分为41分。在最开始的单极检查中(脉宽60 μs、频率140 Hz),右侧STN电极触点0在1.5 ~2 V刺激时,患者突然感到"兴奋又紧张并且有欣快感",可以定义为一种"充满能量"的感觉。相同电压下刺激触点1时也出现了类似感觉。后续测试中背侧触点刺激电压增加到3~4 V时患者出现了皮质延髓束相关的副作用。所有触点的刺激均能改善患者帕金森病症状,静止性震颤消失，运动迟缓和僵直显著减轻，尤以触点 0 和 1 改善最为显著。左侧 STN 测试时发现腹侧触点电压升至 2.5 V 以上，背侧触点电压升至 3～4 V 时出现副作用。触点 0 测试时出现皮质脊髓束受累副作用、眩晕、浑身出汗等，触点 1 测试时出现感觉异常。背侧触点测试时也出现了皮质脊髓束相关副作用。所有触点刺激都能改善帕金森病症状，其中触点 2 和 3 在 2.5 V 电压时对僵直改善最明显，触点 2 在 2.5 V 时引起异动症。最后起始刺激参数为：右侧 STN 单极刺激，C＋1－，电压 2 V，脉宽 60 s，频率 140 Hz；左侧 STN 单极刺激，C＋2－，电压 2.5 V，脉宽 60 s，频率 140 Hz。

并发症

开机数周之后患者家属联系了我们，因为患者出现了各种奇怪的行为。家属描述患者“亢奋或喝多了咖啡一样”，情绪高涨，注意力不集中，精神活动过速且易冲动。他充满能量，在房子周围跑来跑去并时常跌倒。他还有失眠、对性生活关注增加，而且不能自控地在当地便利店玩刮刮乐游戏。他的运动症状和症状波动明显改善，但异动症无改善。家庭成员的报告表明，患者的异常行为和缺乏正确判断造成了冲突。由于患者表现为轻度躁狂症状，且运动症状改善明显，因此我们调整了药物，先是停用了多巴胺受体激动剂，随后停用了金刚烷胺。尽管药物调整后出现了运动症状(包括震颤)部分复发、轻度的剂末效应和异动症的消失，但冲动和异常行为持续存在。因此我们再次进行 DBS 程控，鉴于先前参数的刺激对运动症状控制较好，我们采用相同的负极触点，但减小了刺激强度或更换为双极刺激模式(右 STN，0＋1－，2.3 V，60 μs，140 Hz；左 STN，C＋2－，患者＋，2 V，60 μs，140 Hz)，其间缓慢增加刺激强度以控制僵硬和震颤。在门诊时他对刺激参数调整耐受良好，帕金森病症状明显改善(UPDRS Ⅲ关期评分为 14 分)。不幸的是，尽管给予了药物和程控调整，患者仍反映有持续存在的难以控制的鲁莽行为、情绪高涨和烦恼的性想法。患者没有精神错乱、多巴胺失调综合征、幻觉或抑郁的表现。

疑难分析和处置

根据《精神障碍诊断和统计手册(第四版)》(DSM-Ⅳ)标准，使用简明国际神经精神障碍访谈检查，患者被诊断为冲动控制障碍和轻度躁狂[2]。如前所述，最初的处理是药物调整。患者开机后运动症状明显改善，而 STN DBS 通常可以减少抗帕金森病药物 30%～50%。随后左旋多巴剂量降低至控制运动波动的最低有效剂量，并且 STN 刺激强度也降低，但患者症状仅部分缓解。当关闭刺激器时，患者及其家属发现患者注意力分散、运动和认知冲动都有所改善，但由于帕金森病症状和震颤加重，患者不能耐受。多份研究表明，刺激黑质网状部（substantia nigra reticulata，SNr）和边缘（腹内侧）STN 区域可能导致 PD 患者出现 ICD 和轻度躁狂。DBS 程控策略包括降低刺激强度和使用双极刺激，但患者精神症状仅部分改善。所以我们决定在他的右侧 STN 电极中以单极模式激活最背侧触点（C＋3－），再根据运动反应确定刺激强度。程控后患者称神经精神症状改善，但帕金森病症状加重，同时更高的电压诱发了内囊受刺激相关的皮质脊髓束/皮质延髓束副作用，而且这种副作用是可重复的。因此我们决定改为双极模式进行类似刺激，以最大限度地刺激背侧 STN，同时减少外侧受刺激诱发的副作用。他的左侧 STN 刺激被更换为窄双极模式（2－3＋），并调整刺激强度至右侧肢体的帕金森病症状得到很好的控制。患者接受了术后磁共振扫描（MRI），以确认 DBS 电极的位置。大脑 MRI 显示电极位于双侧 STN 区域，但 2 根电极尤其是右侧电极的位置，比最初计划靶点的更靠内侧和更深（图 31.1）。

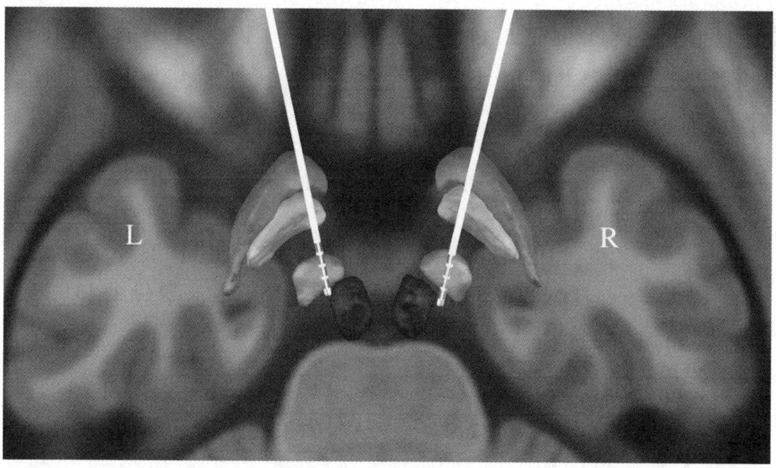

图 31.1　**双侧丘脑底核（STN）脑深部电刺激（DBS）电极位置归一化示意图。患者的术后 MRI 成像显示，右侧 STN 内的电极位置更靠内侧和腹侧，左侧 STN 内的电极更靠内侧**

结　果

在使用较背侧触点刺激后，患者的冲动行为迅速得到了大幅改善。再辅以随后程控调整电压（触点设置相同），患者的冲动行为改善效果稳定。根据患者对神经调控的反应相应调整了左旋多巴剂量。术后6个月患者在药物关期UPDRS Ⅲ评分为17分，使用最腹侧触点进行刺激时再次引出了患者的欣快感和冲动反应（可能刺激到STN中的边缘网络）。

讨　论

该病例体现了处理STN DBS术后新出现的神经精神症状的复杂性，并提示多种精神症状会叠加出现。与纹状体区域不同，在STN水平上，运动、联络和边缘功能区域之间存在重叠和会聚[3]。STN刺激模拟了多巴胺能药物对运动和行为的影响，这解释了STN DBS术后出现类似多巴胺能药物过量所致的副作用[4]。多数情况下患者及其家属无法识别这一状况，而且症状一般在数周内自行消失[5]。然而，及时识别出STN DBS术后可重复的、急性持续性精神副作用对于开始正确的治疗至关重要。出现精神副作用，尤其是当使用高强度的刺激时出现，应考虑STN边缘区域、SNr及周围纤维受刺激的可能性。在2个病例报告中，与STN DBS腹侧触点单极刺激强度高于3 V诱发躁狂症。单极刺激产生的电流会影响到较大范围的电极周围组织，特别是电流密度相对较高时[6-7]。STN的边缘区位于核团的内前腹侧，而典型的立体定向电极穿刺轨迹下会将远端触点放置在更靠内侧、后侧和尾部位置，靠近边缘STN。DBS程控可能具有挑战性，因为这个过程中可能会遇到其他副作用，从而限制DBS的手术效果，正如本例患者。有的病例报告中STN腹侧和背侧触点刺激患者所获得的运动症状受益相似，也有报告称，尽管腹侧刺激会引起轻度躁狂症状，但仍继续采用了腹侧刺激并结合抗精神药物治疗，因为该触点的运动受益最大[8]。虽然STN DBS术后精神相关副作用罕见，但要根据患者电极导线和触点位置以及患者症状进行个体化治疗。程控策略应旨在减少电荷输出，如降低刺激强度、脉宽或使用双极刺激。尽管在评估术后电极位置时存在影像学和功能上的限制，但是据报道，刺激SNr诱发的轻度躁狂是由于边缘系统功能失常所致，尤其是前扣带回皮层和内侧前额叶皮层[9]。其他采用弥散张量成像(diffusion tensor imaging,DTI)的研究发现,STN DBS诱导的可逆性急性轻躁狂可能是由汇入到同侧内侧前脑束的边缘STN部分受累刺激引起,最近一项研究发现了内侧STN连接到的奖赏环路的通路[6]。尽管STN DBS术后出现精神相关不良反应的危险因素尚不明确,但评估围手术期一过性轻躁狂发生情况的长期研究提示了产生这些副作用的可能危险因素,包括男性、PD发病相对较早、年龄较轻、病程较短以及电极位置偏深位于SN等[9-10]。目前尚不清楚STN DBS后轻躁狂和冲动行为的确切患病率和发生率,但研究显示,从STN的腹内侧转到背外侧刺激后,大多数患者的躁狂症状会消失[11]。

DBS和ICD之间的关系复杂,不同研究结果相互矛盾。本病例还体现了STN DBS后ICD和冲动行为处理的复杂性。多巴胺能药物(尤其是受体激动剂)是发生ICD的一个重要危险因素,STN DBS可减少抗帕金森病药物剂量,从而间接改善症状。多项关于STN DBS后ICD的小样本回顾性研究结果互相矛盾,有显著获益[12-14]、恶化[15-16]、新发精神症状[17-18]或无变化[15],但大多数报告表明特定患者可长期获益。除多巴胺能药物减少外,STN DBS术后ICD改善的机制还在研究中,并引起了广泛的兴趣,因为这可以进一步阐明奖赏和抑制相关的功能网络。这些不同的结果可以解释为刺激的不同作用,刺激可以引起STN神经元的局部抑制,也可以激活路过该处的轴突或引起逆轴突的神经元网络激活,以缓解PD症状。DBS后ICD的不同转归可能取决于多种因素,包括疾病持续时间和严重程度、发病前的精神状况和特征、术后电极定位、药物和程控,等等。总的来说,尽管一些研究表明ICD与内侧STN刺激密切相关,也有研究认为电极位置与新发ICD之间没有显著相关性[19-20]。

知识精要

STN DBS后可出现急性神经精神症状,包括轻度躁狂和冲动行为。

在STN DBS术后,尽早鉴别持续的、可重复出现的刺激诱发行为症状与一过性的高多巴胺能状态对于启动正确的处理措施至关重要。

STN DBS后出现冲动行为和轻度躁狂可能是由于边缘(腹内侧)STN区域、SNr及周围纤维受刺激。

针对行为症状的程控策略包括减少电荷以及使用偏背侧的触点。

【参考文献】

[1] Starr P A. Placement of deep brain stimulators into the subthalamic nucleusor Globus pallidus internus: technical approach[J]. Stereotact Funct Neurosurg, 2002, 79: 118 - 145.

[2] Sheehan D V, Lecrubier Y, Sheehan K H, et al. The Mini-International Neuropsychiatric Interview (M. I. N. I.): the development and validation of a structured diagnostic psychiatric interview for DSM-IV and ICD-10[J]. J Clin Psychiatry, 1998, 59(Suppl 20): 22 - 33, quiz 34 - 57.

[3] Haynes W I, Haber S N. The organization of prefrontal-subthalamic inputs in primates provides an anatomical substrate for both functional specificity and integration: implications for basal ganglia models and deep brain stimulation[J]. J Neurosci, 2013, 33: 4804 - 4814.

[4] Funkiewiez A, Ardouin C, Krack P, et al. Acute psychotropic effects of bilateral subthalamic nucleus stimulation and levodopa in Parkinson's disease[J]. Mov Disord, 2003, 18: 524 - 530.

[5] Antosik-Wojcinska A, Swiecicki L, Dominiak M, et al. Impact of STN-DBS on mood, drive, anhedonia and risk of psychiatric side-effects in the population of PD patients[J]. J Neurol Sci, 2017, 375: 342 - 347.

[6] Coenen V A, Honey C R, Hurwitz T, et al. Medial forebrain bundle stimulation as a pathophysiological mechanism for hypomania in subthalamic nucleus deep brain stimulation for Parkinson's disease[J]. Neurosurgery, 2009, 64: 1106 - 1114.

[7] Tsai S T, Lin S H, Lin S Z, et al. Neuropsychological effects after chronic subthalamic stimulation and the topography of the nucleus in Parkinson's disease[J]. Neurosurgery, 2007, 61: E1024 - 1029.

[8] Schilbach L, Weiss P H, Kuhn J, et al. Pharmacological treatment of deep brain stimulation-induced hypomania leads to clinical remission while preserving motor benefits[J]. Neurocase, 2012, 18: 152 - 159.

[9] Ulla M, Thobois S, Llorca P M, et al. Contact dependent reproducible hypomania induced by deep brain stimulation in Parkinson's disease: clinical, anatomical and functional imaging study[J]. J Neurol Neurosurg Psychiatry, 2011, 82: 607 - 614.

[10] Welter M L, Schupbach M, Czernecki V, et al. Optimal target localization for subthalamic stimulation in patients with Parkinson disease[J]. Neurology, 2014, 82: 1352 - 1361.

[11] Chopra A, Tye S J, Lee K H, et al. Underlying neurobiology and clinical correlates of mania status after subthalamic nucleus deep brain stimulation in Parkinson's disease: a review of the literature[J]. J Neuropsychiatry Clin Neurosci, 2012, 24: 102 - 110.

[12] Lhommee E, Klinger H, Thobois S, et al. Subthalamic stimulation in Parkinson's disease: restoring the balance of motivated behaviours[J]. Brain, 2012, 135: 1463 - 1477.

[13] Amami P, Dekker I, Piacentini S, et al. Impulse control behaviours in patients with Parkinson's disease after subthalamic deep brain stimulation: de novo cases and 3-year follow-up[J]. J Neurol Neurosurg Psychiatry, 2015, 86: 562 - 564.

[14] Gee L, Smith H, De La Cruz P, et al. The influence of bilateral subthalamic nucleus deep brain stimulation on impulsivity and prepulse inhibition in Parkinson's disease patients[J]. Stereotact Funct Neurosurg, 2015, 93: 265 - 270.

[15] Moum S J, Price C C, Limotai N, et al. Effects of STN and GPi deep brain stimulation on impulse control disorders and dopamine dysregulation syndrome [J]. PLoS One, 2012, 7: 29768.

[16] Lim S Y, O'Sullivan S S, Kotschet K, et al. Dopamine dysregulation syndrome, impulse control disorders and punding after deep brain stimulation surgery for Parkinson's disease[J]. J Clin Neurosci, 2009, 16: 1148 - 1152.

[17] Smeding H M, Goudriaan A E, Foncke E M, et al. Pathological gambling after bilateral subthalamic nucleus stimulation in Parkinson disease[J]. J Neurol Neurosurg Psychiatry, 2007, 78: 517 - 519.

[18] Morgan J C, Donato C J, Iyer S S, et al. Selfstimulatory behavior associated with deep brain stimulation in Parkinson's disease[J]. Mov Disord, 2006, 21: 283 - 285.

[19] Merola A, Romagnolo A, Rizzi L, et al. Impulse control behaviors and subthalamic deep brain stimulation in Parkinson disease[J]. J Neurol, 2017, 264: 40 - 48.

[20] Kim A, Kim Y E, Kim H J, et al. A 7 - year observation of the effect of subthalamic deep brain stimulation on impulse control disorder in patients with Parkinson's disease[J]. Parkinsonism Relat Disord, 2018, 56: 3 - 8.

（谭志刚）

第 32 章　交叉电脉冲改善脑深部电刺激疗效

Svjetlana Miocinovic, Pravinkhemani, Rebecca Whiddon, Shilpa Chitnis

脑深部电刺激的指征

伴有异动症和运动波动的帕金森病(Parkinson disease,PD)。

病史及相关检查

患者男性,61 岁,震颤为主型帕金森病患者,病史 11 年,伴有运动波动和异动症。药物关期以震颤、言语明显退化和步态减慢为特征。

复杂之处

在仔细评估并参照患者选择标准后,患者接受了双侧丘脑底核(STN)脑深部电刺激(DBS),术后虽然多次程控,但对患者的震颤控制并未达到理想状态。术后磁共振成像(MRI)显示左侧电极较 STN 靶点偏内,触点 2 位于连合间线中点(mid-commisural point,MCP)外 7mm、后 1mm、腹 1mm。左侧 STN 设置为单极刺激只能部分地改善震颤,而高电压和长脉宽的双负单极刺激虽能控制震颤,但患者因复视副作用而无法忍受。

疑难分析和处置

患者接受了常规程控后效果不理想，随后尝试了交叉电脉冲。依靠交叉电脉冲，患者获得了至少 3 个月的稳定临床疗效。在一次临床程控门诊中，我们比较了交叉电脉冲和常规参数设置对患者的疗效。交叉电脉冲设置方法如下：STN1：刺激器正极、触点 A 负极、电压 V_A、脉宽 PW_A；STN 2：刺激器正极、触点 B 负极、电压 V_B、脉宽 PW_B，频率均为默认的 125 Hz（设备允许的最大值）。另一侧大脑的电刺激参数保持不变。

采用统一帕金森病评分量表（UPDRS）对下列电刺激条件下患者症状进行评分：①电刺激停止（OFF）；②单极Ⅰ，刺激器正极、触点 A 负极、电压 V_A、脉宽 PW_A；③单极Ⅱ，刺激器正极、触点 B 负极、电压 V_B、脉宽 PW_B；④双负单极Ⅰ，刺激器正极、触点 A 和 B 负极、电压 V_A、脉宽 PW_A；⑤双负单极Ⅱ，刺激器正极、触点 A 和 B 负极、电压 V_B、脉宽 PW_B；⑥双极 I，触点 B 正极、触点 A 负极、电压 V_A、脉宽 PW_A；⑦双极Ⅱ，触点 A 正极、触点 B 负极、电压 V_B、脉宽 PW_B；⑧交叉电脉冲，STN1：刺激器正极、触点 A 负极、电压 V_A、脉宽 PW_A，STN 2：刺激器正极、触点 B 负极、电压 V_B、脉宽 PW_B。

结　　果

交叉电脉冲设置允许背侧触点设置为更高的幅值和脉宽，而腹侧触点可设置为患者能耐受的较低幅值和脉宽。两触点共同作用能完全消除震颤，并且没有副作用。药物关状态下，交叉电脉冲时 UPDRS 第三部分评分为 12 分，而最佳常规设置的评分为 20 分。

讨　　论

尽管脑深部电刺激技术自诞生以来还未发生大的变化，但神经刺激器 Activa PC、Activa RC 和 Activa SC（美敦力公司）的最新升级版提供了增强的程控功能，其中包括交叉电脉冲。交叉电脉冲是指激活2个电刺激程序，这2个程序的脉冲快速交替发放（图32.1）。2个交错程序中的每一个都可以指定各自的起效电极触点、脉宽和最高幅值。2个程序的频率必须相同，并受限于设备，最高可达125 Hz。可以在1根或2根电极上设置交叉电脉冲，但每根电极上的刺激程序都不能超过2个。交叉电脉冲可采用恒压（传统方法）和恒流模式[1]。

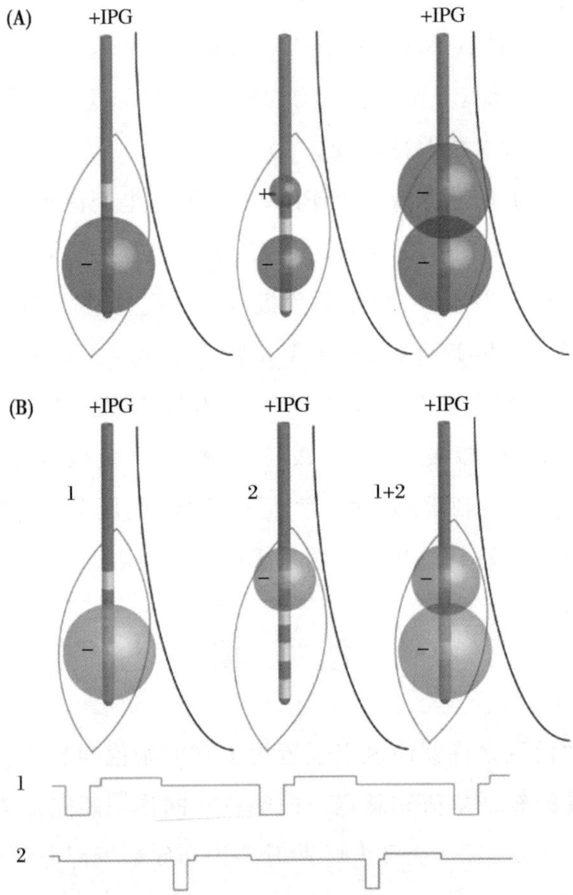

图 32.1 交叉电脉冲可能机制的图示

注：球体表示各种DBS程控设置中估算的激活组织体积[8]。图中深灰色轮廓表示丘脑底核（STN），黑色曲线是皮质脊髓束。图的上半部分（A）为常规设置：触点1单极刺激（左）无法作用到核团中足够大的体积，也无法完全消除症状。改为双极设置（中）可额外激活触点3周围区域，但总量仍不够，因为双极刺激形成的电场更窄。双负单极刺激（右）会覆盖足够的核团区域，但也会刺激到皮质脊髓束，产生副作用。图的下半部分（B）显示了交叉电脉冲：用户设定2个刺激程序，这2个程序交替作用。底部线条显示了施加于每个触点的电刺激脉冲形状和发放时间（大的负相脉冲激活神经元，而随后小的正相脉冲恢复电荷）。

对于每组程序，用户可设定触点、电压和脉宽，尽管最高频率限制为 125 Hz。这样能够更自由地对 2 个触点选择不同的电刺激设置，同时利用单极刺激的优势。在这个例子中，交叉电脉冲模式能够对核团进行足够的电刺激，同时又能够避开皮质脊髓束。2 个程序相重叠的小范围区域内会受到 2 倍频率的刺激，但这种现象的临床应用尚不清楚[2]。IPG：植入式脉冲发生器

当常规程控技术无法达到预期效果时，可以考虑采用交叉电脉冲。疗效不佳的原因多样，如电极位置不理想。当程控遇到困难时，医生通常会采用各种其他技术，包括双极、双负单极或三极设置，以及更换脉宽和频率。这些技术的目标都是形成一个最大限度地提高疗效、同时尽量减少副作用的电场。如果电极位置不理想，尝试交叉电脉冲可能有助于避免再次手术。交叉电脉冲为改变电场形状提供了另一种方法，可能使疗效最大化。

交叉电脉冲的最重要特点在于能够使用多个负极（阴极）触点，且各触点幅值不同（图 32.1B）。常规的双负单极设置（2 个触点设为负极，IPG 外壳为正极）电极上的 2 个触点必须是相同的电压（和脉宽），而 2 个触点通常不能设置为高强度，这可能会导致不良反应（图 32.1A 右图）。当然我们还可以将双负单极的电压设置为低于副作用阈值，或者改为单极或双极设置。然而这些方法可能无法提供充足的电流分布以获得最佳疗效（图 32.1A 左图和中图）。尽管 2 个程序的脉冲有偏差，它们单独形成的电场仍可能会组合产生 1 个新的有效电场[2]。

一些文献中使用了交叉电脉冲来实现 2 个负极触点使用不同幅值。Wojtecki 及其同事报道了 1 例接受 STN DBS 的帕金森病患者，3.9 V 触点 1 的刺激能够改善强直和运动迟缓，但震颤对触点 3 处 1.5 V 的电刺激反应最好[3]。3 V 及以上电压的双负单极电刺激会造成无法耐受的构音障碍，所以采用了交叉电脉冲。Kovacs 及其同事也报道了 4 名肌张力障碍患者，使用交叉电脉冲刺激比单极刺激（包括单个或 2 个触点）更有效[4]，作者认为在每个触点处使用不同电压会使控制肌张力障碍所需的电流最大化。Weiss 等人研究 STN DBS 术后 PD 患者的步态和平衡时使用了交叉电脉冲，以同时刺激 STN 和 SNr[5]。他们采用交叉电脉冲能够同时对 2 个核团进行刺激，STN 中的触点采用较高电压，而 SNr 采用较低电压。Barbe 等人对丘脑腹中间核（ventral intermediate，Vim）DBS 术后出现构音障碍的患者使用了交叉电脉冲，比较了在每个激

活触点上使用相同的电压(称为“非可塑性电流”)与触点上电压不同的交叉电脉冲(“可塑性电流”)[6],发现在部分病例中,使用相同触点和相同总电流的条件下,电流塑性交叉电脉冲可改善构音障碍。这一策略可以在抑制震颤的同时,由背侧触点释放更多的电流,从而减轻构音障碍。

目前,人们尚不清楚交叉电脉冲除了在不同触点使用不同幅值之外还有没有更多的优势。在2个不同触点上使用相同幅值和脉宽的交叉电脉冲设置与双负单极设置类似,然而每个触点处的脉冲都会相差4 ms(125 Hz相当于脉冲间隔8 ms)。我们不知道交叉电脉冲中这2个程序的效果是2个电场的总和,还是相位延迟可能产生增强的协同效果[2]。Baumann及其同事对1名原发性震颤合并帕金森病的患者采用交叉电脉冲方式刺激STN和Vim[7]。有趣的是,作者报道激活位于Vim的最背侧触点时,单极刺激能有效缓解原发性震颤;激活位于STN的最腹侧触点时,单极刺激对帕金森病有效;但是这2个触点的双负单极刺激并没有缓解任何症状,也没有引起副作用。因此作者提出“脉冲时间(同步与交叉电脉冲相对比)的重要性可能与接收脑区的时间整合有关”。因为每个触点的单极刺激对一种症状有效,所以推测双负单极刺激引起某种不良干扰。这种干扰很可能发生在下游靶点,因为2个远端触点产生的电场不太可能叠加(即使是采用窄间距的3389电极),除非使用较高的电压。因此,交叉电脉冲的2个程序可能具有协同效应,这在临床应用上可能是有益的或不利的。

交叉电脉冲产生协同效应(无论是好的还是不好的)的原因之一是2个程序形成的电场重叠区域。如果激活的触点足够接近、电压足够大,那么就会有1个激活组织范围接受2组程序的脉冲,并且是交叉电脉冲2倍频率的电刺激。设备制造商将最大交叉频率设定为125 Hz,因此重叠区域中神经结构受到电刺激的最大频率为250 Hz。尽管这样的频率不太可能对神经元有害,但需要注意高频和高脉宽下的额外电荷密度可能会超过安全极限[2]。将频率限制在125 Hz可能会影响临床症状,尤其是震颤,这种症状可能需要更高的电刺激频率。交叉电脉冲设置的另一个缺点是会限制另一侧大脑受刺激的频率(除非患者安装了2个独立的植入式脉冲发生器)。

在临床实践中,交叉电脉冲最有可能在以下2种情况中发挥作用:①不同触点各自有益于特定的症状，但每个触点起效时的刺激幅值不同，其中一个触点在高幅值时会有副作用；②症状未完全缓解，但进一步升高电压会引起副作用。交叉电脉冲方式也有潜在的缺点，它可能会比常规设置更加耗电，并且频率不高于125 Hz，这对震颤控制可能不是最优的。交叉电脉冲可能在电极位置不是最理想时更有效，但交叉电脉冲可能无法保持长期效果。我们应该将交叉电脉冲当作可以增强疗效的另一种选择，可能减少翻修手术的需求。

除了美敦力公司的DBS系统之外，现在美国市场上还有另外2家公司（雅培和波士顿科学）的产品。它们未提供交叉电脉冲方式，但都提供了其他方法来塑形电场，并减小副作用。波士顿科学的DBS系统有多重独立电流控制(multiple independent current control，MICC)功能，因此可分别设置每个触点电刺激的最高幅值。雅培的DBS系统具有分段触点，人们可以激活1个或多个触点片段，而不是激活整个环形触点。

知识精要

交叉电脉冲是美敦力DBS神经刺激器的程控技术，允许2组电刺激参数交替（毫秒级）发放。

对于特定的病例，交叉电脉冲可以不同程度地改善患者的运动功能，并能够限制副作用。

电极位置不理想时，交叉电脉冲可能是最有效的，并且可能避免翻修手术。

【参考文献】

[1] Medtronic. Activa SC, Activa PC and Activa RC Online Learning. http://professional. medtronic. com/activatraining. Accessed on Mar 16, 2014.

[2] Montgomery E B. Deep Brain Stimulation Programming: Principles and Practice[M]. Oxford, UK: Oxford University Press, 2010.

[3] Wojtecki L, Vesper J, Schnitzler A. Interleaving programming of subthalamic deep brain stimulation to reduce side effects with good motor outcome in a patient with Parkinson's disease [J]. Parkinsonism Relat Disord, 2011, 17(4): 293 - 294.

[4] Kovács N, Janszky J, Nagy F, et al. Changing to interleaving stimulation might improve dystonia

in cases not responding to pallidal stimulation[J]. Mov Disord, 2012, 27(1): 163 - 165.

[5] Weiss D, Walach M, Meisner C, et al. Nigral stimulation for resistant axial motor impairment in Parkinson's disease? A randomized controlled trial[J]. Brain, 2013, 136(Pt 7): 2098 - 2108.

[6] Barbe M T, Dembek T A, Becker J, et al. Individualized current-shaping reduces DBS-induced dysarthria in patients with essential tremor[J]. Neurology, 2014, 82(7): 614 - 619.

[7] Baumann C R, Imbach L L, Baumann-Vogel H, et al. Interleaving deep brain stimulation for a patient with both Parkinson's disease and essential tremor[J]. Mov Disord, 2012, 27(13): 1700 - 1701.

[8] McIntyre C C, Mori S, Sherman D L, et al. Electric field and stimulating influence generated by deep brain stimulation of the subthalamic nucleus[J]. Clin Neurophysiol, 2004, 115(3): 589 - 595.

（王嘉嘉　梁军潮）

第 33 章　丘脑腹中间核电刺激治疗帕金森病震颤后再行苍白球内侧部电刺激

Qiang Zhang, Teri R. Thomsen

脑深部电刺激的指征

药物不能控制的震颤，帕金森病运动波动。

病史及相关检查

患者男性，69 岁。右利手，震颤病史，就诊于爱荷华大学运动障碍门诊咨询脑深部电刺激（deep brain stimulation，DBS）手术。患者的震颤 8 年前开始于右手，并逐渐进展到左手。患者是一名锁匠，他第一次注意到这些症状是因为震颤干扰了他执行精细运动任务的能力。3 年前，他因严重震颤而退休。震颤在运动时更为严重，但在休息状态也存在。值得注意的是，卡比多巴/左旋多巴最初对他的震颤控制是有帮助的，尽管药物疗效在逐渐减退，并且由于高剂量时出现的副作用而停止用药。患者还曾尝试过普萘洛尔、扑米酮、苯二氮䓬类、罗匹尼罗和金刚烷胺等，然而所有这些药物均无法有效缓解患者症状。5 年前，患者停止了所有药物治疗。患者首次就诊时书写、吃饭和扣扣子都有困难。体格检查中，患者的双手都有严重的静止性、姿势性和运动性震颤，但右侧症状更为严重。患者还有运动迟缓和齿轮样僵硬，右侧更为严重。同时，患者行走时拖曳并且驼背，两侧摆臂也有所减少，右侧更为显著。患者曾被诊断为原发性震颤（essential tremor，ET），但我们在初诊时将他的诊断改为右侧严重的震颤为主型特发性帕金森病（Parkinson disease，PD）。我们重新应用了卡比多巴/左旋多巴，并充分了讨论手术靶点，即选择针对震颤的丘脑腹侧中间核（ventral intermediate nucleus of thalamus，Vim）还是针对帕金森病样症状的丘脑底核(subthalamic nucleus ,STN)或苍白球内侧部(globus pallidus internus,GPi)。最终我们决定进行双侧 Vim DBS 置入,因为患者没有被 PD 的其他症状困扰,而且左旋多巴冲击试验显示统一帕金森病评分量表(unified parkinson's disease rating scale,UPDRS)的得分改善不到 40%(59 降至 52)。植入 Vim DBS 后,患者的震颤得到了充分控制(图 33.1 和图 33.2)。然而,2 年后,患者的帕金森病症状进展,并出现异动症和运动波动,并需要更高剂量的左旋多巴/卡比多巴。此时患者还需要更高的 DBS 参数来控制震颤,而这导致严重的构音障碍。因此,我们决定进行双侧 GPi DBS 植入,以期减轻帕金森病运动波动,实现更好的震颤控制,并避免刺激相关的副作用(图 33.3)。

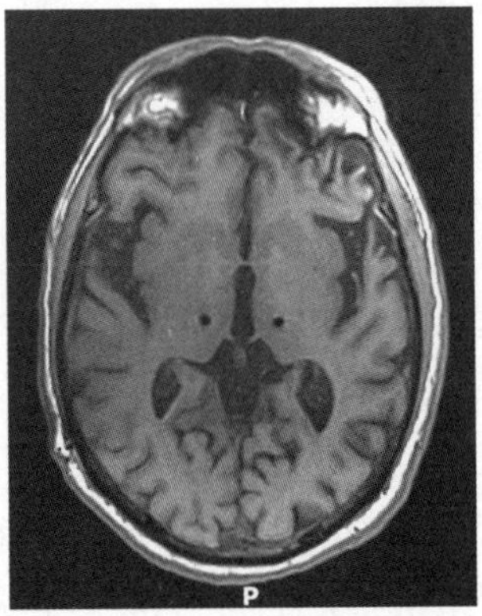

图 33.1 丘脑腹中间核脑深部电刺激术后 MRI 影像

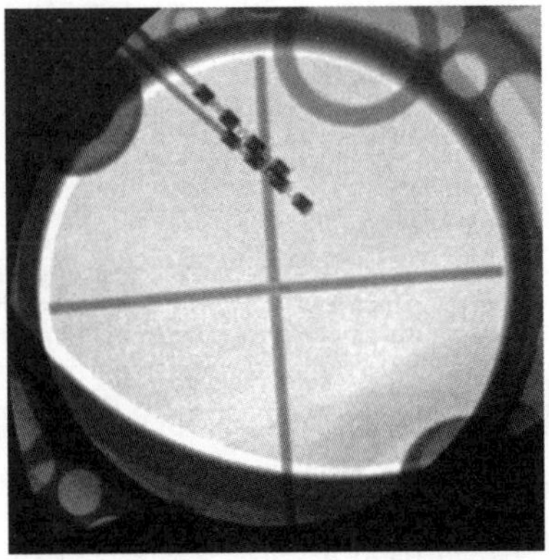

图 33.2 丘脑腹中间核脑深部电刺激术中 X 线透视检查

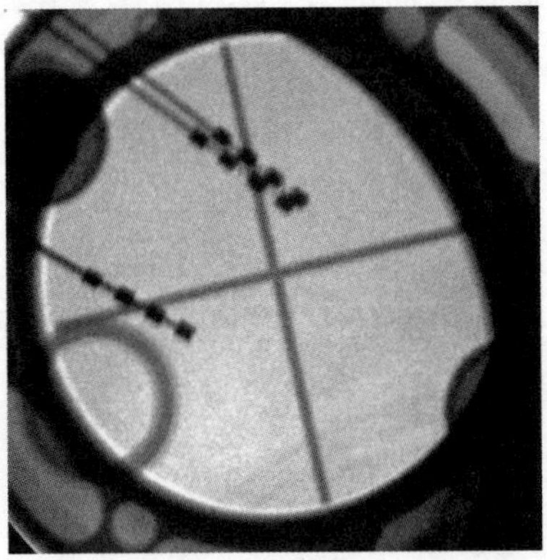

图 33.3 内侧苍白球脑深部电刺激术中 X 线透视检查

并发症

构音障碍。

疑难分析和处置

患者双侧 Vim DBS 首次程控时，我们在两侧均使用单极设置，实现了对震颤的良好控制（表 33.1）。他的震颤逐渐加重，因此进行了第二次程控。我们将左侧 Vim DBS 设置更改为双负单极，将右侧 Vim DBS 触点从 11 更改为 10（更腹侧触点），再一次使震颤得到了充分控制（表 33.2）。我们逐渐增加了幅值，使震颤得到充分控制（表 33.3）。然而 2 年后，控制震颤良好的参数设置导致了构音障碍恶化（表 33.4）。同时，患者的 PD 症状也继续恶化，出现异动症和运动波动，并需要增加左旋多巴/卡比多巴的剂量。因此，我们以双侧 GPi 为靶点进行了第二次 DBS 手术。GPi DBS 的第一次程控，我们使用了脉冲宽度为 90μs、频率为 180 Hz 的双负单极设置（表 33.5B），这样能够减小患者 Vim DBS 的参数，使构音障碍显著改善（表 33.5A）。随着微毁损效应的消退，患者的 PD 症状加重，我们进行了 GPi DBS 的第二次程控，调整了参数设置（表 33.6B）。这也有助于降低 Vim DBS 的参数设置，并且不影响震颤控制，构音障碍也进一步改善（表 33.6A）。

表 33.1 丘脑腹中间核 DBS 第一次程控后的参数（2015 年 9 月）

	触点	电压/V	脉宽/μs	频率/Hz	治疗反应
左侧 Vim	2−	2.5	60	130	震颤充分控制
右侧 Vim	11−	1.4	60	130	

表 33.2 丘脑腹中间核 DBS 第二次程控后的参数（2015 年 10 月）

	触点	电压/V	脉宽/μs	频率/Hz	治疗反应
左侧 Vim	2−3−	2.8	60	140	震颤控制改善
右侧 Vim	10−	1.7	60	140	

表 32.3　丘脑腹中间核 DBS 第三次程控后的参数(2015 年 12 月)

	触点	电压/V	脉宽/μs	频率/Hz	治疗反应
左侧 Vim	2−3−	3.3	60	140	震颤控制改善
右侧 Vim	10−	2.0	60	140	

表 33.4　双侧苍白球内侧部 DBS 术前的丘脑腹中间核刺激参数(2017 年 5 月)

	触点	电压/V	脉宽/μs	频率/Hz	治疗反应
左侧 Vim	2−3−	4.15	60	140	震颤充分控制，中度构音障碍
右侧 Vim	10−	2.0	60	140	

表 33.5A　双侧苍白球内侧部 DBS 术后的丘脑腹中间核刺激参数(2017 年 9 月)

	触点	电压/V	脉宽/μs	频率/Hz	治疗反应
左侧 Vim	2−3−	2.8	60	140	震颤充分控制，构音障碍改善
右侧 Vim	10−	2.5	60	140	

表 33.5B　双侧苍白球内侧部 DBS 第一次程控后的参数(2017 年 9 月)

	触点	电压/V	脉宽/μs	频率/Hz	治疗反应
左侧 GPi	2−	2.7	90	180	震颤、迟缓、僵直改善
右侧 GPi	10−	1.5	90	180	

表 33.6A　双侧苍白球内侧 DBS 术后第二次程控后的丘脑腹中间核刺激参数(2018 年 1 月)

	触点	电压/V	脉宽/μs	频率/Hz	治疗反应
左侧 Vim	2−3−	2.6	60	140	震颤充分控制，构音障碍改善
右侧 Vim	10−	2.3	60	140	

表 33.6B　双侧苍白球内侧部 DBS 第二次程控后的参数(2018 年 1 月)

	触点	电压/V	脉宽/μs	频率/Hz	治疗反应
左侧 GPi	2−	3.5	90	180	震颤、运动迟缓、僵直改善
右侧 GPi	10−	2.65	90	180	

结　果

本病例为伴有严重震颤的 PD 患者提供了一个可能的选择方案，即考虑 Vim DBS 后，对 PD 的其他运动症状进行双侧 GPi DBS 补救。我们中心仍对该患者进行着随访。结合 Vim 和 GPi DBS 治疗，患者能很好地控制运动症状，包括静止性震颤、运动性震颤、僵直和运动迟缓。患者有较好的平衡能力，跌倒十分少见，不需要拐杖或助步器。震颤的良好控制使他得以在 73 岁时重新开始从事一些锁匠的工作。患者之前出现的语言问题也得到了解决，因为 GPi DBS 植入后可降低 Vim DBS 参数设置。在我们最近一次的随访中，即患者震颤发病 12 年后，其 UPDRS 第三部分评分为 29 分。

讨　论

虽然大多数 ET 患者不会随着时间的推移出现帕金森病症状，但的确有一部分 ET 患者会发展为 PD[1]。流行病学研究表明 3%～19%的 ET 患者最终合并了 PD[2-4]。另一方面，虽然 PD 患者通常有静止性震颤，但运动性震颤也是 PD 的常见特征。一项研究表明，在 870 名 PD 患者中，通过画螺旋线发现，只有 1.3%的患者没有运动性震颤。有趣的是，这项研究还表明，在 29 例没有姿势性或静止性震颤的 PD 患者中，8 例有中度运动性震颤，4 例有重度运动性震颤[5]。我们汇报的这例患者最初诊断为原发性震颤，但考虑到发病年龄和疾病特征，这种震颤很可能是由于帕金森病。

Vim DBS 是一种公认的治疗药物难治性 ET 的疗法，而 PD 患者也可能受益于 Vim（仅震颤）或以 STN 或 GPi 为靶点的 DBS[6-7]。同时进行 GPi 和 Vim 的 DBS 已有报道，用于治疗肌张力障碍震颤患者[8]。

先前的研究表明，GPi DBS 对 PD 的多种运动症状（包括震颤）都有效，而 Vim DBS 对 PD 的震颤控制有效，但对 PD 运动症状的其他方面（包括运动迟缓、僵硬和姿势不稳）效果不佳[6-7]。然而，目前尚不清楚 GPi 和 Vim 的 DBS 是否能协同控制震颤。我们的病例清楚地显示了 2 个靶点在改善患者症状上的协同效应，其不仅改善了震颤控制，而且降低了 Vim DBS 程控参数，使 DBS 诱发的构音障碍显著改善。

GPi DBS 和 STN DBS 在治疗 PD 运动症状方面具有同等的疗效[7]。然而，考虑到 STN DBS 相关的认知问题，我们选择 GPi 作为靶点。由于该核团体积较大，GPi DBS 通常更快耗尽电池电量。在这一点上，我们的患者在使用 2 年后更换了 GPi DBS 的植入式脉冲发生器(implantable pulse generator，IPG)，而他的 Vim DBS 的 IPG 在术后 4 年仍能正常工作。

PD 的震颤通常对多巴胺能药物以及 GPi 或 STN 的 DBS 有反应。对于严重震颤，用于 ET 的药物，包括普萘洛尔、扑米酮、托吡酯、加巴喷丁和苯二氮䓬类药物，也可能提供更多的疗效[9]。对于 DBS 的术后程控，通常较高频率的刺激能带来更好的震颤控制，但不幸的是，它也可能导致更高的姿势平衡问题以及构音障碍。我们报道的这例 PD 患者有着非常严重的药物难治性震颤，其中 Vim DBS 最初对震颤控制有效，但 2 年后由于震颤控制参数的增加导致严重的构音障碍。于是我们进行了第二次以 GPi 为靶点的 DBS 手术，GPi DBS 与 Vim DBS 协同作用以更好地控制震颤，并降低 Vim DBS 的参数改善构音障碍。

综上所述，Vim DBS 和 GPi DBS 可以安全地同时植入，并且它们可以协同工作以改善震颤控制。Vim DBS 可用于 PD 的难治性震颤，而解决 PD 相关其他运动症状的二次补救 DBS 手术可以选择 GPi 或 STN 为靶点。对于这个病例，我们不清楚为什么 Vim DBS 不能关闭，原因可能是 GPi DBS 的电极位置不够理想，或者姿势动作性震颤确实严重到需要 Vim 靶点来进行治疗。

知识精要

对于 PD 患者，伴有严重药物难治性震颤且运动迟缓和僵直相对轻微时，可以考虑植入 Vim DBS。

为控制震颤而植入 Vim DBS 的患者，如果后来出现明显的帕金森病症状，可以考虑以 GPi 或 STN 为靶点的第二次补救性手术。

GPi DBS 和 Vim DBS 可协同作用于震颤控制，获得良好的整体症状治疗效果，并显著改善刺激相关的副作用。在多数情况下，如果导线位于最佳位置，则只需要一个靶点。

如果患者有 2 级或 2 级以上的姿势动作性震颤，Vim DBS 可能是必需的，因为 STN 和 GPi 的 DBS 对静止震颤更有效。

【参考文献】

[1] Shahed J,Jankovic J. Exploring the relationship between essential tremor and Parkinson's disease[J]. Parkinsonism Relat Disord,2007,13:67－76.

[2] Geraghty J J,Jankovic J,Zetusky W J. Association between essential tremor and Parkinson's disease[J]. Ann Neurol,1985,17:329－333.

[3] Koller W C,Busenbark K,Miner K. The relationship of essential tremor to other movement disorders: report on 678 patients[J]. Essential Tremor Study Group[J]. Ann Neurol,1994,35:717－723.

[4] Cleeves L, Findley L J, Koller W. Lack of association between essential tremor and Parkinson's disease[J]. Ann Neurol,1988,24:23－26.

[5] Kraus P H,Lemke M R,Reichmann H. Kinetic tremor in Parkinson's disease: an underrated symptom[J]. J Neural Transm (Vienna),2006,113:845－853.

[6] Benabid A L,Pollak P,Gao D,et al. Chronic electrical stimulation of the ventralis intermedius nucleus of the thalamus as a treatment of movement disorders[J]. J Neurosurg,1996,84:203－214.

[7] Williams N R,Foote K D,Okun M S. GPi deep brain stimulation: translating the rematch into clinical practice[J]. Mov Disord Clin Pract,2014,1:24－35.

[8] Schadt C R,Charles P D,Davis T L,et al. Thalamotomy,DBS-Vim,and DBS-GPi for generalized dystonia: a case report[J]. Tenn Med,2007,100:38－39.

[9] Louis E D. Diagnosis and management of tremor[J]. Continuum (Minneap Minn),2016,22:1143－1158.

（赖伊杰）

第34章　帕金森病患者脑深部电刺激术后睡眠质量的预期改善和严重噩梦的意外改善

Laurice Yang

脑深部电刺激的指征

帕金森病(PD)伴运动症状波动。

病史及相关检查

患者男性,68岁。帕金森病、高血压和高脂血症病史,接受脑深部电刺激(deep brain stimulation,DBS)手术评估时。患者于12年前开始出现左侧肢体运动迟缓、僵硬、静止性震颤等帕金森病症状。随着病程进展,患者出现了拖曳步态,而且静止性震颤逐渐发展至右手。据患者描述,他人生的大部分时间都受到关于自己童年的噩梦困扰。这些梦每周会发生数次,当他在工作或家中压力更大时,噩梦的频率还会增加。

术前评估发现左旋多巴能明显改善患者的运动迟缓、僵硬和静止性震颤。患者没有排除标准,获准继续手术。我们和患者讨论过,像情绪、噩梦这样的非运动性症状术后是否改善尚不能确定。患者了解并接受了双侧丘脑底核(subthalamic nucleus,STN)的DBS。

并发症

该患者未出现手术相关并发症。

疑难分析和处置

在首次程控开始时，患者仍存在“微损伤效应”，表现为震颤和运动迟缓有所改善，而且患者的噩梦频率减少。另外，手术后患者总体上感到更快乐，压力减小。我们首先予以单极刺激：右侧 C+1－，左侧 C+9－，脉冲宽度为 60 μs，频率为 130 Hz，电压为 1 V。在第二次程控时，患者的运动迟缓和静止性震颤已经改善，有趣的是他的睡眠质量和噩梦也有所改善。自初次程控之后，在过去的 2 个月里，患者只经历了 2 次噩梦。患者非常感激 DBS 手术使他的运动症状得到了改善，但更加感激涕零的是过去使用药物也难以治疗的噩梦症状在 DBS 手术后也基本得到了解决。

结　果

此病例在 DBS 术后 1 年内一直随访，但之后失访了。在随访的 1 年中，患者双侧电极的电压缓慢增高，左侧电极升高至 2.7 V，右侧电极升高至 2.2 V，患者的运动反应良好，噩梦基本上消失。

讨　论

DBS 对非运动症状的影响一直是一个热门话题。尽管目前关于 DBS 治疗非运动性症状的证据有限，但有人认为，STN 刺激可改善非运动性症状，如疲劳、疼痛和焦虑[1,3-5]，而且刺激后运动症状改善较大患者的非运动症状改善更为显著[1]。在这个病例中，病人的运动症状对 DBS 反应非常好。虽然关于 DBS 改善噩梦作用的文献有限，但是双侧或单侧 STN 刺激可以提高患者的睡眠质量[4,6-7]。一项队列研究表明，左侧运动症状更差的患者在治疗前睡眠质量更差，并且接受单侧 STN DBS 手术后睡眠质量最好[4]。有趣的是，我们报告的这名患者左侧症状更严重。虽然在这一领域还有更多的研究需要做，但令人深思的是，运动症状的偏侧性可能与更多的睡眠症状有关。此外，调整 DBS 程序以减轻非运动症状也是可能的，例如使用 STN DBS 的腹侧触点刺激可以改善情绪和睡眠症状[8-9]。

目前有多个理论解释为什么刺激改善睡眠质量。睡眠的改善可归因于多种因素，包括情绪的变化、运动能力、抗帕金森病药物和睡眠模式[4]。有研究表明 DBS 可能影响 STN 边缘亚区，从而调节情绪通路[5]。这可以增加患者对疼痛的耐受性[5]，进而提高睡眠质量[10-11]。睡眠的改善也可能与 DBS 运动症状减轻后感觉更舒适和放松有关[12]。无论哪种情况，未来的研究都需要更好地理解 DBS 如何影响睡眠生理机能，以及这将如何影响未来的治疗策略。

知识精要

帕金森病患者存在大量非运动性症状，严重影响生活质量，其中就包括睡眠质量。

帕金森病非运动症状，如情绪和睡眠质量（我们的病例），可以通过 STN DBS 刺激得到改善。

STN 和苍白球内侧部 DBS 对帕金森病患者睡眠及其他非运动症状的影响尚需进一步研究。

目前还不清楚本病例长期噩梦得到改善的机制。

【参考文献】

[1] Fabbri M, Coelho M, Guedes L, et al. Acute response of non motor symptoms to subthalamic deep brain stimulation in Parkinson's disease[J]. Parkinsonism Relat Disord, 2017, 41: 113-117.

[2] Kim H, Jeon B, Paek S. Non motor symptoms and subthalamic deep brain stimulation in Parkinson's disease[J]. J Mov Disord, 2015, 8(2): 83-91.

[3] Wolz M, Hauschild J, Fauser M, et al. Immediate effects of deep brain stimulation of the subthalamic nucleus on nonmotor symptoms in Parkinson's disease[J]. Parkinsonism Relat Disord, 2012, 18(8): 994-997.

[3] Amara A, Standaert D, Futhrie S, et al. Unilateral subthalamic nucleus deep brain stimulation improves sleep quality in Parkinson's disease[J]. Parkinsonism Relat Disord, 2012, 18: 63-68.

[5] Marques A, Chassin O, Morand D, et al. Central pain modulation after subthalamic nucleus stimulation[J]. Neurology, 2013, 81(7): 633-640.

[6] Hjort N, Ostergaard K, Dupont E. Improvement of sleep quality in patients with advanced Parkinson's disease treated with deep brain stimulation of the subthalamic nucleus[J]. Mov Disord, 2004, 19(2): 196-199.

[7] Chahine L, Ahmed A, Sun Z. Effects of STN DBS for Parkinson's disease on restless leg syndrome and other sleep related measures[J]. Parkinsonism Relat Disord, 2011, 17(3): 208-211.

[8] Dafsari H, Petry-Schmelzer J, Ray-Chaudhri K, et al. Non-motor outcomes of subthalamic stimulation in Parkinson's disease depend on location of active contacts[J]. Brain Stim, 2018, 11: 904-912.

[9] York M, Wilde E, Simpson R, et al. Relationship between neuropsychological outcome and DBS surgical trajectory and electrode location[J]. J Neurol Sci, 2009, 287(1-2): 159-171.

[10] Keskindag B, Karaaziz M. The association between pain and sleep in fibromyalgia[J]. Saudi Med J, 2017, 38(5): 465-475.

[11] Gerhard J, Burns J, Post K, et al. Relationships between sleep quality and pain-related factors for people with chronic low back pain: tests of reciprocal and time of day effects[J]. Ann Behav Med, 2017, 51(3): 365-375.

[12] Eugster L, Bargiotas P, Bassetti C, et al. Deep brain stimulation and sleep-wake functions in Parkinson's disease: A systematic review[J]. Parkinsonism Relat Disord, 2016, 32: 12-19.

[13] Witt K, Daniels C, Reiff J, et al. Neuropsychological and psychiatric changes after deep brain stimulation for Parkinson's disease: a randomized multicentre study[J]. Lancet Neurol, 2008, 7: 605-614.

[14] Castelli L, Perozzo P, Zibetti M, et al. Chronic deep brain stimulation of the subthalamic nucleus for Parkinson's disease: effects on cognition, mood, anxiety, and personality traits[J]. Eur Neurol, 2006, 55: 136-144.

（冯基高）

第四部分 肌张力障碍

第35章　脑深部电刺激治疗肌张力障碍的患者选择标准

Laura S. Surillo Dahdah, Rasheda El-Nazer, Richard B. Dewey, Jr., Padraig O'Suilleabhain, Shilpa Chitnis

患者选择

肌张力障碍是一种运动障碍，其特征是持续性或间歇性肌肉收缩引起的异常运动和(或)姿势，常重复出现。肌张力障碍性运动通常是模式化的、扭曲的，常伴有震颤。肌张力障碍可由随意运动诱发或加剧，并伴有远端肌群兴奋的泛化[1]。肌张力障碍诊断标准的最新修订版将肌张力障碍分为2条主线：①临床特征(发病年龄、时间模式、症状分布如局灶型、节段型或全身型以及伴随症状)；②病因，包括特发性/遗传性，或继发于其他神经系统疾病[1]。肌张力障碍的药物治疗通常难以让人满意，包括左旋多巴、抗胆碱能药物、肌松剂、苯二氮䓬类药物和肉毒毒素注射(尤其针对局灶型和节段型肌张力障碍)等。由于作用有限且存在潜在的明显副作用，如镇静和认知障碍，药物治疗的结果通常不是最佳的。美国食品和药品管理局以人道主义豁免设备批准了脑深部电刺激(deep brain stimulation，DBS)用于治疗难治性的全身型肌张力障碍。许多小样本研究表明双侧苍白球内侧部(globus pallidus interna，GPi)的DBS对全身型和局灶型肌张力障碍都有效，包括颈部肌张力障碍和迟发性肌张力障碍[2-3]。与其他形式的肌张力障碍相比，DBS治疗迟发性肌张力障碍的效果可能出现更快，而前者可能会延迟数周甚至数月后出现治疗效果。在某些情况下，对于药物治疗或肉毒毒素注射(如适用)治疗反应不佳的全身型、颈部、迟发性和其他肌张力障碍的致残性症状，DBS可能是一种合适的治疗方法。固定挛缩的存在可能会限制DBS的疗效，但疼痛等症状可能会改善[4-5]。在应用DBS治疗肌张力障碍时，严格的患者选择和共患病的仔细管理对取得良好的结果至关重要。

通常来说，除迟发性肌张力障碍外，原发性（特发性）肌张力障碍患者对DBS的反应比继发性肌张力障碍患者更好。该观察结果使用了基于旧的原发性和继发性肌张力障碍的术语。还应该注意，某些基因型的肌张力障碍可能对DBS反应良好（如DYT1肌张力障碍）[6]。在术前多学科团队要通过病史、脑磁共振成像（MRI）、诊断性药物试验（如在正确使用左旋多巴），以及在某些情况下甚至进行基因检测来明确诊断。

肌张力障碍的术前检查应确认或排除潜在的关节挛缩，并明确能否还原。这种检查在极少数情况下需要麻醉。不能通过物理治疗减轻的挛缩通常对DBS手术也不会明显反应[4]。

考虑DBS治疗的肌张力障碍患者通常有功能障碍和残疾。这种功能障碍可能包括行动不便、疼痛和社交孤立。建议医生在术前对肌张力障碍的严重程度进行量化评估，使用诸如Burke－Fahn－Marsden肌张力障碍评定量表（BFMDRS）、统一肌张力障碍评分量表（UDRS）和多伦多西部痉挛性斜颈评分量表（TWSTRS）等有效量表[7]。术后还应每隔一段时间使用量表评估，以评估DBS反应并促进质量改进。目前，关于残疾、肌张力障碍和疼痛严重程度的阈值分数尚无共识，因此应使用多学科方法仔细选择每一个病例。生活质量（QoL）量表也可能有助于量化基线情况和DBS的临床反应。

只有在适当的药物治疗和肉毒毒素注射治疗（如适用）未能对患者残疾提供一定程度改善的情况下，才应考虑DBS手术治疗[7]。在肌张力障碍中经常使用的药物类别包括抗胆碱能药、苯二氮䓬类药物、抗癫痫药和解痉药[7]。选择进行手术干预的典型肌张力障碍患者一般应尝试过左旋多巴、抗胆碱能药、巴氯芬、苯二氮䓬类药物和丁苯那嗪并治疗失败，不过许多专业的运动障碍中心并不认为需要为每个患者试用所有类别的药物[8]。DBS术前需要尝试的药物以及剂量目前尚无共识。临床医生应利用多学科团队讨论和临床判断来决定哪些疗法将提供有利的风险效益比，来证明治疗的合理性。对于全身型肌张力障碍的病例，尤其是儿童，如果肌张力障碍得不到治疗则可能发展为固定的骨骼畸形，因此建议尽早考虑DBS治疗。总的来说，GPi-DBS治疗肌张力障碍的选择标准仍不明确[4,9]。

理想的情况下，DBS的候选者评估应包括一个多学科团队（神经心理学、神经外科、精神病学和康复科）以及神经影像学评估[10-11]。此外，使用标准的肌张力障碍评定量表进行录像的临床评估是有用的。有社会工作者和财务顾问参与的中心能为多学科团队做出贡献。营养学家对体重低于50 kg的病人特别有帮助。

肌张力障碍的诊断和病因

对肌张力障碍患者进行 DBS 评估时，病史采集和检查应着重于明确肌张力障碍是否存在可能的继发原因。除迟发性肌张力障碍外，继发性肌张力障碍通常对 DBS 反应较差。医生应询问患者的出生情况、早期发育、药物使用、毒物暴露（如锰和一氧化碳）、家族史和创伤的情况[12-15]。代谢性疾病，如 Wilson 病、戊二酸尿症、丙酸血症和甲基丙二酸尿症导致的肌张力障碍应排除在手术之外（但有些患者也可能对 DBS 治疗有部分反应，或 DBS 可缓解角弓反张）。如果肌张力障碍是全身型的且发病时间在 26 岁之前，应检测患者的 DYT1 基因（这个检查已经商业化）[16]。许多中心现在也检测 DYT6 基因。影像检查也是需要的，用于排除肌张力障碍的继发病因[15,17-18]。继发性肌张力障碍的最佳大脑靶点尚不明确。在某些情况下，如脑性瘫痪和铁沉积病，DBS 治疗也是一种权宜之计[16]。

因为很少有对照研究探讨结果的预测因素，因此确定哪些患者对 DBS 治疗有效具有挑战性。尽管如此，我们已经知道某些类型的肌张力障碍的反应要好于其他（原发性全身型、颈部/节段型和迟发性肌张力障碍较继发性肌张力障碍反应更好）。由于继发性肌张力障碍患者不太可能从 DBS 治疗中获益，所以在转诊患者进行 DBS 评估之前，对肌张力障碍的类型和原因进行分类非常重要[7,19]。

脑深部电刺激可改善的症状

1 特发性肌张力障碍

目前，有Ⅰ级证据支持 DBS 对遗传性、特发性全身型或节段型肌张力障碍有效。这一证据水平的研究设置了对照并且双盲评估，发现术后 3 个月的运动症状改善了 40%～50%[4,20]。2005 年，Vidailhet 等人报告了 22 例特发性全身型肌张力障碍患者在 GPi DBS 治疗后肌张力障碍的严重程度得到显著改善。这是一项多中心、前瞻性、对照研究，在术后 3 个月随访时进行有或无电刺激条件下的双盲评估[20]。1 年后，Kupsch 等人发表了一项多中心的随机假治疗对照的研究（RCT），结果显示，在双侧 GPi DBS 治疗 3 个月后，20 例全身型或节段型特发性肌张力障碍患者的症状严重程度有了显著改善[21]。2012 年，Volkmann 等人发现，手术后 3 年和 5 年，苍白球电刺激仍然是严重特发性肌张力障碍患者的一种有效且相对安全的治疗选择，其运动改善为 50%～60%[22]。从这些已发表的病例队列中积累的经验表明，更年轻的患者以及不太严重的肌张力障碍与更好的运动改善有关，但与功能改善无关。

目前，许多研究支持双侧 GPi DBS 治疗肌张力障碍的疗效。一项双盲假刺激对照试验评估了 22 例双侧 GPi-DBS 治疗的特发性或遗传性、单纯型、全身型肌张力障碍患者，术后 3 个月时，刺激组的 BFMDRS 运动和残疾评分分别改善了 47%和 34%，对照组分别改善了 25%和 24%。该队列中，面部、言语和吞咽评分没有变化，DYT1 基因状态对治疗效果没有影响[20]。同一队列的开放性长期随访研究显示，术后 3 年运动改善效果保持，BFMDRS 的平均改善率为 58%[23]。另一项由一个德国团队主持的多中心双盲假刺激对照研究分析了 40 例特发性或遗传性、单纯型、节段型或全身型肌张力障碍患者。术后 3 个月时，刺激组的运动和残疾评分分别改善了 39.3%和 37.5%，对照组分别改善了 4.9%和 8.3%。之后患者转入刺激开状态，术后 6 个月后肌张力障碍症状减少了 48%。没有任何临床特征包括 DYT1 基因突变能预测运动结果[9]。为评估 GPi DBS 治疗肌张力障碍的长期疗效，一项前瞻性研究评估了 38 例患者术后 5 年的运动和残疾评分，分别改善了 57.8%和 47%。除言语和吞咽功能外，所有运动症状均得到改善。除社交和情感功能外，所有生活质量指标在 DBS 后均得到改善[21]。

其他几项研究也评估了 GPi DBS 治疗特发性、DYT1 和 DYT6 全身型肌张力障碍的长期疗效，发现 BFMDRS 运动评分改善 42%～80%，残疾评分改善 23%～70%[24-31]。最近的一项研究报告了目前时间最长的随访，患者手术后随访最长达 19 年[29]。末次随访时 BFMDRS 运动和残疾评分分别改善了 57%和 23.3%。DYT1 和单纯型特发性肌张力障碍在结果上没有差异。最近一项关于 GPi DBS 治疗单纯型肌张力障碍（包括颈部肌张力障碍）疗效的荟萃分析显示，术后 6 个月时 BFMDRS 运动评分平均降低 23.8 分，到末次随访时降低 26.6 分（随访 6～72 个月，平均 32.5 个月）[32]。

对于颈部肌张力障碍，Volkmann 等人在 2012 年报道了仅有的一项Ⅰ级证据的随机对照研究，结果显示双侧 GPi DBS 治疗 3 个月后，颈部肌张力障碍的严重程度和相关残疾减少了 26%[22]。

2007 年，一项设计良好的盲评研究报告了 10 例患者术后 12 个月的结果，

TWSTRS 严重程度、残疾和疼痛评分平均改善了 44%、64% 和 65%[33]。Hung 等人报告了 10 例颈部肌张力障碍患者在术后 3 年的长期随访中持续有效[34]。尽管大多数报告表明总体改善，也有一些报道显示头和颈部位置症状仅略有改善，但相关颈部疼痛显著改善。

2002 年，一项前瞻性单盲研究显示，5 例患者的 TWSTRS 严重程度评分在 GPi DBS 治疗 3 个月后最初改善了 38%，20 个月后改善了 63%，残疾评分也改善了 69%[35]。一项前瞻性随机假刺激对照研究对 62 名颈部肌张力障碍患者在术前和术后 3 个月进行了评估。GPi DBS 组的 TWSTRS 严重程度和残疾评分分别改善了 26% 和 41%，而对照组的改善率分别为 6% 和 11%[36]。有 4 项研究证实了 GPi-DBS 治疗颈部肌张力障碍的长期有效性，平均改善 47.6%～70%（术后随访 2.5～10 年）[24,37-39]。许多研究表明长期生活质量也同样改善。

在极少数情况下，肌张力障碍 DBS 中的 GPi 靶点与帕金森病症状有关。此外，肌张力障碍（全身型和颈部）DBS 的新靶点正在出现，包括 STN。STN DBS 治疗颈部肌张力障碍可能导致可逆的异动症（通过降低电流强度或刺激位置来纠正）。我们可能会看到针对特定疾病的治疗靶点会有所增加。

其他类型的单纯型局灶型肌张力障碍，包括肌张力障碍性躯干前屈症[40]、局灶型手张力障碍[41-42]和 Meige 综合征[43]。总体而言，GPi DBS 对这些肌张力障碍治疗效果良好。口面部肌张力障碍，包括言语和吞咽问题，经 GPi DBS 治疗后获益不如四肢和颈部肌张力障碍，且在许多情况下没有任何反应甚至恶化[20-21]。尽管如此，一些报告展示了难治性 Meige 综合征患者的良好短期效果[44-47]。甚至从长期来看，对 12 例 Meige 综合征患者的回顾性分析，发现 6.5 年后 BFMDRS 运动评分改善了 53%，眼睛子项评分改善了 47%，嘴的评分改善了 56%，言语和吞咽评分改善了 64%[43]。此外，最近的一项对 Meige 综合征患者的长期分析显示，BFMDRS 评分在平均随访 66 个月后改善了 58.9%。

2 继发性肌张力障碍

总的来说，与特发性局灶型、全身型或节段型肌张力障碍相比，DBS 治疗继发性和神经退行性肌张力障碍的有效性的证据不足。在这些疾病中观察到的获益减少可能与潜在疾病的进展有关。患有神经退行性肌张力障碍的个体也被认为有更大风险发生 DBS 副作用。对于继发性肌张力障碍患者，目前没有明确适合 DBS 手术的指南。

迟发性肌张力障碍会导致一些患者出现明显的残疾，而手术治疗已经取得了可喜的结果。2007 年，Damier 等人发表的一项Ⅲ级证据的研究证实了双侧

GPi DBS 治疗迟发性肌张力障碍的有效性。该研究对 10 例患者术后 6 个月时进行双盲评估，与关闭刺激相比，刺激打开时锥体外系症状评分量表(ESRS)得分平均下降了 50%左右[49]。总的来说，已经有几项研究证实 GPi DBS 治疗迟发性肌张力障碍的有效性和安全性[50]，包括 Pouclet-Courtemanche 等人于 2016 年发表的一项研究[51]。迟发性肌张力障碍对苍白球毁损术和 DBS 治疗都有反应。临床经验和研究表明，DBS 治疗迟发性肌张力障碍的效果可能是即刻出现的，而其他肌张力障碍的 DBS 治疗效果往往是延迟出现的。

有证据表明应用 DBS 治疗可以部分改善脑性瘫痪(cerebral palsy，CP)的症状。一项前瞻性研究分析了 13 例脑性瘫痪患者行双侧 GPi DBS 治疗的疗效，术后 12 个月 BFMDRS 运动评分改善 24%。子项评分分析显示中轴(颈部和躯干)和肢体功能改善，而面部、言语和吞咽功能没有改善。生活质量相关的功能残疾、疼痛和心理健康也得到显著改善。必须强调的是，这些患者在接受 DBS 治疗后没有出现任何认知或情绪上的恶化[52]。一项纳入 20 项研究共 68 例接受 GPi DBS 治疗的脑性瘫痪患者的荟萃分析显示，平均随访 12 个月后 BFMDRS 运动评分改善 23.6%。该量表中残疾部分的评分改善为 9.2%，虽然不那么令人印象深刻，但仍有统计学差异。作者观察到肌张力障碍的严重程度和临床结果之间存在显著的负相关[53]。有专家认为，DBS 治疗脑性瘫痪带来的改善对患者个体和家庭都是有益的，尽管这无法通过传统的评分量表体现。

关于继发性肌张力障碍的 DBS 治疗，一项Ⅲ级证据研究纳入了 8 例不同病因(脑炎、缺氧损伤、败血症、神经安定剂、卒中和放射治疗导致的脑性瘫痪)的患者。结果显示整体有效，6 例患者的 UDRS 评分改善(从术前的 40 分降至术后的 26.4 分)，但也证实了之前的临床经验，即继发性或神经退行性肌张力障碍对 DBS 治疗的反应通常不如特发性肌张力障碍，而迟发性肌张力障碍是个例外[54]。

肌阵挛一肌张力障碍综合征可能与遗传基因突变有关，特别是 SGCE 基因，或者可能是另一种潜在疾病(如线粒体疾病)的表现。一般来说，无论是何病因，应用 GPi 或丘脑腹中间核(ventral intermediate，Vim)的 DBS 治疗都是有效的。从副反应方面考虑，GPi DBS 较 Vim DBS 刺激导致的不良事件更少，因此可能更为合适。对单独应用 GPi DBS 治疗无效的致残性肌阵挛，联合应用 GPi DBS 和 Vim DBS 治疗可能有益[55]。

DBS 手术的风险及患者和家属的预期

1　风险

DBS 治疗最常见的严重并发症包括脑出血、感染和电极导线断裂。这些并发症的发生率大多来源于所有接受 DBS 的人群，而不特指肌张力障碍。对于所有考虑行 DBS 治疗的患者，通常可以告知并发症情况是：每侧大脑半球症状性脑出血风险为 1%～2%，设备相关性感染风险为 5%～10%，严重时需要手术移除硬件，电极断裂风险为每年 1%～2%[56]。

这些数据是从诸多研究中得出的结果，并假设大多数 DBS 治疗中心有合理的质量控制。

既往研究表明 GPi DBS 治疗肌张力障碍是一个普遍耐受良好的手术。但是言语困难需要引起重视，特别是术前有言语障碍的患者，因为在多数报告中已经观察到术后出现构音障碍。在一项回顾性研究中，有 4 例患者出现了永久性言语障碍，在 Volkmann 等人的前瞻性研究中，这一数据为 60 例患者中的 7 例[22]。其他并发症包括短暂昏睡、嗜睡、昏迷、不自主运动障碍、偏瘫、颈部疼痛、电极移位和错位以及需要精神治疗的抑郁发作等[22,57]。

减少并发症的策略之一是分期手术。先进行一侧电极植入手术并等待几周或者更长时间后再植入对侧电极，患者可能更好地耐受，并减少 DBS 治疗的相关副作用。

2　预期

肌张力障碍对 DBS 治疗的反应不同，可能取决于临床[32]、遗传[58]以及电生理[59]等因素。目前的证据水平不一，从单纯型全身型肌张力障碍的Ⅰ级证据，到获得性复合型肌张力障碍的Ⅳ级证据。因此，肌张力障碍患者考虑 DBS 治疗有时可能并不简单，因为可靠的预测因素仍然模糊不清。总的来说，患有特发性或遗传性、单纯型、局灶型、节段型或全身型肌张力障碍、迟发性肌张力障碍和肌阵挛性肌张力障碍的患者似乎对 DBS 治疗反应良好，而获得性肌张力障碍和其他继发于脑损伤和神经退行性疾病的复合型肌张力障碍通常对 DBS 治疗反应不佳。即使在“良好”的 DBS 候选者中，其他因素包括骨骼畸形或继发残疾（如脊髓病）、病程、年龄、基因亚型、基线运动障碍程度，以及刺激部位与其他脑区之间连接都可能影响治疗效果。这些因素均需要在术前考虑[32,35,60-61]。

一般情况下，肌张力障碍患者应该在出现骨骼固定畸形之前接受 DBS 治疗。即使肌张力障碍的症状减轻，骨骼畸形也会限制功能改善[62]。

需要告诉患者，肌张力障碍与帕金森病及特发性震颤不同，症状的改善通常会延迟出现，需要反复程控。这个过程可能需要 6～12 个月甚至更长时间。患者还需要知道，没有明确的症状可指导医生即时程控，因此可能需要更长时间来评估结果和优化程控参数。

共患病与脑深部电刺激

请参考第 7 节关于帕金森病和特发性震颤 DBS 的患者选择。一般而言，所有的共患病都应该由多学科团队进行评估，因为心脏、肺、糖尿病和导致免疫功能低下的疾病都可能增加风险。

精神疾病、认知障碍和脑深部电刺激

神经心理测试和评估是术前评估过程的重要组成部分[63]。精神评估是必要的，因为心境障碍如抑郁和焦虑在手术后可能会加重。在伴有精神疾病的患者中，有极少数报告 GPi DBS 治疗后患者自杀[9,64]。具有严重、未解决的精神症状的患者应被排除，至少病情应得到控制后再考虑手术[7]。神经心理评估还可以筛查临床评估期间可能并不明显的心境障碍和冲动控制障碍。而且这些筛查能获得患者消遣性毒品使用史和既往精神疾病住院史。一般来说，神经心理测试很重要，因为既存的精神疾病和认知障碍在手术后可能会恶化并导致运动获益减少，导致患者在清醒手术过程中配合不力，并影响术后程控。

尽管如此，很少有研究专门讨论 DBS 对肌张力障碍非运动症状的作用，但 2 个小样本研究报告了颈部肌张力障碍患者经 GPi DBS 治疗后疼痛评分和抑郁评分显著改善[61-62,65]。另一项研究对 12 例单纯型局灶型或节段型肌张力障碍患者的研究表明 DBS 治疗后患者的记忆能力、执行功能、焦虑和抑郁都有改善[66]。其他研究还报告了 1 例患者的词语流畅性显著下降，而另 1 例患者的词语记忆显著下降[64]，或者认知功能没有变化[67]。在一项前瞻性多中心的研究中，神经心理学评估显示颈部肌张力障碍患者术后 12 个月时词语流畅性下降[68]，而其他方面不受影响。

一项采用精神心理访谈和《精神障碍诊断和统计手册(第四版)》(DSM-

Ⅳ)诊断标准对 57 例遗传性或获得性、单纯型或复合型肌张力障碍患者进行的长期神经精神研究报告显示,患者术后精神心理无显著变化(平均随访 24.4±19.6 个月)[69]。这些结果总体上支持了 GPi DBS 治疗的肌张力障碍患者的精神心理稳定性。

总的来说,从认知和精神角度来看,现有的数据表明 GPi DBS 治疗是安全的,但前提是进行充分的筛查和优化治疗。从现有的Ⅳ级证据研究来看,DBS 治疗后自杀的发生率很低,然而术后对神经精神症状的监测和频繁的随访可能是低发生率的原因[9]。

术前磁共振影像

大多数情况下,基底节区存在的轻微结构异常并不是特发性肌张力障碍 DBS 治疗的禁忌证。大脑影像检查是肌张力障碍患者 DBS 术前评估的必需项目,用以明确原发性或继发性肌张力障碍的诊断,并且确定是否存在可行的手术靶点[9]。颈部肌张力障碍反复不自主的颈部运动可能会导致骨关节炎型颈椎病,这是颈部疼痛的独立危险因素。因此,颈椎平片和磁共振成像有助于术前评估骨关节炎颈椎病的严重程度。此外,骨成像有助于量化原发性肌张力障碍儿童的脊柱畸形严重程度[70-75]。

知识精要

目前 GPi DBS 治疗全身型或节段型特发性肌张力障碍已得到公认,尤其是在药物治疗失败后。

治疗原发性和继发性肌张力障碍的新靶点仍在涌现(例如 STN、丘脑、苍白球外侧部)。

应始终采用多学科团队的筛选和管理方法。

重要的是要满足患者的期望,并讨论临床症状改善可能延迟的情况,这需要数个月并进行多次程控。

特发性或遗传性肌张力障碍患者可能从 DBS 治疗中获益最多。对于肌张力障碍基线症状较轻的年轻患者尤其如此。

DYT1 肌张力障碍可能预后较好。

对于肉毒毒素注射治疗失败的局灶型颈部肌张力障碍,GPi DBS 和 STN

DBS 都是很好的选择。

STN DBS 可能与颈部异动症有关。在极少数情况下，GPi DBS 与帕金森病症状有关。

对于继发性肌张力障碍患者，应由多学科团队谨慎考虑手术治疗选择。

总体而言 DBS 对继发性肌张力障碍疗效较差，但迟发性肌张力障碍对 GPi DBS 反应良好且快速。

肌阵挛性肌张力障碍似乎也对 GPi 和 Vim DBS 反应迅速。

患者和家属应权衡预期结果，并建议其有合理的期望。

肌张力障碍症状的改善通常会延迟数周至数月，但迟发性肌张力障碍或肌阵挛性肌张力障碍除外。

理想的肌张力障碍 DBS 候选者应没有其他共病，无痴呆，无活动性精神疾病，也没有固定挛缩。

【参考文献】

[1] Albanese A, Bhatia K, Bressman S B, et al. Phenomenology and classification of dystonia: a consensus update[J]. Movement disorders, 2013, 28(7): 863 - 873.

[2] Loher T J, Capelle H H, Kaelin-Lang A, et al. Deep brain stimulation for dystonia: outcome at long-term follow-up[J]. Journal of neurology, 2008, 255(6): 881 - 884.

[3] Trottenberg T, Volkmann J, Deuschl G, et al. Treatment of severe tardive dystonia with pallidal deep brain stimulation[J]. Neurology, 2005, 64(2): 344 - 346.

[4] Coubes P, Cif L, El Fertit H, et al. Electrical stimulation of the globus pallidus internus in patients with primary generalized dystonia: long-term results[J]. Journal of neurosurgery, 2004, 101(2): 189 - 194.

[5] Cif L, Valente E M, Hemm S, et al. Deep brain stimulation in myoclonus-dystonia syndrome[J]. Movement disorders: official journal of the Movement Disorder Society, 2004, 19(6): 724 - 727.

[6] Rodriguez R L, Fernandez H H, Haq I, et al. Pearls in patient selection for deep brain stimulation[J]. The neurologist, 2007, 13(5): 253 - 260.

[7] Marks W J Jr. Deep brain stimulation management[M]. Cambridge, UK: Cambridge University Press, 2005.

[8] Albanese A, Barnes M P, Bhatia K P, et al. A systematic review on the diagnosis and treatment of primary (idiopathic) dystonia and dystonia plus syndromes: report of an EFNS/MDS-ES Task Force[J]. European journal of neurology, 2006, 13(5): 433 - 444.

[9] Bronte-Stewart H, Taira T, Valldeoriola F, et al. Inclusion and exclusion criteria for DBS in dystonia[J]. Movement disorders, 2011, 26(S1): S5 - S16.

[10] Tagliati M, Shils J, Sun C, et al. Deep brain stimulation for dystonia[J]. Expert review of medical devices, 2004, 1(1): 33 - 41.

[11] Volkmann J,[J] Benecke R. Deep brain stimulation for dystonia: patient selection and evaluation. Movement disorders: official journal of the Movement Disorder Society, 2002, 17(S3):S112 - S115.

[12] Kostic V S, Svetel M, Kabakci, et al. Intrafamilial phenotypic and genetic heterogeneity of dystonia[J]. Journal of the neurological sciences,2006,250,(1 - 2):92 - 96.

[13] Pierro M M,Bollea L,Di Rosa G,et al. Anoxic brain injury following neardrowning in children[J]. Rehabilitation outcome: three case reports. Brain injury,2005,19(13):1147 - 1155.

[14] O'Riordan S, Hutchinson M. Cervical dystonia following peripheral trauma[J]. Journal of neurology,2004,251(2):150 - 155.

[15] Tan M H, Lim E. Post-encephalitic segmental dystonia with apraxia of eyelid opening[J]. Parkinsonism & related disorders,2004,10(3):173 - 175.

[16] Bressman S B, Fahn S, Ozelius L J, et al. The DYT1 mutation and nonfamilial primary torsion dystonia[J]. Archives of neurology,2001,58(4):681 - 682.

[17] Crompton D E,Chinnery P F,Bates D,et al. Spectrum of movement disorders in 282 neuroferritinopathy[J]. Movement disorders: official journal of the Movement Disorder Society, 2005,20(1):95 - 99.

[18] Meunier S,Lehéricy S,Garnero L,et al. Dystonia: lessons from brain mapping[J]. Neuroscientist,2003,9(1):76 - 81.

[19] Fox M D,Alterman R L. Brain stimulation for torsion dystonia[J]. JAMA neurology,2015, 72(6):713 - 719.

[20] Vidailhet M,Vercueil L,Houeto J L,et al. Bilateral deep-brain stimulation of the globus pallidus in primary generalized dystonia[J]. New England Journal of Medicine,2005,352(5): 459 - 467.

[21] Kupsch A,Benecke R,Müller J,et al. Pallidal deep-brain stimulation in primary generalized or segmental dystonia[J]. New England Journal of Medicine,2006,355(19):1978 - 1990.

[22] Volkmann J,Wolters A,Kupsch A,et al. Pallidal deep brain stimulation in patients with primary generalised or segmental dystonia: 5-year follow-up of a randomised trial[J]. Lancet Neurology,2012,11(12):1029 - 1038.

[23] Vidailhet M, Vercueil L, Houeto J L, et al. Bilateral, pallidal, deep-brain stimulation in primary generalised dystonia: a prospective 3 year follow-up study[J]. Lancet Neurology, 2007,6(3):223 - 229.

[24] Mehrkens J H, Botzel K, Steude U, et al. Long-term efficacy and safety of chronic globus pallidus internus stimulation in different types of primary dystonia[J]. Stereotactic and functional neurosurgery,2009,87(1):8 - 17.

[25] Cif L, Vasques X, Gonzalez V, et al. Long-term follow-up of DYT1 dystonia patients treated by deep brain stimulation: an open-label study[J]. Movement disorders,2010,25(3):289 - 299.

[26] Panov F, Gologorsky Y, Connors G, et al. Deep brain stimulation in DYT1 dystonia: a 10-year experience[J]. Neurosurgery,2013,73(1):86 - 93.

[27] FitzGerald J J,Rosendal F,De Pennington N,et al. Long-term outcome of deep brain stimu-

lation in generalised dystonia: a series of 60 cases[J]. Journal of Neurology, Neurosurgery, and Psychiatry, 2014, 85(12): 1371 - 1376.

[28] Brüggemann N, Kühn A, Schneider S A, et al. Short-and long-term outcome of chronic pallidal neurostimulation in monogenic isolated dystonia[J]. Neurology, 2015, 84(9): 895 - 903.

[29] Meoni S, Fraix V, Castrioto A, et al. Pallidal deep brain stimulation for dystonia: a long 283 term study[J]. Journal of Neurology, Neurosurgery, and Psychiatry, 2017, 88(11): 960 - 967.

[30] Valldeoriola F, Regidor I, Mínguez-Castellanos, et al. Efficacy and safety of pallidal stimulation in primary dystonia: results of the Spanish multicentric study[J]. Journal of Neurology, Neurosurgery, and Psychiatry, 2010, 81(1): 65 - 69.

[31] Lettieri C, Rinaldo S, Devigili G, et al. Clinical outcome of deep brain stimulation for dystonia: constant-current or constant-voltage stimulation? A non-randomized study[J]. European journal of neurology, 2015, 22(6): 919 - 926.

[32] Moro E, LeReun C, Krauss J K, et al. Efficacy of pallidal stimulation in isolated dystonia: a systematic review and meta-analysis[J]. European journal of neurology, 2017, 24(4): 552 - 560.

[33] Kiss Z H, Doig-Beyaert K, Eliasziw M, et al. The Canadian multicentre study of deep brain stimulation for cervical dystonia[J]. Brain, 2007, 130(11), 2879 - 2886.

[34] Hung S W, Hamani C, Lozano A M, et al. Long-term outcome of bilateral pallidal deep brain stimulation for primary cervical dystonia[J]. Neurology, 2007, 68(6): 457 - 459.

[35] Krauss J K, Loher T J, Pohle T, et al. Pallidal deep brain stimulation in patients with cervical dystonia and severe cervical dyskinesias with cervical myelopathy[J]. Journal of Neurology, Neurosurgery, and Psychiatry, 2002, 72(2): 249 - 256.

[36] Volkmann J, Mueller J, Deuschl G, et al. Pallidal neurostimulation in patients with medication-refractory cervical dystonia: a randomised, sham-controlled trial[J]. Lancet Neurology, 2014, 13(9): 875 - 884.

[37] Loher T J, Capelle H H, Kaelin-Lang A, et al. Deep brain stimulation for dystonia: outcome at long-term follow-up[J]. Journal of neurology, 2008, 255(6): 881 - 884.

[38] Skogseid I M, Ramm-Pettersen J, Volkmann J, et al. Good long-term efficacy of pallidal stimulation in cervical dystonia: a prospective, observer-blinded study[J]. European journal of neurology, 2012, 19(4): 610 - 615.

[39] Walsh R A, Sidiropoulos C, Lozano A M, et al. Bilateral pallidal stimulation in cervical dystonia: blinded evidence of benefit beyond 5 years[J]. Brain, 2013, 136(3): 761 - 769.

[40] Reese R, Knudsen K, Falk D, et al. Motor outcome of dystonic camptocormia treated with pallidal neurostimulation[J]. Parkinsonism & related disorders, 2014, 20(2): 176 - 179, 284.

[41] Goto S, Shimazu H, Matsuzaki K, et al. Thalamic Vo-complex vs pallidal deep brain stimulation for focal hand dystonia[J]. Neurology, 2008, 70(16 Pt 2): 1500 - 1501.

[42] Doshi P K, Ramdasi R V, Karkera B, et al. Surgical interventions for task-specific dystonia (writer's dystonia)[J]. Annals of Indian Academy of Neurology, 2017, 20(3): 324.

[43] Reese R, Gruber D, Schoenecker T, et al. Long-term clinical outcome in Meige syndrome treated with internal pallidum deep brain stimulation[J]. Movement disorders, 2011, 26(4): 691 - 698.

[44] Bereznai B, Steude U, Seelos K, et al. Chronic high-frequency globus pallidus internus stimulation in different types of dystonia: a clinical, video, and MRI report of six patients presenting with segmental, cervical, and generalized dystonia[J]. Movement disorders, 2002, 17(1): 138 - 144.

[45] Capelle H H, Weigel R, Krauss J K. Bilateral pallidal stimulation for blepharospasm-oromandibular dystonia (Meige syndrome)[J]. Neurology, 2003, 60(12): 2017 - 2018.

[46] Ostrem J L, Marks Jr, W J Volz, et al. Pallidal deep brain stimulation in patients with cranial-cervical dystonia (Meige syndrome)[J]. Movement disorders, 2007, 22(13): 1885 - 1891.

[47] Limotai N, Go C, Oyama G, et al. Mixed results for GPi-DBS in the treatment of craniofacial and cranio-cervical dystonia symptoms[J]. Journal of neurology, 2011, 258(11): 2069 - 2074.

[48] Horisawa S, Ochiai T, Goto S, et al. Long-term outcome of pallidal stimulation for Meige syndrome[J]. Journal of neurosurgery, 2018, 130(1): 84 - 89.

[49] Damier P, Thobois S, Witjas T, et al. Bilateral deep brain stimulation of the globus pallidus to treat tardive dyskinesia[J]. Archives of general psychiatry, 2007, 64(2): 170 - 176.

[50] Spindler M A, Galifianakis N B, Wilkinson J R, et al. Globus pallidus interna deep brain stimulation for tardive dyskinesia: case report and review of the literature[J]. Parkinsonism & related disorders, 2013, 19(2): 141 - 147.

[51] Pouclet-Courtemanche H, Rouaud T, Thobois S, et al. Long-term efficacy and tolerability of bilateral pallidal stimulation to treat tardive dyskinesia[J]. Neurology, 2016, 86(7): 651 - 659.

[53] Vidailhet M, Yelnik J, Lagrange C, et al. Bilateral pallidal deep brain stimulation for the treatment of patients with dystonia-choreoathetosis cerebral palsy: a prospective pilot study [J]. Lancet Neurology, 2009, 8(8): 709 - 717, 285.

[53] Koy A, Hellmich M, Pauls K A M, et al. Effects of deep brain stimulation in dyskinetic cerebral palsy: a meta-analysis[J]. Movement Disorders, 2013, 28(5): 647 - 654.

[54] Katsakiori P F, Kefalopoulou Z, Markaki E, et al. Deep brain stimulation for secondary dystonia: results in 8 patients[J]. Acta neurochirurgica, 2009, 151(5): 473.

[55] Gruber D, Kühn A A, Schoenecker T, et al. Pallidal and thalamic deep brain stimulation in myoclonus-dystonia[J]. Movement disorders, 2010, 25(11): 1733 - 1743.

[56] Ostrem J L, Starr P A. Treatment of dystonia with deep brain stimulation[J]. Neurotherapeutics, 2008, 5(2): 320 - 330.

[57] Munhoz R P, Picillo M, Fox S H, et al. Eligibility criteria for deep brain stimulation in Parkinson's disease, tremor, and dystonia[J]. Canadian Journal of Neurological Sciences, 2016, 43(4): 462 - 471.

[58] Aravamuthan B R, Waugh J L, Stone S S. Deep brain stimulation for monogenic dystonia [J]. Current opinion in pediatrics, 2017, 29(6): 691 - 696.

[59] Neumann W J, Horn A, Ewert S, et al. A localized pallidal physiomarker in cervical dystonia

[J]. Annals of neurology,2017,82(6):912-924.

[60] Andrews C,Aviles-Olmos I,Hariz M,et al. Which patients with dystonia benefit from deep brain stimulation? A metaregression of individual patient outcomes[J]. Journal of Neurology,Neurosurgery,and Psychiatry,2010,81(12):1383-1389.

[61] Horn A,Reich M,Vorwerk J,et al. Connectivity predicts deep brain stimulation outcome in Parkinson disease[J]. Annals of neurology,2017,82(1):67-78.

[62] Isaias I U,Alterman R L,Tagliati M. Outcome predictors of pallidal stimulation in patients with primary dystonia: the role of disease duration[J]. Brain,2008,131(7):1895-1902.

[63] Zhang L,Sperry L,Shahlaie K. Deep brain stimulation: a minimally invasive surgical option for movement disorders[J]. Journal of Nurse Life Care Planning,2012,12(2).

[64] Foncke E M,Schuurman P R,Speelman J D. Suicide after deep brains timulation of the internal globus pallidus for dystonia[J]. Neurology,2006,66(1):142-143.

[65] Kiss Z H,Doig-Beyaert K,Eliasziw M,et al. The Canadian multicentre study of deep brain stimulation for cervical dystonia[J]. Brain,2007,130(11):2879-2886.

[66] De Gusmao C M,Pollak L E,Sharma N. Neuropsychological and psychiatric outcome of GPi-deep brain stimulation in dystonia[J]. Brain stimulation,2017,10(5):994-996,286.

[67] Hung S W,Hamani C,Lozano A M,et al. Long-term outcome of bilateral pallidal deep brain stimulation for primary cervical dystonia[J]. Neurology,2007,68(6):457-459.

[68] Dinkelbach L,Mueller J,Poewe W,et al. Cognitive outcome of pallidal deep brain stimulation for primary cervical dystonia: one year follow up results of a prospective multicenter trial [J]. Parkinsonism & related disorders,2015,21(8):976-980.

[69] Meoni S,Zurowski M,Lozano A M,et al. Long-term neuropsychiatric outcomes after pallidal stimulation in primary and secondary dystonia[J]. Neurology,2015,85(5):433-440.

[70] Konrad C,Vollmer-Haase J,Anneken K,et al. Orthopedic and neurological complications of cervical dystonia-review of the literature[J]. Acta neurologica scandinavica,2004,109(6):369-373.

[71] Hirose G,Kadoya S. Cervical spondylotic radiculo-myelopathy in patients with athetoid-dystonic cerebral palsy: clinical evaluation and surgical treatment[J]. Journal of Neurology,Neurosurgery,and Psychiatry,1984,47(8):775-780.

[72] Waterston J A,Swash M,Watkins E S. Idiopathic dystonia and cervical spondylotic myelopathy[J]. Journal of Neurology,Neurosurgery,and Psychiatry,1989,52(12):1424-1426.

[73] Polk J L,Maragos V A,Nicholas J J. Cervical spondylotic myeloradiculopathy in dystonia [J]. Archives of physical medicine and rehabilitation,1992,73(4):389-392.

[74] Hagenah J M,Vieregge A,Vieregge P. Radiculopathy and myelopathy in patients with primary cervical dystonia[J]. European neurology,2001,45(4):236-240.

[75] Lumsden D E,Gimeno H,Elze M,et al. Progression to musculoskeletal deformity in childhood dystonia[J]. European journal of paediatric neurology,2016,20(3):339-345.

（赵海康　李嘉明）

第 36 章　脑深部电刺激治疗肌张力障碍的程控基本知识要点

Mitesh Lotia

引　言

肌张力障碍是一种运动障碍，其特征是持续性或间歇性肌肉收缩引起的异常运动和(或)姿势，常重复出现。肌张力障碍性运动一般为模式化的扭曲动作，可以呈震颤样。肌张力障碍常因随意动作诱发或加重，伴有肌肉兴奋的泛化[1]。这个更新的定义试图在临床上将肌张力障碍与震颤或者舞蹈相鉴别，并提供精准的治疗选择。尽管左旋多巴对于多巴胺反应性肌张力障碍，或大剂量苯海索(安坦)对全身型肌张力障碍都是有作用的，但药物治疗经常由于耐受性差或缺乏持久疗效而失败[2]。注射肉毒毒素是治疗局灶型或节段型肌张力障碍的一线用药[3-4]。不过，对于难治性或原发性全身型肌张力障碍，美国食品和药物管理局批准了脑深部电刺激(deep brain stimulation，DBS)作为人道主义设备豁免的治疗手段。为了取得好的疗效，患者选择、适当的刺激技术和精确的靶点定位是关键，特别是临床效果往往会延迟几周到几个月才能显现。

脑深部电刺激治疗肌张力障碍的选择标准和指征

苍白球切除术、丘脑切除术和 DBS 等各种外科技术，已被证明对肌张力障碍的治疗是有用的。然而，苍白球内侧部(global pallidus interna，GPi)DBS 疗法已成为特发性进展性肌张力障碍的治疗选择[5]。肌张力障碍有很多种分类，选择合适的患者是获得成功的关键。患者选择不仅要考虑病因(原发性和继发性)，还要考虑年龄、其他临床表现(肌张力障碍叠加)和共患病(神经精神、肌肉骨骼)[6]。

与继发性肌张力障碍相比,大多数原发性肌张力障碍患者对 DBS 的反应更好[5]。DYT1 患者有较早和更显著的改善,并保持长期疗效[7-8]。其他单纯型遗传性肌张力障碍对 DBS 的反应各不相同。DYT6 患者的反应难以预测[9],DTY24 肌张力障碍震颤患者没有反应,而 DYT11 和 DYT28 患者有显著改善[10-11]。此外,DYT12 肌张力障碍始终缺乏疗效[12]。因此重要的是,在可能的情况下,术前完善基因诊断以准确预测手术结果[13]。目前,对于症状的严重程度没有界值,但 DBS 通常推荐用于运动不良、疼痛或残疾而出现功能受限的患者。所有年龄的患者都可能从该手术中获益,尽管很少有 7 岁以下患者接受该手术的报道。对于儿童肌张力障碍,病程较短的原发性肌张力障碍患儿对 GPi DBS 的反应较好,但由于数据缺乏,这一点值得怀疑[14]。脑瘫儿童 DBS 的结果有好有坏,可能是因为缺乏可量化的数据,影响了结果判断[15]。神经精神共患疾病(抑郁和自杀)应在术前积极治疗[6],因为这些可能影响远期疗效。GPi DBS 应考虑用于原发性颈部肌张力障碍伴疼痛,以及肉毒毒素治疗无效的严重颈部畸形患者。最近一项对 115 例颅面肌张力障碍患者进行的 Meta 分析显示,与基线评分相比,Burke-Fahn-Marsden 肌张力障碍评定量表运动部分(BFMDRS-M) (21.5 ± 11.0 vs 8.6 ± 6.9,$P < 0.001$)和残疾评分均有显著改善[16]。对于局灶型肌张力障碍患者,使用肉毒毒素治疗时应该仔细评估注射不同肌肉的潜在疗效、调整用药剂量,甚至选择不同的毒素(B 型与 A 型)。虽然 DBS 对一些获得性来源的患者有效,如迟发性肌张力障碍[17-18]、泛酸激酶相关神经退行性疾病(pantothenate kinase associated neurodegeneration,PKAN) [19],但结构损伤的继发性肌张力障碍患者[20]和那些骨骼固定畸形的患者[21]可能反应不佳。

术前计划

详细的术前计划的重要性无论如何强调都不过分。除了考虑前面提到的因素外,仔细的临床体格检查还应使用标准化的评分量表,如 BFMDRS-M 和西多伦多痉挛性斜颈评分量表(Toronto western spasmodic torticollis scale,TWSTRS)[22]。采用视频详细记录特定任务的受限程度,如写字、使用餐具、语言和其他精细的运动等，有助于长期随访。检查还应包括震颤、肌阵挛、运动迟缓以及任何语言障碍。这样不仅有助于记录发现，而且提供了适当的术前咨询机会。术前磁共振检查时进行基底节区冠状位和轴位扫描有助于立体定向靶点的定位。关于定位的更多细节超出了本章的范围。

详细的神经心理学评估有助于识别不同维度的认知障碍，也有助于识别潜在的情绪或思维障碍。神经精神症状的治疗是必要的，因为它可能影响患者的术后体验。

我强烈建议医生与患者及家属讨论手术预期并仔细记录，因为手术疗效受到多种因素的影响。DBS 的总体目标应该是：①减轻姿势异常，从而提高生活质量和减少残疾；②减轻姿势异常相关的疼痛；③在最小副作用前提下提供有效刺激；④提高刺激效率（如延长电池寿命）。

靶点选择

尽管丘脑底核（STN）和丘脑腹中间核（Vim）也用于治疗肌张力障碍，但苍白球 DBS 是治疗肌张力障碍最常用的靶点。随着经验的增加，苍白球内的不同区域作为靶点都有报道。各种各样的刺激参数和各种算法，以及计算机辅助的大脑图谱都已经被使用[23-24]。苍白球腹后部被认为是感觉运动代表区[25-26]，是肌张力障碍最常用的靶点[27]。表 36.1 总结了一些最近的丘脑底核电刺激治疗肌张力障碍的试验。

首次程控

有几个因素使得肌张力障碍的 DBS 程控比震颤或帕金森病更为独特（表 36.2）。肌张力障碍患者术后的微毁损效应不明显，只有一项小样本研究报道，9 名肌张力障碍患者中有 8 名在手术后症状出现了短暂改善，并且效果维持至 6 个月[28]。医疗报销制度和卫生管理政策通常决定了首次开机是在住院手术后立即进行还是在出院后的程控门诊，两者间没有对照试验。然而，为了术后恢复和微毁损效应最小化，建议等待 2～4 周后再开始第一次程控。与震颤或帕金森病患者不同，在程控之前通常不必停用任何肌张力障碍药物。

表 36.1　STN DBS 治疗肌张力障碍的部分研究

研究	设计方案	肌张力障碍类型	例数	电压/V	脉宽/μs	频率/Hz	量表	结果	结论
Cao 等人(2013)[59]	回顾性研究；盲法评价；随访 3～10 年	原发性肌张力障碍	27	2～3.6	90～120	135～195 1 例为 60	BFMDRS SF-36	BFMDRS 的改善：1 个月 55%；1 年 70%；3～10 年时 79%；SF-36 持久改善	副作用：22%（导线断裂、位置不佳、一过性抑郁和异动症），相比 GPi 电池寿命增加
Ostrem 等人(2017)[60]	前瞻性研究；盲法评价；随访 3 年	单纯型（颅面部、颈部、节段型）	20	2.5(±1.2)	65.5 (±13.4)	129.3 (±30.1) 1 例为 60	BFMDRS TWSTRS SF-36 CGI	在术后 36 个月，BFMDRS 的改善率为 70.4%；TWSTRS 的改善率为 66%；SF-36 和 CGI 也均有改善	所有患者均无感染、运动迟缓、异动症
Zhan 等人(2018)[61]	回顾性研究；盲法评价；	梅杰综合征	15	1.95～3.75	60～120	135～185	BFMDRS SF-36	BFMDRS 的改善率为 74%；SF-36 改善	
Deng 等人(2018)[62]	回顾性研究；随访 10 年	原发性肌张力障碍	14	2.4(±0.4)	73.6～80.7 (±16.9)	141.4～142.5 (±18.2)	BFMDRS SF-36	BFMDRS 的改善：1 个月 50%；1 年 79.1%；5 年 86.5%；最后随访 88.5%；SF-36 有持久改善	8/14 有副作用：感染、电极移位、一过性抑郁

注：BFMDRS：Burke－Fahn－Marsden 评分量表；SF－36：36 项生活质量量表；CGI：临床疗效总评量表；TWSTRS：西多伦多痉挛性斜颈评分量表。

表 36.2　肌张力障碍和震颤/帕金森病的 DBS 术后程控的区别

	肌张力障碍	震颤/帕金森病
微毁损效应	几乎没有	大多持续 2～4 周
程控前用药	总的来说无建议	至少在程控前 12 h 停用抗震颤和多巴胺能药物（有些药物是长效的，但这不是大问题）
即刻反应	通常会延迟数小时、数周甚至数月	震颤、强直和运动迟缓通常立即改善（几秒到几分）
药物调整	相对缓慢地逐渐减少	抗震颤/抗运动障碍药物在首次开机后可停用，多巴胺药物可缓慢减少

一个好的习惯是检查头皮和植入式脉冲发生器的切口部位，观察有无破损并了解愈合情况。测量和记录电极阻抗是很有用的，它是设备正常工作的一个指标。过高的阻抗可能提示导线断裂或持续性颅腔积气导致的断路[29]，而低阻抗可能是短路。

对于肌张力障碍的开机程控缺乏循证建议，主要是因为缺乏对照研究和病例。然而，已经提出了几种方法，如单极刺激[18]、2 个相邻触点双负单极刺激[30]、短脉冲高幅值高频刺激模式[31]，或低频单极刺激筛查[32]。Moro 等人采用双盲研究比较了不同刺激参数的双侧 GPi DBS 治疗颈部肌张力障碍患者的效果[33]。在尝试了 10 种不同的刺激设置后，观察到幅值和频率的变化对肌张力障碍提供了最显著的影响。在这项 8 例颈部肌张力障碍患者的研究中，幅值和频率的逐步增加与更好的效果相关。

术中微电极记录和术后影像学结果有助于选择开机时的 DBS 触点（图 36.1）。进行系统的单极刺激筛查，在腹侧的触点逐渐缓慢增加幅值是一种可行的方案（脉宽和频率固定在 90～120 μs 和 60～130 Hz 中的某个值）[34]。在首次程控过程中，常常会出现明显的肌肉强直副作用，这提示应使用背侧的触点。大多数专家都会使用前述的各种方法。

如果没有出现副作用，参数可以设置为 1.5～2.5 V，90～150 μs 和 130 Hz。许多病人可能需要更高的脉宽。不少专家也会尝试数周的低频刺激（<100 Hz）[35-36]。在开机 2～4 周后患者再次就诊时，会根据效果做进一步参数调整。

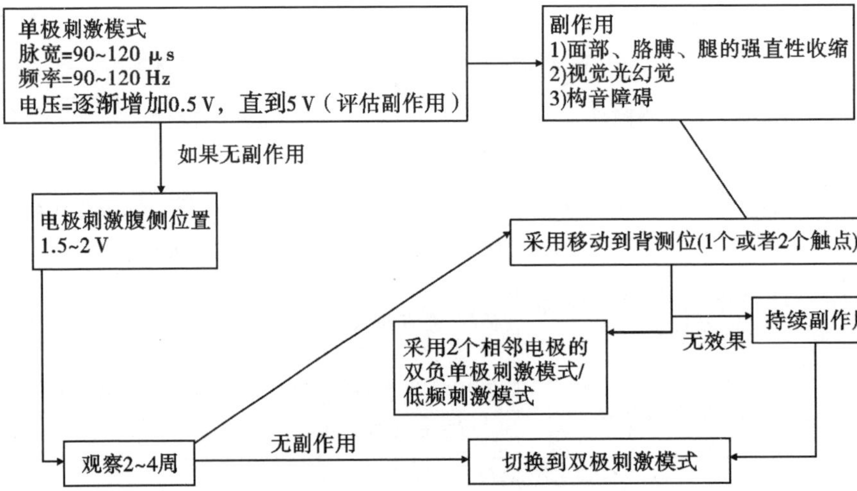

图 36.1　首次程控的方法

后续程控

可以每 2～4 个星期规划 1 次后续程控方案，至少持续 3 个月，考虑刺激的延迟效果，大多数情况下肌张力障碍患者的程控可能需要到植入后 6～12 个月。频繁程控的另一个好处是有机会跟踪调查神经精神方面的副作用。如果第一次程控后症状有改善，就可以增加幅值，这通常会增大激活组织范围。脉宽决定了激活组织范围内每个电脉冲的持续时间。因此，增加脉宽能够调动一定激活组织范围内更多的神经结构。如果幅值达到 2.5～3 V 时，许多程控师就会考虑增加脉宽（单极刺激）。当没有效果出现时，可以使用双负单极刺激，作用于更多核团部分。另一个方法是考虑低频(50～90Hz)刺激，因为以前的试验也显示了低频率(60Hz)的效果，且效果至少持续到 1 年以上[32]。最后，使用交叉电脉冲或多个单极触点也常被使用。

最近对苍白球 DBS 的系统回顾总结了原发性肌张力障碍和继发性肌张力障碍的平均电压、脉宽和频率参数[37]。在多个研究中，大多数患者的幅值[(3.3±0.6)V]和频率[(131± 5)Hz]较为固定，而脉宽的变化范围较大[(112±31)μs，(203±22)μs，(446±8)μs]。长脉宽在全身型肌张力障碍中常见，而短脉宽多用于局灶型和获得性肌张力障碍中。偶尔很长的 450μs 的脉宽可能有效。针对肌张力障碍的程控方法在不同的专家之间有所不同，条条大路通罗马。最重要的是不能急躁、谨慎考虑，并向患者家庭告知症状改善可能需要的时间。

程控后的药物管理

在许多情况下，DBS 手术治疗肌张力障碍成功后可以减少治疗药物[38-39]。大多数情况下，药物对肌张力障碍仅有一些疗效，而对于儿童，抗胆碱能药物可能影响上学[2]。在异常姿势和相关疼痛改善后，应考虑减少药物治疗。一般情况下，肌肉松弛剂、阿片类药物和苯二氮䓬类药物可以减到最小剂量或逐渐减少。苯海索和多巴胺能药物应小心地滴定减少以避免戒断症状。全身型肌张力障碍患者经最佳 DBS 程控后仍不能改善的局部肌张力障碍症状，可以考虑注射肉毒毒素（手部或颈部肌张力障碍）。一种常见的情况是患者在 DBS 后病情有所改善，但仍需要注射肉毒毒素治疗足部肌张力障碍。

疑难处理

经仔细评估选择的患者 DBS 术后效果不佳的常见原因包括电极导线位置不佳和程控不当[40]。不过，仔细评估电极导线位置并系统地进行程控往往有助于提高成功率。Okun 等人提供了 2 个运动障碍中心的经验，对于定为“失败”的 DBS 手术患者，在适当的干预下约一半的患者(51%)又得到了改善，而约 1/3 的患者(34%)在最大干预下仍没有改善[41]。DBS 并发症可分为硬件相关并发症和刺激相关副作用(表 36.3)。确定肌张力障碍未能获益很复杂，因为症状可能在程控几个月后才改善。

表 36.3 刺激相关的副作用及其处理

副作用	受刺激结构	导线位置	处 理
光幻视(闪光)	视束	偏深	刺激背侧触点
强直性肌肉收缩(低强度刺激时)	皮质脊髓束	偏后内	降低刺激强度，使用背侧触点或改为双极刺激模式
构音障碍	皮质延髓束	偏后	降低刺激强度或双极模式
异动症	背侧 GPi/GPe		如果没有内囊刺激副作用则刺激腹侧触点，或双极刺激模式
动作迟缓	腹侧 GPi		刺激背侧触点
步态障碍	腹侧 GPi 前部		刺激背侧触点

注：DBS：脑深部电刺激；GPe：苍白球外侧部；GPi：苍白球内侧部。

如果在低强度刺激下所有 DBS 触点均存在持续的副作用，应考虑影像检查来评估电极导线植入位置是否不佳（图 36.2）[42]。如果有轻微的副作用，可以考虑使用背侧触点或双极刺激模式。如果经过 3～6 个月的程控，在有足够的电荷密度的情况下，所有触点效果均不好，那么应该考虑再次影像检查以评估导线植入位置或导线移位。应该仔细检查每一次程控的细节。此外，儿童体内的电极可能在电池更换或生长过程中往背侧移动。程控获益数天后消失且无法重新获得时，可能提示电极导线植入位置不佳。

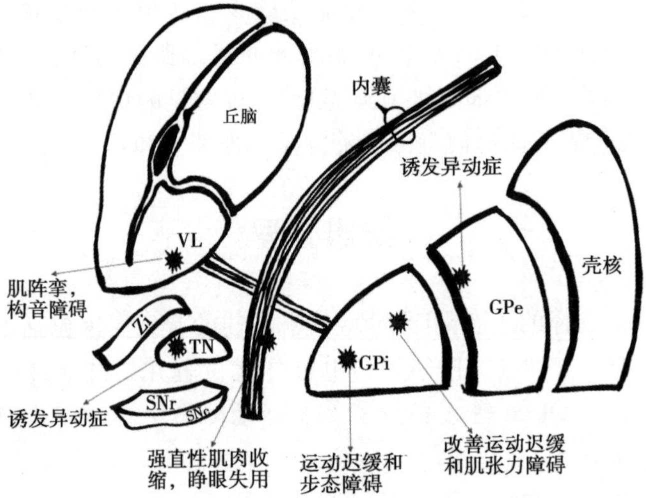

图 36.2 不同解剖位置受刺激后的效果

注：GPe：苍白球外侧部；GPi：苍白球内侧部；SNc：中脑黑质致密部；SNr：黑质网状部；STN：丘脑底核；VL：丘脑腹外侧核；Zi：未定带。（修改自 Baizabal-Carvallo J F, Jankovic J. Movement disorders induced by deep brain stimulation. Parkinsonism & Related Disorders, 2016, 25：1－9.）

治疗效果突然消失往往提示硬件故障。这时候应该检查电极阻抗和治疗阻抗。如果阻抗明显增高，则可能是由于导线断裂/移位、感染或 IPG 故障。肌张力障碍患者的术后导线移位发生率较高，这可能是由于头部剧烈运动所致[43]，并可能会对肌张力障碍的治疗效果产生不利影响[44]。多项研究报道伤口感染的发生率从 1%～15%不等[45-47]。谨慎的外科操作、适当使用围手术期抗生素、常规的切口预防措施，以及在几周内避免举重/剧烈运动有助于减少这些并发症。IPG 电池寿命的终止往往会导致严重的肌张力障碍急性加重或肌张力障碍持续状态[48]。因此，应至少每 6 个月对电池进行常规评估。对较年轻的患者应考虑使用可充电电池，因为这已被证明更划算（欧洲的研究）[49]。

电极刺激诱发的不良反应

图 36.3 总结了刺激 GPi 和 STN 以及周围结构相关的各种不良反应[50]，表 36.3 概述了减小这些不良反应的处理策略。光幻视通常见于刺激腹侧触点，在首次程控过程中识别该副作用是很有用的[42]。长期刺激后腹外侧 GPi 可以引起纹状体－苍白球－丘脑－皮层运动通路神经元活动的总体改变[51]。有报道称长期 GPi 刺激导致运动迟缓和姿势稳定性受损[52-53]。这些改变应仔细评估，并可能需要进一步参数调整，如使用背侧触点或采用其他刺激策略[54]。对于 GPi DBS 而言，刺激引起运动迟缓是很罕见的；但 STN DBS 治疗肌张力障碍时，刺激诱发异动症常见。异动症可以通过降低电流密度来解决。

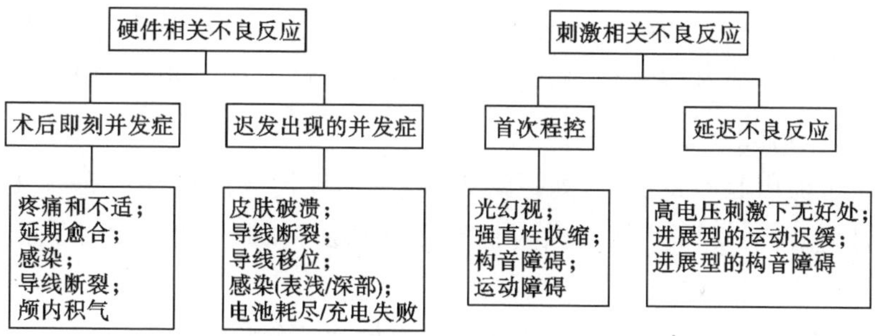

图 36.3 苍白球内侧部刺激的不良反应

此外，刺激背侧 GPi 和(或)GPe 也能诱发异动症[55]。降低幅值、改为双极刺激、增加脉宽或使用腹侧触点可能有帮助。刺激偏后或者偏内可改变言语的运动方面[56]。然而，在 Rusz 等人的一项研究中发现，言语流畅性、清晰度以及多动性和少动性构音障碍的关键方面显示出 GPi DBS 的双重作用[57]。作者认为，更低的刺激参数(如电流密度)和更多外侧的电刺激可能会使少动性构音障碍和不流利的副作用减小。认识到这些副作用有助于识别并尽可能避免它们。目前尚缺乏关于肌张力障碍程控及其潜在副作用的系统数据。程控过程中最大的挑战是在缺乏一个可以指示最佳触点或刺激参数的即刻临床指标。在未来，关于局部场电位的电生理学可能在这种情况下发挥作用[58]。

知识精要

对于药物难治性原发性全身型和节段型肌张力障碍，DBS是一种成熟、有效和安全的治疗方法。DBS对一些继发性肌张力障碍也有帮助。

仔细选择患者是治疗成功最重要的因素。挛缩畸形、言语、面部和吞咽症状的效果可能不稳定。原发性全身型、颈部节段型和迟发性肌张力障碍的治疗效果最好。

在某些情况下，做基因诊断可以为术后结果的预判提供信息。

虽然首次程控没有标准方法，但建议先采用腹侧触点单极刺激，保持脉宽和频率不变的情况下增加刺激幅值并观察。

每2～4周应根据患者的反应调整刺激。一些专家建议对局灶型或获得性肌张力障碍使用较短的脉宽，而较长的脉宽可能对全身型肌张力障碍更有利。能用于指导程控的案例很少，通常需要在几个月的时间里根据自身经验、开放思维，采用试错的方法去程控。

刺激可能引起不良反应，如运动迟缓、少动性构音障碍和步态改变多见于GPi腹侧刺激，而GPi背侧刺激可诱导出异动症。STN DBS治疗肌张力障碍的不良反应多为异动症。

术前、术后采用标准化量表评估可以有效地评价疗效。

应该告知患者和家属，DBS经常会延迟出现疗效和副作用，而长时间的试错就是最好的方法。患者和家属也应该了解，对于大部分肌张力障碍患者，程控过程中缺乏即刻临床指标(例如特发性震颤或帕金森病中的震颤症状)。

【参考文献】

[1] Albanese A, Bhatia K, Bressman S B, et al. Phenomenology and classification of dystonia: a consensus update[J]. Movement Disorders, 2013, 28(7): 863 - 873.

[2] Jankovic J. Medical treatment of dystonia[J]. Movement Disorders, 2013, 28(7): 1001 - 1012.

[3] Hallett M, Albanese A, Dressler D, et al. Evidence-based review and assessment of botulinum neurotoxin for the treatment of movement disorders[J]. Toxicon, 2013, 67: 94 - 114.

[4] Albanese A, Asmus F, Bhatia K P, et al. EFNS guidelines on diagnosis and treatment of primary dystonia[J]. European Journal of Neurology, 2011, 18(1): 5 - 18.

[5] Albanese A, Di Giovanni M, Lalli S. Dystonia: diagnosis and management[J]. European Jour-

nal of Neurology,2019,26(1):5 - 17.

[6] Bronte-Stewart H,Taira T,Valldeoriola F,et al. Inclusion and exclusion criteria for DBS in dystonia[J]. Movement Disorders,2011,26(S1):S5 - S16.

[7] Vidailhet M,Jutras M-F,Grabli D,et al. Deep brain stimulation for dystonia[J]. Journal of Neurology,Neurosurgery,and Psychiatry,2013,84(9):1029 - 1042.

[8] Panov F,Gologorsky Y,Connors G,et al. Deep brain stimulation in DYT1 dystonia: a 10-year experience[J]. Neurosurgery,2013,73(1):86 - 93, discussion 93.

[9] Bruggemann N,Kuhn A,Schneider S A,et al. Short and long term outcome of chronic pallidal neurostimulation inmonogenic isolated dystonia[J]. Neurology,2015,84(9):895 - 903.

[10] Roze E,Vidailhet M,Hubsch C,et al. Pallidal stimulation for myoclonus-dystonia: ten years' outcome in two patients[J]. Movement Disorders,2015,30(6):871 - 872.

[11] Zech M,Jech R,Havránková P,et al. KMT2B rare missense variants in generalized dystonia [J]. Movement Disorders,2017,32(7):1087 - 1091.

[12] Albanese A,Di Giovanni M,Amami P,et al. Failure of pallidal deep brain stimulation in DYT12-ATP1A3 dystonia[J]. Parkinsonism & Related Disorders,2017,45:99 - 100.

[13] Jinnah H A,Alterman R,Klein C,et al. Deep brain stimulation for dystonia: a novel perspective on the value of genetic testing[J]. Journal of Neural Transmission (Vienna),2017,124(4):417 - 430.

[14] Badhiwala J H,Karmur B,Elkaim L M,et al. Clinical phenotypes associated with outcomes following deep brainstimulation for childhood dystonia[J]. Journal of Neurosurgery Pediatrics,2019,24(4):442 - 450.

[15] Sanger T D. Deep brain stimulation for cerebral palsy: where are we now[J]. Developmental Medicine and Child Neurology,2020,62(1):28 - 33.

[16] Wang X,Zhang Z,Mao Z,et al. Deep brain stimulation for Meige syndrome: a meta-analysis with individual patient data[J]. Journal of Neurology,2019,266(11):2646 - 2656.

[17] Gruber D,Sudmeyer M,Deuschl G,et al. Neurostimulation in tardive dystonia/dyskinesia: a delayed start,sham stimulation-controlled randomized trial[J]. Brain Stimulation,2018,11(6):1368 - 1377.

[18] Gruber D,Trottenberg T,Kivi A,et al. Long-term effects of pallidal deep brain stimulation in tardive dystonia[J]. Neurology,2009,73(1):53 - 58.

[19] Svetel M,Tomic A,Dragasevic N,et al. Clinical course of patients with pantothenate kinase-associated neurodegeneration (PKAN) before and after DBS surgery[J]. Journal of Neurology,2019,266(12):2962 - 2969.

[20] Ohammad S S,Paget S P,Dale R C. Current therapies and therapeutic decision making for childhood-onset movement disorders[J]. Movement Disorders,2019,34(5):637 - 656.

[21] Isaias I U,Alterman R L,Tagliati M. Outcome predictors of pallidal stimulation in patients

with primary dystonia: the role of disease duration[J]. Brain,2008,131(7):1895 - 1902.

[22] Comella C L,Fox S H,Bhatia K P,et al. Development of the comprehensive cervical dystonia rating scale: methodology[J]. Movement Disorders Clinical Practice,2015,2(2):135 - 141.

[23] Reich M M,Horn A,Lange F,et al. Probabilistic mapping of the antidystonic effect of pallidal neurostimulation: multicentre imaging study[J]. Brain,2019,142(5):1386 - 1398.

[24] Cheung T,Noecker A M,Alterman R L,et al. Defining a therapeutic target for pallidal deep brain stimulation for dystonia[J]. Annals of Neurology,2014,76(1):22 - 30.

[25] Cacciola A, Milardi D, Bertino S, et al. Structural connectivity-based topography of the human globus pallidus: Implications for therapeutic targeting in movement disorders[J]. Movement Disorders,2019,34(7):987 - 996.

[26] Starr P A,Turner R S,Rau G,et al. Microelectrode-guided implantation of deep brain stimulators into the globus pallidus internus for dystonia: techniques,electrode locations,and outcomes[J]. Journal of Neurosurgery,2006,104(4):488 - 501.

[27] Vidailhet M,Vercueil L,Houeto J-L,et al. Bilateral deep-brain stimulation of the globus pallidus in primary generalized dystonia[J]. New England Journal of Medicine,2005,352(5): 459 - 467.

[28] Cersosimo M G,Raina G B,Benarroch E E,et al. Micro lesion effect of the globus pallidus internus and outcome with deep brain stimulation in patients with Parkinson disease and dystonia[J]. Movement Disorders,2009,24(10):1488 - 1493.

[29] Lyons M K,Neal M T,Patel N P. Intraoperative high impedance levels during placement of deep brain stimulating electrode[J]. Operative Neurosurgery (Hagerstown),2019,17(6): E264 - E266.

[30] Krauss J K,Pohle T,Weber S,et al. Bilateral stimulation of globus pallidus internus for treatment of cervical dystonia[J]. Lancet,1999,354(9181):837 - 838.

[31] Kupsch A,Benecke R,Müller J,et al. Pallidal deep-κbrain stimulation in primary generalized or segmental dystonia[J]. New England Journal of Medicine,2006,355(19):1978 - 1990.

[32] Alterman R L,Miravite J,Weisz D,et al. Sixty hertz pallidal deep brain stimulation for primary torsion dystonia[J]. Neurology,2007,69(7):681 - 688.

[33] Moro E,Piboolnurak P,Arenovich T,et al. Pallidal stimulation in cervical dystonia: clinical implications of acute changes in stimulation parameters[J]. European Journal of Neurology, 2009,16(4):506 - 512.

[34] Marks Jr W J. Deep brain stimulation management[M]. Cambridge,UK: Cambridge University Press,2015.

[35] Baizabal-Carvallo J F,Alonso-Juarez M. Low-frequency deep brain stimulation for movement disorders[J]. Parkinsonism& Related Disorders,2016,31:14 - 22.

[36] Ostrem J L,Markun L C,Glass G A,et al. Effect of frequency on subthalamic nucleus deep

brain stimulation in primary dystonia[J]. Parkinsonism & Related Disorders, 2014, 20(4): 432 - 438.

[37] Magown P, Andrade R A, Soroceanu A, et al. Deep brain stimulation parameters for dystonia: a systematic review[J]. Parkinsonism & Related Disorders, 2018, 54: 9 - 16.

[38] Volkmann J, Wolters A, Kupsch A, et al. Pallidal deep brain stimulation in patients with primary generalised or segmental dystonia: 5-year follow-up of a randomised trial[J]. Lancet Neurology, 2012, 11(12): 1029 - 1038.

[39] Moro E, Gross R E, Krauss J K. What's new in surgical treatment for dystonia[J]. Movement Disorders, 2013, 28(7): 1013 - 1020.

[40] Pauls K A M, Krauss J K, Kampfer C E, et al. Causes of failure of pallidal deep brain stimulation in cases with pre-operative diagnosis of isolated dystonia[J]. Parkinsonism & Related Disorders, 2017, 43: 38 - 48.

[41] Okun M S, Tagliati M, Pourfar M, et al. Management of referred deep brain stimulation failures: a retrospective analysis from 2 movement disorders centers[J]. Archives of Neurology, 2005, 62(8): 1250 - 1255.

[42] Kupsch A, Tagliati M, Vidailhet M, et al. Early postoperative management of DBS in dystonia: programming, response to stimulation, adverse events, medication changes, evaluations, and troubleshooting[J]. Movement Disorders, 2011, 26(Suppl 1): S37 - S53.

[43] Yianni J, Nandi D, Shad A, et al. Increased risk of lead fracture and migration in dystonia compared with other movement disorders following deep brain stimulation[J]. Journal of Clinical Neuroscience, 2004, 11(3): 243 - 245.

[44] Morishita T, Hilliard J D, Okun M S, et al. Postoperative lead migration in deep brain stimulation surgery: Incidence, risk factors, and clinical impact[J]. PLoS One, 2017, 12(9): e0183711 - e0183711.

[45] Fenoy A J, Simpson R K. Risks of common complications in deep brain stimulation surgery: management and avoidance[J]. Journal of Neurosurgery, 2014, 120(1): 132.

[46] Crosley K M. Perioperative care during deep brain stimulation surgery[J]. AORN Journal, 2018, 108(2): 148 - 153.

[47] Sillay K, Larson P, Starr P. Deep brain stimulator hardware-related infections: incidence and management in a large series[J]. Neurosurgery, 2008, 62: 360 - 367.

[48] Hyam J A, de Pennington N, Joint C, et al. Maintained deep brain stimulation for severe dystonia despite infection by using externalized electrodes and an extracorporeal pulse generator [J]. Journal of Neurosurgery, 2010, 113(3): 630 - 633.

[49] Perez J, Gonzalez V, Cif L, et al. Rechargeable or nonrechargeable deep brain stimulation in dystonia: a cost analysis[J]. Neuromodulation: Technology at the Neural Interface, 2017, 20(3): 243 - 247.

[50] Baizabal-Carvallo J F, Jankovic J. Movement disorders induced by deep brain stimulation[J]. Parkinsonism & Related Disorders, 2016, 25: 1 – 9.

[51] Wolf M E, Capelle H H, Bazner H, et al. Hypokinetic gait changes induced by bilateral pallidal deep brain stimulation for segmental dystonia[J]. Gait & Posture, 2016, 49: 358 – 363.

[52] Huebl J, Brucke C, Schneider G H, et al. Bradykinesia induced by frequency-specific pallidal stimulation in patients with cervical and segmental dystonia[J]. Parkinsonism & Related Disorders, 2015, 21(7): 800 – 803.

[53] Berman B D, Starr P A, Marks W J Jr, et al. Induction of bradykinesia with pallidal deep brain stimulation inpatients with cranial-cervical dystonia[J]. Stereotactic and Functional Neurosurgery, 2009, 87(1): 37 – 44.

[54] Schrader C, Capelle H H, Kinfe T M, et al. GPi-DBS may induce a hypokinetic gait disorder with freezing of gait inpatients with dystonia[J]. Neurology, 2011, 77(5): 483 – 488.

[55] Elkouzi A, Tsuboi T, Burns M R, et al. Dorsal GPi/GPe stimulation induced dyskinesia in a patient with Parkinson's Disease[J]. Tremor and other Hyperkinetic Movements (NY), 2019, 9: 10.

[56] Pauls K A M, Brockelmann P J, Hammesfahr S, et al. Dysarthria in pallidal deep brain stimulation in dystonia depends on the posterior location of active electrode contacts: a pilot study[J]. Parkinsonism & Related Disorders, 2018, 47: 71 – 75.

[57] Rusz J, Tykalova T, Fecikova A, et al. Dualistic effect of pallidal deep brain stimulation on motor speech disorders in dystonia[J]. Brain Stimulation, 2018, 11(4): 896 – 903.

[58] Thompson J A, Lanctin D, Ince N F, et al. Clinical implications of local field potentials for understanding and treating movement disorders[J]. Stereotactic and Functional Neurosurgery, 2014, 92(4): 251 – 263.

[59] Cao C, Pan Y, Li D, et al. Subthalamus deep brain stimulation for primary dystonia patients: a long-term follow-up study[J]. Movement Disorders, 2013, 28(13): 1877 – 1882.

[60] Ostrem J L, San Luciano M, Dodenhoff K A, et al. Subthalamic nucleus deep brain stimulation in isolated dystonia: a 3-year follow-up study[J]. Neurology, 2017, 88(1): 25 – 35.

[61] Zhan S, Sun F, Pan Y, et al. Bilateral deep brain stimulation of the subthalamic nucleus in primary Meige syndrome[J]. Journal of Neurosurgery, 2018, 128(3): 897 – 902.

[62] Deng Z, Pan Y, Zhang C, et al. Subthalamic deep brain stimulation in patients with primary dystonia: a ten-year follow-up study[J]. Parkinsonism & Related Disorders, 2018, 55: 103 – 110.

（邱　纯）

第 37 章　脑深部电刺激治疗肌张力障碍伴随震颤的靶点选择

Mustafa S. Siddiqui, Stephen B. Tatter

脑深部电刺激的指征

肌张力障碍相关性震颤(dystonia-associated tremor, DAT)和颈部肌张力障碍。

病史及相关检查

白人男性患者,67 岁。右利手,原发性全身型肌张力障碍病史 20 年。患者的颈部肌张力障碍和双上肢震颤症状严重致残并影响生活质量。最困扰患者的症状是严重的颈部疼痛。患者进食时因上肢震颤不能拿起水杯且常将食物洒出碗外。因为震颤患者几乎无法将笔点到纸上,更不可能写字。大部分的家务需要他人的帮助。患者也有双下肢震颤,但并非是致残性的。患者曾服用巴氯芬和苯海索,每日剂量高达 45 mg 和 15 mg,但未见效。左旋多巴 300 mg/d 和氯硝西泮 1 mg/次、2 次/d 也无明显疗效。

患者曾行颈椎前路 C4-5, C5-6, C6-7 椎间盘切除并融合术,既往患有糖尿病和高血压。患者诉有右手乏力和颈部爆裂感。颈椎磁共振显示 C3-4 椎间盘退化但无脊髓压迫征象。患者有中度颈椎椎管狭窄。颈椎前路 C4-7 融合术后的屈伸位 X 线片未见病理性运动。患者否认神经根性痛、肠道和膀胱相关症状。

体格检查可见:患者下巴向左偏转 25°,左肩中度抬高,头部向左倾斜 20°,

轻微颈项前屈。最剧烈疼痛设定为10分时，患者表示其颈部疼痛可达5～10分。患者颈部疼痛位于左侧枕部和左侧斜方肌。患者的颈部移向右侧。采用西多伦多痉挛性斜颈量表(Toronto western spasmodic torticollis scale，TWSTRS)评估，患者严重评分为22分。

患者右臂静止性、动作性和姿势性震颤4级，左臂静止性、动作性和姿势性震颤3级。震颤为肌张力障碍性，即震颤间断出现，在运动或在特定姿势时更加明显，而在保持某些姿势时震颤会减轻。患者右腿静止性震颤3级，左腿静止性震颤1级。患者震颤评分量表(fahn - tolosa - marin tremor rating scale，TRS)为63分。

基于上述病情，该患者诊断为药物难治性原发性全身型肌张力障碍，建议行DBS手术以治疗他的颈部肌张力障碍和肢体震颤。患者无DBS相关行为和认知禁忌。但是患者拒绝接受脑部手术，选择了肉毒毒素局部注射治疗颈部肌张力障碍。患者威尔逊病检测阴性。建议患者进行DYT1基因检测，但患者因费用昂贵而拒绝检查。

5年来，患者定期接受肉毒毒素注射治疗缓解颈部肌张力障碍症状持续得到满意疗效。然而，因为患者双上肢震颤严重限制其日常行为活动，患者最终决定接受DBS手术。

我们向患者解释了内侧苍白球(GPi)和腹中间核(Vim)2种刺激靶点选择。也就是说，前者可能会改善患者颈部肌张力障碍但可能无法改善双上肢震颤；而后者则可能会改善双上肢震颤而对颈部肌张力障碍无效。为了兼顾2种症状，我们探讨了双靶点植入的可能。在完善了患者术前多学科评估后(包括神经心理学评估)，我们为他实施了DBS手术。

并发症

无并发症。

疑难分析和处置

术前，神经内科医生(也是术中的神经生理师)和外科医生计划首先植入右侧 GPi,如果震颤没有改善再植入右侧 Vim。我们的手术团队计划,在评估患者右脑术后反应之后再考虑植入左脑电极导线。因为手术团队对于植入第三根电极是否会增加患者术后意识混乱的风险留有疑问。

将 CRW 立体定向框架固定于患者头部,随后进行容积 CT 扫描。之后将 CT 扫描结果和术前 MRI 进行融合。然后用非刚性配准算法将其与颅顶图谱和人类立体定向脑图谱(Schaltenbrand-Wahren 图谱)进行融合,并参照前连合和后连合定位靶点。GPi 靶点相对连合中点的坐标为:旁开 20.5 mm、向前 1 mm、向下 3 mm。Vim 靶点坐标为:旁开 14 mm、向后 5.7 mm、向下 0 mm。

术中利用 FHC4000 系统和微电极(FHC 公司)进行了微电极记录(microelectrode recording,MER)。MER 显示 GPi 的跨度为 7.5 mm。之后微电极撤退 10mm 以上,用微推进器将套管前移 10 mm,达到微电极先前所在的相同深度,并撤出微电极。我们使用微电极套管的尖端刺激来确定疗效和副作用的阈值。我们使用脉宽 150 μs、频率 130 Hz 的刺激,并逐渐提高电流来判断震颤疗效和刺激相关作用的阈值。患者报告刺激时眼前闪光说明找到了视束。在获得满意的刺激阈值和确定视束之后,我们在右侧 GPi 植入了 DBS(美敦力公司,型号 3389s)。运动阈值足够低,预示能够程控。但是,采用套管尖端和 DBS 电极刺激都未能缓解震颤症状。最后导线通过美敦力公司的 Stimloc 装置固定。

按照计划,团队在术中进行右侧 Vim 电极植入。生理学定位确定的靶点距影像学靶点深 2 mm、向内 2 mm。如前所述,我们使用套管尖端和 DBS 电极(型号 3389s)进行刺激,完全控制了左上肢的震颤,并且副作用阈值满意。第二根 DBS 电极导线植入到生理学定位的右侧 Vim 靶点处。通过去掉保护盖上的一个脚板把这根电极也固定在 Stimloc 装置上。保护 2 根电极的远端,并给 Vim 电极做上标记,在帽状腱膜下层向右做隧道。

按照标准程序,患者 3 周后在右侧胸部皮下植入了脉冲发射器(美敦力,Activa PC)。0~3 号触点与右侧 GPi 连接,8~11 号触点与右侧 Vim 连接。右 Vim 电极导线和延伸导线接头处用白色不透明保护套覆盖,GPi 电极导线和延伸导线接头处用半透明保护套覆盖,均在头皮下。我们确认了电极导线的电学连通性,所有触点均为正常阻抗。

结　果

右侧 Vim 的电极针对震颤进行程控，即刻几乎完全控制住了左侧肢体的震颤(程控参数见后文讨论)。

右侧 GPi 的电极用于治疗颈部肌张力障碍(程控参数见后文讨论)。患者得到了满意的改善；颈部肌张力障碍的问题不再困扰他，也不再需要药物治疗或肉毒毒素注射治疗。采用视觉模拟评分法，患者报告疼痛程度从 10 分降低到了 0 分，且术后未发现认知、行为、言语或病情的恶化。主观上，患者描述颈部牵拉感较术前减轻，而该感觉在术前是致残性的。

作为临床常规工作，我们在术后 6 个月评估了手术结果。基于震颤评分量表(TRS)，患者左侧(刺激对侧)上肢的震颤改善了 91%，左侧下肢的震颤改善了 100%。

患者颈部肌张力障碍的 TWSTRS 严重评分改善了 22%。颈部疼痛从 10 分降低到 0 分。患者停止使用了所有的药物和肉毒毒素注射。

在这个令人振奋的改变后，患者选择接受左侧 Vim DBS 手术以缓解右侧肢体震颤。患者称现有的右侧 GPi 电极足以缓解颈部肌张力障碍，因此不需要在左侧 GPi 植入电极。

在右脑 GPi 和 Vim 电极植入 7 个月后，患者接受了左侧 Vim 电极植入术(美敦力 3389，)，并于 3 周后在左侧胸部植入单通道脉冲发生器(美敦力 Activa SC)。术后患者右上肢震颤改善了 75%，右下肢震颤改善了 100%。无围手术期或术后并发症。

我们常规随访该患者 3 年以上。患者的颈部肌张力障碍和震颤症状得到了持续的缓解，未再需要肉毒毒素注射治疗颈部肌张力障碍。

术后 6 个月时的程控参数如下：

右侧 Vim(右侧 IPG，对应触点 8～11)：8+9－，4 V，90 μs，180 Hz。

右侧 GPi(右侧 IPG，对应触点 0～3)：C+1－，3.1 V，60 μs，180 Hz。

左侧 Vim(左侧 IPG，触点 0～3)：C+1－2－(双负单极)，2.2 V，90 μs，160 Hz。

我们将术后头颅 CT 和术前 MRI 影像进行融合来确定有效 DBS 触点的位置。右侧 Vim 的有效触点位于未定带(图 37.1B)。右侧 GPi 的有效触点位于该核团的最腹侧(图 37.1A)。左侧 Vim 导联采用双负单极刺激,其中一个有效触点位于 Vim 区域,另一个位于未确定带/丘脑底核区域(图 37.2)。

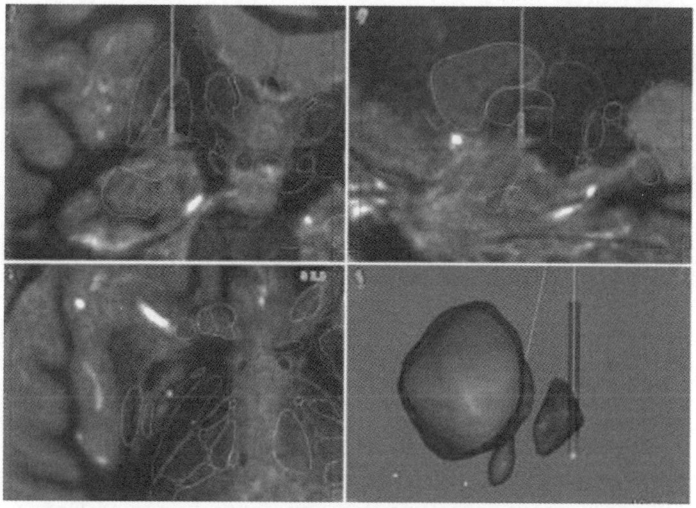

(A)有效触点位于腹侧 GPi

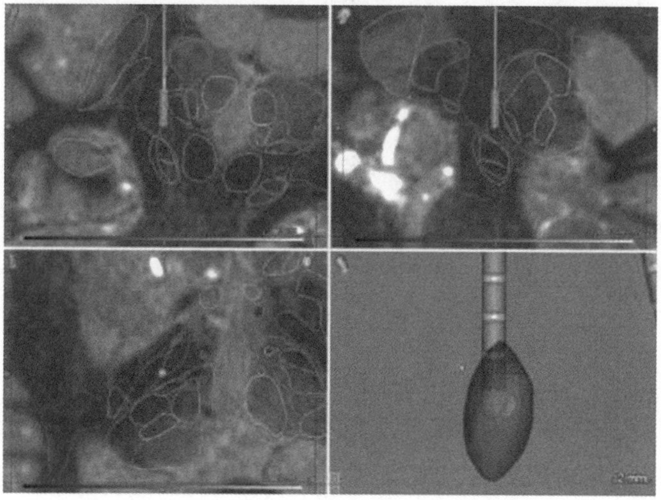

(B)有效触点位于未定带

图 37.1 右脑 2 根电极导线

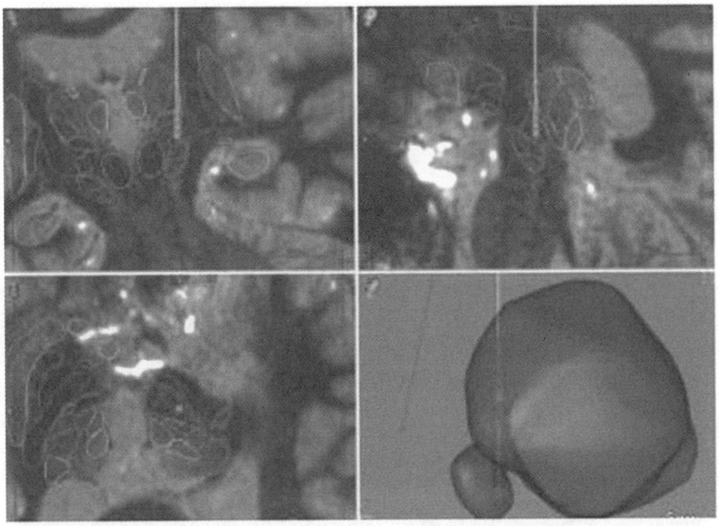

图 37.2 左脑 1 根电极。触点 1 位于未确定带/丘脑底核区域，触点 2 位于 Vim 区域

讨　论

GPi 是原发性肌张力障碍中最常用的靶点，但它对肌张力障碍性震颤的作用结果不一，有部分研究证实了其有效性[1]，而另一些则没有[2]。Vim 靶点具有可预测和强大的抗震颤作用[2-3]，但不能显著改善肌张力障碍症状[2,4]。最近的报告显示 STN 为靶点的 DBS 效果类似于 GPi，但其对肌张力障碍性震颤的影响还不太清楚[1,5]。病例报告显示多靶点 DBS(GPi 合并腹嘴后核或 Vim)可以成功治疗混合性肌张力障碍症状[6-7]。

本病例中，左侧 Vim 的有效触点(双负单极刺激)位于 Vim 和未定带/STN 区域(图 37.2)，右侧 Vim 的有效触点位于未定带区域(图 37.1B)。据报道，尾侧未定带、丘脑底区后部和 STN 都是原发性震颤的有效靶点[8]。在我们的病例中，刺激这些区域对于肌张力障碍性震颤也是有效的。然而这是否可以推广到其他患者身上还需要更大样本的研究。

右侧 GPi 的有效触点位于该核团的最腹侧(图 37.1A)。先前报道这是治疗肌张力障碍最有效的区域。与之相反，治疗帕金森病最有效的区域是背侧[9]。

知识精要

与原发性震颤和帕金森病不同,原发性全身型肌张力障碍不是一个独立病种,而是异质性的临床综合征。

重要的是确定哪些肌张力障碍症状对患者来说是最致残的,以便更有针对性地处理。

在缺乏最佳 DBS 靶点证据的情况下,最好的选择可能是采用系统化方法,并谨慎地选择最有可能解决致残症状的靶点。

有一些病例显示 GPi DBS 可抑制震颤,因此了解最严重的致残症状并使用安全和系统的方法增加 DBS 电极导线是一个好策略。

【参考文献】

[1] Fasano A, Bove F, Lang A E. The treatment of dystonic tremor: a systematic review[J]. Journal of Neurology, Neurosurgery, and Psychiatry, 2014, 85(7): 759 - 769.

[2] Hedera P, Phibbs F T, Dolhun R, et al. Surgical targets for dystonic tremor: considerations between the globus pallidus and ventral intermediate thalamic nucleus[J]. Parkinsonism & Related Disorders, 2013, 19(7): 684 - 686.

[3] Pauls K A M, Hammesfahr S, Moro E, et al. Deep brain stimulation in the ventrolateral thalamus/subthalamic area in dystonia with head tremor[J]. Movement Disorders, 2014, 29(7): 953 - 959.

[4] Cury R G, Fraix V, Castrioto A, et al. Thalamic deep brain stimulation for tremor in Parkinson disease, essential tremor, and dystonia[J]. Neurology, 2017, 89(13): 1416 - 1423.

[5] Mills K A, Starr P A, Ostrem J L. Neuromodulation for dystonia: target and patien selection [J]. Neurosurgery Clinics of North America, 2014, 25(1): 59 - 75.

[6] Goulenko V, da Costa P L, Niemeyer P. Unilateral thalamic and pallidal deep brain stimulation for idiopathic hemidystonia: results of individual and combined stimulations[J]. Case report. Neurosurgical Focus, 2017, 43(1): E2.

[7] Ramirez-Zamora A, Okun M S. Deep brain stimulation for the treatment of uncommon tremor syndromes[J]. Expert Review of Neurotherapeutics, 2016, 16(8): 983 - 997.

[8] Deuschl G, Raethjen J, Hellriegel H, et al. Treatment of patients with essential tremor[J]. Lancet Neurol, 2011, 10(2): 148 - 161.

[9] Isaias I U, Alterman R L, Tagliati M. Deep brain stimulation for primary generalized dystonia: long-term outcomes[J]. Arch Neurol, 2009, 66(4): 465 - 470.

(姜　磊)

第38章 刺激诱发的异动症、交叉电脉冲和DYT1型肌张力障碍的丘脑底核电刺激

Kyle T. Mitchell, Kristen A. Dodenhoff, Philip A. Starr, Jill L. Ostrem

脑深部电刺激的指征

DYT1基因突变的全身型肌张力障碍。

病史及相关检查

患者男性，16岁。确诊为DYT1型肌张力障碍，因颈部及右臂肌张力障碍持续加重转诊行DBS术前评估。该名患者早在儿童时期，握笔方式便异于同龄人，并且写字不能连笔。13岁时，他发现扔球时手腕不自主外展，踢足球准确度差。这些症状不断加重，出现走路时右足内翻，并且难以握住物体。1年后，患者出现严重的不自主颈部向下牵拉，紧张时加重，并导致吞咽困难。经6周左旋多巴试验性治疗后，颈部牵拉主观改善了10%，右侧肌张力障碍有所改善。给予盐酸苯海索治疗后的效果类似。巴氯芬可缓解疼痛，但对不自主运动没有改善作用。在双侧胸锁乳突肌注射肉毒毒素，仍未能缓解颈项前屈症状。术前评估发现患者存在内收型痉挛性发音障碍、严重屈颈、角弓反张姿势、右手书写时动作诱发的肌张力障碍和行走时左足内翻。说话和吹长号时屈颈加重。

该患者在术中磁共振引导下进行了双侧STN的DBS植入术[1]。术后大脑影像检查证实DBS电极位于目标位置(图38.1)。考虑到患者原发性中轴肌张力障碍表现，选择STN作为刺激靶点，而不是传统使用的苍白球，并且将该患者纳入了一项前瞻性研究[3]。这也是基于先前STN DBS治疗颈部肌张力障碍的一项研究的结果，该研究证明其疗效与苍白球刺激类似。另外之前研究还发现，STN DBS可能减少刺激诱发的运动迟缓[3]。

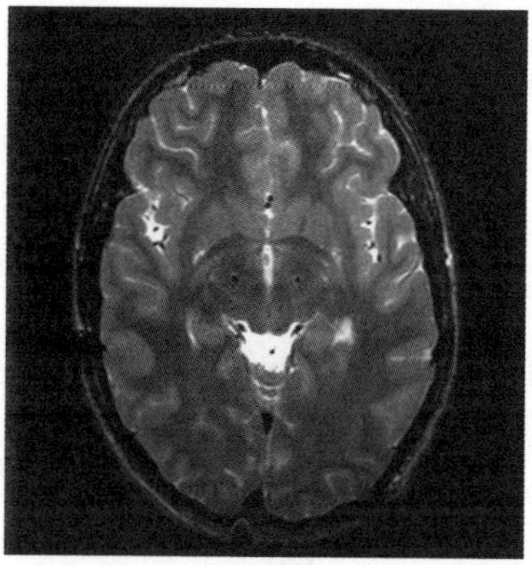

图 38.1 术后磁共振 T2 像证实双侧电极准确植入 STN

并发症

术后 3 周，打开双侧 Activa 单通道植入式脉冲发生器，并使用常规刺激参数（双侧均为单极刺激 C+1－，1V，90 μs，130 Hz）。在此刺激参数下，患者出现了严重的全身性异动症，且在关闭刺激后消失。随后发现刺激电压高于 0.5 V 就会导致异动症出现，而此时患者的肌张力障碍没有改善。

疑难分析和处置

由于刺激诱发异动症的阈值较低，故患者在随访时采用双极刺激配置进行了多次程控，屈颈症状得到一定改善。随后 2 个月，刺激电压逐渐调高到 3 V，患者右臂和躯干肌张力障碍几乎完全缓解，但在说话或进食时颈部肌张力障碍依然存在。尝试进一步调高电压后，又重新出现了右臂异动症。为了改善左侧颈部肌肉受累导致的颈部前屈症状，使用右侧 DBS 腹侧触点的双负单极刺激，但引起了构音障碍和左臂异动症。

患者右侧异动症表现为左肩缓慢扭动着前移并交替内外旋转，通常是在四肢和颈部肌张力障碍得到有效缓解之后延迟 3～5 min 出现。左侧异动症较轻，仅表现为行走时手臂远端不规律的急促动作。

1 年后，随着右侧 STN 双负单极刺激电压逐渐升高，患者颈部肌张力障碍症状得到改善（表 38.1）。在这些刺激参数下，患者的颈部肌张力障碍和构音障碍几乎完全缓解，但右臂动作性肌张力障碍的改善在2年内逐渐减弱。调高左侧丘脑底核电极刺激电压能够改善肌张力障碍，但异动症复发。尝试较低的刺激频率，但诱发了颈阔肌异常激活相关的构音障碍、颈部前屈和下颌抽动。尝试采用背侧触点双负单极刺激，以利用未定带可能的抗异动症效果，但没有起作用。

患者最终采用了交叉电脉冲(表38.1)，激活了左侧STN电极的最背侧触点，结果右臂肌张力障碍完全缓解，且没有发生异动症。

表38.1　基线和长期随访时的肌张力障碍量表和程控参数

结果	基线	1年	6年
程控参数	不适用	左侧 0+1−/2.8 V/60 μs/130 Hz 右侧 C+1−2−/1.4 V/60 μs/130 Hz	左侧 STN1:C+3−/3 V/60 μs/125 Hz;STN2:C+1−/1 V/60 μs/125 Hz 右侧 STN1:C+1−/0.9 V/60 μs/120 Hz; STN2:C+2−/1.1 V/60 μs/120 Hz
BFMDRS	严重得分35*，残疾得分2	严重得分6.5*，残疾得分2	严重得分0.5，残疾得分1
TWSTRS	43*	6.5*	0

* 基线和1年随访时患者的Burke-Fahn-Marsden肌张力障碍评定量表(BFMDRS)和西多伦多痉挛性斜颈评分量表(TWSTRS)的严重程度得分是根据视频盲法评价的；评分越高，病情越严重。

结　果

最近的随访中，即植入手术6年后，患者检查无异常，仅在开始说话时有轻度间歇性发声紧张。程控参数及相应肌张力障碍评定量表(BFMDRS)和西多伦多痉挛性斜颈评分量表(TWSTRS)的改善见表38.1。

讨　论

这是双侧STN DBS治疗原发性肌张力障碍稳定有效的病例之一。患者年轻，诊断为 DYT1 型肌张力障碍，这类疾病对苍白球刺激反应良好[4-6]，苍白球刺激也应对该患者有类似改善效果。我们关于 STN 靶点的前瞻性对照实验显示，在 3 年的随访中，该靶点对肌张力障碍严重程度的改善非常好。2 例 DYT1 型肌张力障碍的年轻患者(平均 11 岁)的改善率高于 2 例大龄的相同诊断患者(平均 29.5 岁)，不过样本量尚小，对结果解释受到限制[2]。

有趣的是，本试验中治疗的 20 例患者均出现了刺激诱发的异动症。使用最背侧触点(可能位于 STN 背侧的未定带，基于微电极记录)的双极刺激，以及降低刺激电压后成功缓解了大部分患者的异动症[2]。包括本病例在内的数个患者，需要交叉电脉冲来避免异动症并最终控制肌张力障碍。这个病例还显示了 STN 刺激可诱发多种类型的运动——包括右肩模式化、双向性的扭动和左手不规律的急促动作。此外，术前未受肌张力障碍累及的一侧肢体(本例中为左臂)也可能发生异动症。

本病例展示了在 DYT1 型肌张力障碍的 DBS 治疗中，STN 是苍白球之外的可选靶点。最初可能发生刺激诱发的严重运动障碍，但是缓慢增加刺激电压以及采用背侧触点的双极或交叉电脉冲可以解决这个问题。许多原发性肌张力障碍病例中，STN 刺激诱发的运动障碍可能增加 DBS 程控的时间和复杂性。

知识精要

STN 是肌张力障碍患者的可选靶点。

STN 靶点在肌张力障碍治疗中常导致刺激诱发的异动症，即使在严重的肢体肌张力障碍病例中也是如此。

治疗这些病例可能需要复杂程控，可考虑交叉电脉冲。

【参考文献】

[1] Starr P A，Markun L C，Larson P S，et al. Interventional MRI-guided deep brain stimulation in pediatric dystonia：first experience with the ClearPoint system[J]. J Neurosurg Pediatr，2014，14(4)：400－408.

[2] Ostrem J L，San Luciano M，Dodenhoff K A，et al. Subthalamic nucleus deep brain stimulation in isolated dystonia：a 3-year follow-up study[J]. Neurology，2017，88(1)：25－35.

[3] Ostrem J L，Racine C A，Glass G A，et al. Subthalamic nucleus deep brain stimulation in primary cervical dystonia[J]. Neurology，2011，76(10)：870－878.

[4] Haridas A, Tagliati M, Osborn I, et al. Pallidal deep brain stimulation for primary dystonia in children[J]. Neurosurgery, 2011, 68(3): 738 - 743.

[5] Coubes P, Roubertie A, Vayssiere N, et al. Treatment of DYT1-generalised dystonia by stimulation of the internal globus pallidus[J]. Lancet, 2000, 355(9222): 2220 - 2221.

[6] Coubes P, Cif L, El Fertit H, et al. Electrical stimulation of the globus pallidus internus in patients with primary generalized dystonia: long-term results[J]. J Neurosurg, 2004, 101(2): 189 - 194.

（廖红展　夏学巍）

第39章　苍白球内侧部电刺激治疗全身型肌张力障碍患者的震颤

Qiang Zhang, Teri R. Thomsen

脑深部电刺激的指征

药物难治性肌张力障碍性震颤。

病史及相关检查

患者男性，31岁。右利手，因左手臂外伤后疼痛及震颤1年余就诊于爱荷华大学运动障碍门诊。患者1年前上班时摔倒导致左臂受伤，之后逐渐开始出现左臂疼痛感，继而出现左臂震颤。查体发现患者的左手和左臂有震颤和肌张力异常性姿势，右手有轻微的书写痉挛。该患者被诊断为全身型肌张力障碍，并伴有肌张力障碍性震颤，并开始尝试肉毒毒素注射治疗，然而疗效并不明显。患者的症状逐渐进展，1年后症状波及左下肢，导致患者出现平衡障碍，时常摔倒，无法正常工作。物理治疗无效，反而使疼痛及痉挛症状加重。苯海索、息宁、替扎尼定等药物治疗同样无效。由于严重的全身型肌张力障碍和肌张力障碍性震颤，我们决定进行双侧苍白球内侧部(globus pallidus interna, GPi)脑部电极植入术。术后病人的震颤和肌张力障碍得到了很好的控制，返回了工作岗位。在他术后3年的最后一次随访中，他在一家重型机械工厂工作中表现良好。

复杂之处

震颤、平衡问题和跌倒。

疑难分析和处置

在患者双侧 GPi 植入术后第一次程控中，双侧电极均采用单极刺激模式，刺激频率设置为 130 Hz，程控后患者震颤症状控制良好(表 39.1)，病人的肌张力障碍和疼痛症状也有所缓解。1 个月后，患者接受了第二次程控，增加双侧的刺激电压后患者的肌张力障碍和震颤症状得到了更好的控制(表 39.2)。在随后的 3 年中，通过逐渐增加刺激电压，患者症状控制良好(表 39.3)。有趣的是，当我们试图调整刺激脉宽时，患者在 70 μs 时出现胸部感觉异常。

表 39.1 苍白球内侧部脑深部电刺激术后首次程控参数(2016 年 6 月)

	电极触点	电压/V	脉冲宽度/μs	频率/Hz	治疗效果
左侧 GPi	1−	1.0	60	130	充分的震颤控制；肌张力障碍改善
右侧 GPi	10−	2.0	60	130	

表 39.2 第二次程控参数(2016 年 7 月)

	电极触点	电压/V	脉冲宽度/μs	频率/Hz	治疗效果
左侧 GPi	1−	1.4	60	130	震颤和肌张力障碍进一步改善
右侧 GPi	10−	2.4	60	130	

表 39.3 最后一次程控参数(2019 年 4 月)

	电极触点	电压/V	脉冲宽度/μs	频率/Hz	治疗效果
左侧 GPi	1−	4.0	60*	130	震颤和肌张力障碍得到充分控制
右侧 GPi	10−	4.8	60*	130	

* 当试图增加脉冲宽度超过 60 μs 时，患者出现胸部区域感觉异常。这种副作用可能与电极位置有关。除此之外，患者脑深部电刺激治疗没有其他副作用。

结 果

该病例表明，GPi DBS 可能有助于改善肌张力障碍性震颤。具体来说，较高频率的刺激不仅改善了这个病例的肌张力障碍性震颤，还改善了全身型肌张力障碍。虽然较高的脉宽导致感觉异常，但使用 60 μs 的脉宽能够良好控制肌张力障碍。我们怀疑这种副作用是由电极位置引起的。

讨 论

震颤是肌张力障碍的一种常见症状表现。对于局灶性肌张力障碍患者，通常可以通过注射肉毒毒素来改善震颤。然而，对于全身型肌张力障碍患者，注射肉毒毒素的疗效可能很差。药物治疗可能有效，然而也有许多患者的疗效不佳。Patel 等人近期探讨了伴有肌张力障碍表现的特发性震颤患者 DBS 刺激靶点选择问题，提出丘脑腹中间核（ventral intermediate，Vim）、GPi 和丘脑底核（subthalamic nucleus，STN）都是可选的有效靶点[1]。Hedera 等人回顾性分析了 10 例肌张力障碍性震颤病例，认为对于患有肌张力障碍性震颤和轻度肌张力障碍患者应该选择 Vim 核团，而对于合并重度肌张力障碍的患者可能需要 Vim 和 GPi 联合 DBS[2]。Morishita 等人的研究表明了 Vim DBS 治疗肌张力障碍性震颤的疗效[3]。我们的案例则表明了用高频 GPi DBS 实现震颤良好控制的可能性。这种方法对于严重震颤合并全身型肌张力障碍的患者可能并不是最佳选择，正如 Morishita 的研究所示，这时需要 Vim DBS。当震颤是患者的主要临床症状时，大多数中心首先会进行 Vim DBS。

对于肌张力障碍，GPi DBS 可能需要高脉宽低频刺激，或者使用高脉宽高频刺激。也有病例报道使用低脉宽刺激治疗肌张力障碍。因此对于临床医生来说，最重要的是根据经验尝试多种组合以获得最大疗效。我们的患者有严重的肌张力障碍性震颤，在初次程控中，震颤和肌张力障碍症状均明显改善，刺激脉宽为 60 μs，频率为 130 Hz。较高频率的 GPi DBS 可以改善帕金森病患者的震颤症状，也可能改善肌张力障碍，尽管我们的病例没有尝试低频刺激。

对于伴有精神障碍共患病的肌张力障碍年轻患者，功能障碍一直是值得关注的话题。除了肌张力障碍和肌张力障碍性震颤，我们的病人也伴有非痫性晕厥和认知症状。他最初的左臂受伤就是晕厥后跌倒引起，尽管脑电图检查无明显异常。他自诉有认知缺陷，表现为注意力不集中、执行力差、记忆力差、阅读能力受损，还抱怨有工作表现差。他接受了行为神经病学门诊的评估，表明患者存在过度关注的躯体化、情绪低落、自尊心低、自信心低、社交退缩和自我强度低，然而他的认知功能被确定是正常的。颅脑磁共振检查也是正常的。这里需要注意的是，器质性肌张力障碍的患者经常共患功能性疾患。本例患者震颤和肌张力障碍症状得到良好控制后，他的非痫性晕厥和主观认知障碍均明显改善。

知识精要

GPi DBS 对肌张力障碍性震颤可能有效，但在多数中心，以震颤为主要特征的患者选择 Vim DBS。对于有些病例，GPi DBS 可能对肌张力障碍性震颤无效。

虽然在全身型肌张力障碍患者 GPi DBS 术后经常使用低频刺激进行程控，但高频刺激也可以实现良好的震颤控制和肌张力障碍的缓解。应根据经验充分尝试脉宽和频率的各种组合，来获得最大的收益。

较低脉宽的 GPi DBS（我们的病例为 60 μs）可能对某些全身型肌张力障碍患者有效，尽管不同患者的反应不同。

【参考文献】

[1] Patel A, Deeb W, Okun M S. Deep brain stimulation management of essential tremor with dystonic features[J]. Tremor Other Hyperkinet Mov (NY), 2018, 8:557.

[2] Hedera P, Phibbs F T, Dolhun R, et al. Surgical targets for dystonic tremor: considerations between the globus pallidus and ventral intermediate thalamic nucleus[J]. Parkinsonism Relat Disord, 2013, 19:684-686.

[3] Morishita T, Foote K D, Haq I U, et al. Should we consider Vim thalamic deep brain stimulation for select cases of severe refractory dystonic tremor[J]. Stereotact Funct Neurosurg, 2010, 88:98-104.

（肖振勇）

第五部分 其他疾病

第 40 章　脑深部电刺激治疗成人亨廷顿病中轴肌张力障碍

Jessica A. Karl, Kathleen Shannon, Konstantin Slavin, Leo Verhagen Metman

脑深部电刺激的指征

亨廷顿病(Huntington disease, HD)伴严重中线肌张力障碍。

病史及相关检查

一位 66 岁男性 HD 患者(CAG 重复 41 次),病史 30 年,以进行性致残性躯干肌张力障碍就诊。肌张力障碍症状严重影响了患者的日常活动。患者的妻子照顾着他,据她描述,因为患者强烈的背部痉挛,照顾起来越发困难。患者在仰卧、站立和行走时背部不自主运动,而且在坐位时最为剧烈。他一坐下来就会从座位上掉下来,因为他的背部痉挛会使椅子向后倒。他不得不被限制在轮椅上。由于持续的肌张力障碍样运动,患者入睡和进食都很困难。阿立哌唑、丁苯那嗪和氟哌啶醇等药物均无治疗效果。双侧椎旁肌肉毒毒素注射能轻微缓解异常运动的幅度,但不能降低频率。患者被推荐到脑深部电刺激(deep brain stimulation, DBS)中心,寻求外科手术治疗躯干肌张力障碍。患者简易智力状态检查量表(mini-mental state examination, MMSE)得分为 28/30,无抑郁或精神症状。经多学科联合评估,并充分告知患者及其陪护者手术的目的和预期后,我们为患者进行了双侧苍白球内侧部(globus pallidus internus, GPi)脑深部电刺激手术。在术前及术后 2 年患者进行了 Burke-Fahn-Marsden 肌张力障碍评定量表(Burke-Fahn-Marsden dystonia rating scale,BFMDRS)运动部分和致残部分,总体肌张力障碍评分量表(global dystonia rating scale,GDRS)以及帕金森病生活质量量表(Parkinson's disease quality of life scale,PDQ-39)的评估(表40.1至表40.3)。

表40.1A　肌张力障碍评定量表(BFMDRS)运动部分

	术前	DBS术后2年	变化值(术前~术后2年)
眼睛(最高8分)	0	0	0
口	2	2	0
颈部	6	0	−6
言语和吞咽(最高16分)	4	4	0
右上肢	12	8	−4
左上肢	8	8	0
右下肢	12	12	0
左下肢	8	8	0
躯干	16	4	−12
总值(最高120分)	68	46	−22

注:分值越高,症状越严重。

表40.1B　肌张力障碍评定量表(BFMDRS)残疾部分

	术前	DBS术后2年	变化值(术前~术后2年)
言语	3	3	0
书写	2	2	0
进食	3	1	−2
咀嚼吞咽	1	1	0
个人卫生	1	1	0
穿衣	2	3	1
行走	4	3	−1

注:分值越高功能越差,0~4分评分。

表 40.2 总体肌张力障碍评分量表(GDRS)

	术前	DBS 术后 2 年	变化值(术前～术后 2 年)
眼睛及面上部	0	0	0
面下部	1	1	0
下颌及舌头	0	0	0
喉部	0	0	0
颈部	10	1	−9
肩膀及上臂(左,右)	0,0	0,0	0,0
前臂、手及肘部(左,右)	2,5	2,3	0,−2
骨盆、大腿(左,右)	4,6	2,4	−2,−2
小腿及脚	3,4	3,4	0,0
躯干	40	4	−6

注:分值越高症状越严重,0～10 分评分。

表 40.3 帕金森病生活质量量表(PDQ-39)

	术前	DBS 术后 2 年	变化值(术前～术后 2 年)
PDQ-39 总分	36.57	21.04	15.53
身体活动	80.00	16.25	−63.75
日常生活行为	70.83	66.67	−4.16
精神健康	4.17	4.17	0
屈辱感	56.3	0	−56.3
社会支持	0.00	0.00	0.00
认知	31.25	31.25	0.00
交流	41.67	41.67	0.00
身体不适	8.33	8.33	0.00

注:分值越高越差。

患者术前在镇静状态下行立体定向 MRI 检查(图 40.1),图像显示全脑萎缩严重,并伴典型的尾状核萎缩。尽管采集了质量相对较高的 3T MRI 图像,但双侧 GPi 严重萎缩,使靶点定位增加了挑战性。手术分 2 个阶段完成,间隔 2 周。患者植入双通道脉冲发生器(美敦力 Activa PC),植入位置为左侧锁骨下区域。我们担心患者身体的抽动可能会影响影像采集和手术的顺利进行,但最终发现MRI或微电极记录(microelectrode recording,MER)都没有受到实质上的干扰。患者手术在清醒状态下进行,左侧大脑进行了2条通道的MER记录,一条位于正中间,另一条偏内侧。2个通道都相对安静,只有少量的低幅苍白球放电。2个通道的单极检查时均发现在较低电流(4mA)时就会出现(更严重的)发声过弱,但肌张力障碍痉挛减弱,DBS电极最终放置在内侧通道。右侧记录了1条通道的MER,同样是少量的低幅苍白球放电,另外还记录到视束。将DBS电极植入此通道,但由于刺激引起发声过弱的阈值较低(2 mA),DBS重新植入到此通道前方2 mm处。同样,肌张力障碍痉挛症状得到改善,而言语相关副作用的阈值略高(3 mA)。我们认为患者缺乏显著的GPi电生理信号以及副作用阈值较低的原因是神经退行性变导致核团体积的缩小。由于患者严重脑萎缩和轻度认知障碍的潜在副作用,因此继续增加MER记录并不切实可行。此外,在所有3个通道上一致的MER信号(神经元放电缺乏)表明,增加MER通道也不太可能识别出更好的生理学靶点。

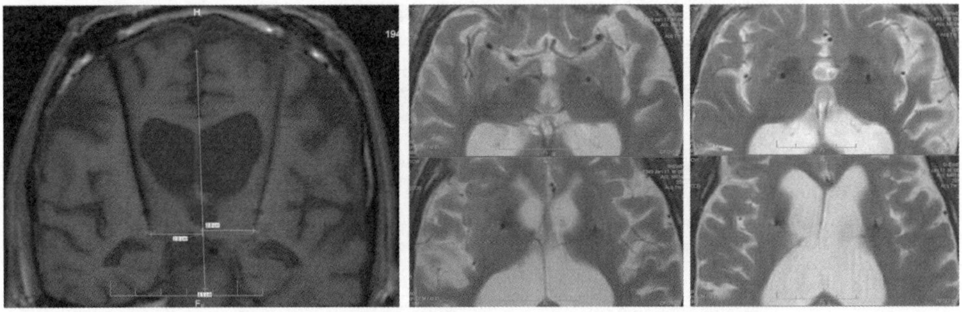

图40.1　T1加权(左)与T2加权(右)磁共振影像显示双侧GPi电极位置接近视束,距离中线约19.9 mm

并发症

术后患者出现吞咽困难和构音障碍。他最初需要胃造瘘管喂养,并住院康复。

疑难分析和处置

在DBS手术后的几周内,患者的言语和吞咽能力逐渐恢复到基线水平,并且能够重新开始经口进食。电极植入 1 个月后开始 DBS 刺激。患者及其家人在刺激开始后 2 周内开始注意到张力障碍症状明显改善。术后 3 个月优化了患者 DBS 参数。因为单极刺激加重构音障碍，最终双侧均选择双极刺激。在例行随访中，为应对疾病的进一步进展而细微调整了刺激方案。在术后 2 年随访时，刺激参数为：左侧 GPi，0－2＋，3.5 V，60 μs，130 Hz；右侧 GPi，10－8＋，3.1 V，60 μs，130 Hz。术后 24 个月，肌张力障碍痉挛持续得到控制。

结　　果

BFMDRS、GDRS 和 PDQ-39 量表的大部分项目显示患者在 DBS 术后 2 年持续改善（表 40.1 至表 40.3）。患者已经能够参与一些术前无法参与的活动。他现在可以舒服地坐着，而不会使座位后倒。脑深部电刺激极大地提高了患者坐下来吃饭及其他活动的能力。手术后患者的体重增加了 27 磅。患者术前体重指数（body mass index，BMI）为 16.1，目前体重指数为 21.7。患者的认知相对稳定，目前 MMSE 为 26/30。

讨　　论

HD 是一种进行性常染色体显性疾病，以舞蹈样症状以及认知和精神症状为特征。肌张力障碍症状在 HD 中也很常见，超过 90％的患者有该症状。在最近的一项研究中，超过 50％的 HD 患者伴有躯干肌张力障碍[1]。肌张力障碍症状的患病率和严重程度随病程的延长而增加[1]。丁苯那嗪是唯一批准用于亨廷顿舞蹈症的药物，而金刚烷胺和神经阻滞剂可超适应证应用于治疗舞蹈症[2-3]。然而随着疾病进展，肌张力障碍及运动迟缓症状变得更加突出，但目前没有药物对此有效。有数篇报道概述了 GPi DBS 治疗舞蹈样症状为主的 HD 患者的作用[4-14]，但 DBS 对肌张力障碍症状为主要表现的 HD 患者的作用了解较少。在大多数 HD 患者中，非运动症状如认知障碍、行为问题、抑郁或焦虑，以及与步态和平衡相关的运动症状是主要问题，而舞蹈和肌张力障碍对患者的影响相对较小。我们这例患者的认知和精神功能处于相对较高的水平，严重的肌张力障碍是其残疾的主要原因，使患者无法进行日常生活活动，无法坐在椅子上，甚至无法配合照顾者（妻子）。直到与患者和他的妻子详细讨论了手术的目标和期望后，我们才进行了手术。

本报告表明，经严格评估选择，表现为难治性重度肌张力障碍症状的 HD 患者能从 GPi DBS 获得持续收益。我们不提倡所有的 HD 患者行 DBS 手术。然而，当 HD 患者患有对 DBS 反应良好的特定症状（如肌张力障碍），并且该症状严重影响患者的生活质量，且最佳药物治疗方案失败时，DBS 是一个可行的选择。正如我们的这位患者，认知功能基本正常，没有明显的精神障碍，有着明确的目标及手术预期，以及照顾者能参与是取得满意疗效的必要条件。这个案例凸显了，尽管治疗指南有很好的借鉴意义，但在决定行 DBS 手术前，每个患者都需要被视为一个独立的个体。

知识精要

对于因药物难治性肌张力障碍而致残的 HD 患者，只要没有影响患者正确理解手术可能存在风险的神经精神损害，就可以考虑双侧 GPi DBS。

患者和陪护人员应该对治疗结果有合理的期望，并愿意接受定期程控。

神经调控团队应达成一致意见，确保 HD 患者行 DBS 的潜在收益大于其伦理疑虑后，方可进行手术。

在这些病例中脑萎缩可能是个问题。首先，它会让靶点定位变得更具挑战性；第二，随着时间的推移，不断增加的萎缩可能会减少 DBS 电极和内囊之间的距离，从而需要程控调整[15]。

尽管有报道称 DBS 对 HD 的舞蹈样症状比肌张力障碍症状效果更好[16]，我们的病例表明 DBS 对 HD 患者的肌张力障碍症状的疗效也是非常显著的。如果肌张力障碍症状是导致患者残疾的主要原因，可以考虑 DBS 治疗。神经调控团队应该意识到，DBS 疗法对一些青少年 HD 患者合并肌张力障碍没有很好的疗效。

【参考文献】

[1] Van de Zande N A, Massey T H, McLauchlan D, et al. Clinical characterization of dystonia in adult patients with Huntington's disease[J]. EurJ Neurol, 2017, 24(9): 1140 - 1147.

[2] Verhagen Metman L, Morris M J, Farmer C, et al. Huntington's disease: a randomized, controlled trial using the NMDA-antagonist amantadine[J]. Neurology, 2002, 59(5): 694 - 699.

[3] Reilmann R. Pharmacological treatment of chorea in Huntington's disease—good clinical practice versus evidence-based guideline[J]. Mov Disord, 2013, 28(8): 1030 - 1033.

[4] Moro E, Lang A E, Strafella A P, et al. Bilateral globus pallidus stimulation for Huntington's disease[J]. Ann Neurol, 2004, 56(2): 290 - 294.

[5] Fawcett A P, Moro E, Lang A E, et al. Pallidal deep brain stimulation influences both reflexive and voluntary saccades in Huntington's disease[J]. Mov Disord, 2005, 20(3): 371 - 377.

[6] Hebb M O, Garcia R, Gaudet P, et al. Bilateral stimulation of the globus pallidus internus to treat choreoathetosis in Huntington's disease: technical case report[J]. Neurosurgery, 2006, 58(2): E383.

[7] Fasano A, Mazzone P, Piano C, et al. GPi-DBS in Huntington's disease: results on motor function and cognition in a 72-year-old case[J]. Mov Disord, 2008, 23(9): 1289 - 1292.

[8] Biolsi B, Cif L, Fertit H E, et al. Long-term follow-up of Huntington disease treated by bilateral deep brain stimulation of the internal globus pallidus[J]. J Neurosurg, 2008, 109(1): 130 - 132.

[9] Kang G A, Heath S, Rothlind J, et al. Long-term follow-up of pallidal deep brain stimulation in two cases of Huntington's disease[J]. J Neurol Neurosurg Psychiatry, 2011, 82(3): 272 - 277.

[10] Garcia-Ruiz P J, Ayerbe J, del Val J, et al. Deep brain stimulation in disabling involuntary vocalization associated with Huntington's disease[J]. Parkinsonism Relat Disord, 2012, 18(6): 803 - 804.

[11] Spielberger S, Hotter A, Wolf E, et al. Deep brain stimulation in Huntington's disease: a 4-year follow-up case report[J]. Mov Disord, 2012, 27(6): 806 - 807.

[12] Cislaghi G, Capiluppi E, Saleh C, et al. Bilateral globus pallidus stimulation in Westphal variant of Huntington disease[J]. Neuromodulation, 2014, 17(5): 502 - 505.

[13] Gonzalez V, Cif L, Biolsi B, et al. Deep brain stimulation for Huntington's disease: long-term results of a prospective open-label study[J]. J Neurosurg, 2014, 121(1): 114 - 122.

[14] Wojtecki L, Groiss S J, Hartmann C J, et al. Deep brain stimulation in Huntington's disease: preliminary evidence on pathophysiology, efficacy and safety[J]. Brain Sci, 2016, 6(3): 10.

3390/brainsci6030038.

[15] Vedam-Mai V, Martinez-Ramirez D, Hilliard J D, et al. Post-mortem findings in Huntington's deep brain stimulation: a moving target due to atrophy[J]. Tremor Other Hyperkinet Mov (NY),2016,6:372.

[16] Velez-Lago F M,Thompson A,Oyama G,et al. Differential and better response to deep brain stimulation of chorea compared to dystonia in Huntington's disease[J]. Stereotact Funct Neurosurg,2013,91(2):129-133.

(汪　鑫)

第41章　脑深部电刺激治疗药物难治性攻击和伤害性行为

Oscar Bernal-Pacheco, Adriana Martinez Perez, Mary Fonseca-Ramos

脑深部电刺激的指征

药物难治性的无法自控的攻击和伤害性行为。

病史及相关检查

一名18岁男性，既往有脑膜炎和发育迟缓病史，在2岁时开始出现攻击性行为。后来他在3岁时患上了难治性癫痫。因此患者的自主能力有限，日常生活包括进食、穿衣和个人卫生需要协助。物理治疗、作业治疗和言语治疗改善了他的言语和自我护理。然而，尽管使用多种药物治疗，包括典型和非典型抗精神病药物以及一线和二线抗癫痫药物，患者的攻击性和癫痫仍难以控制。患者的冲动性饮食和睡眠障碍(包括夜间觉醒)也具有挑战性。

在他4岁上幼儿园的时候，由于他不合群和攻击性行为，同学们拒绝接受他。6岁时他被诊断为精神发育迟缓，从那时起，他的母亲就一直照顾着他。她接受了攻击性管理训练，但仍多次受到她儿子的身体和口头攻击。报告显示，他的行为是针对那些与他互动的人，例如他的老师和保健人员。他还在公共场所暴露自己的生殖器，不穿衣服离开房子，这导致了法律诉讼。尽管接受了营养咨询，他依然冲动进食并过量食用食物。

复杂之处

患者经由数名精神科医师、癫痫医师、心理师和社会工作者评估并治疗。

包括抗精神病药，并连合镇静剂和抗癫痫药在内的多种药物均无法控制他的行为。抗癫痫药物治疗后，患者全身性癫痫的发作频率降低至每月3～4次，然而他的癫痫危象往往严重而复杂。由于他青春期明显的行为问题，他需要每天长达18 h穿一件约束外套，以防止攻击他人。由于高剂量抗精神病药物也无法抑制其攻击性，他还做出了非法的公共行为。由于对他的健康和照顾者们的多次反复威胁，作为特例，他被评估进行下丘脑后部（posterior hypothalamus，PHyp）脑深部电刺激（deep brain stimulation，DBS）。

疑难分析和处置

罗斯福医院伦理委员会和审查委员会组织了一个由精神科医师、心理学家、神经内科医师和神经外科医师组成的跨学科小组，审查了PHyp DBS的可行性。在获得知情同意后，我们被批准进行手术。

该手术是在全麻下进行，采用磁共振成像（magnetic resonance imaging，MRI）和计算机断层扫描（computed tomography，CT）影像融合进行立体定向靶点定位。靶点位置参考20世纪70年代Sano等人的报道[1]，尽管该报道中是毁损而不是电刺激，但也报道显示在同样靶点刺激产生相似的结果，可能副作用更少且风险更低[2-3]。DBS电极植入位置为第三脑室边缘外侧2mm，连合间线中点后3 mm，前后连合间线下5 mm（图41.1）。微电极记录显示4 Hz和28 Hz的不规则放电，与Micieli等人的报告相似[4]（图41.2）。术中宏刺激靶点导致心率增加10%以上，这与其他文献相一致[3-4]，我们还观察到瞳孔扩大[1]。

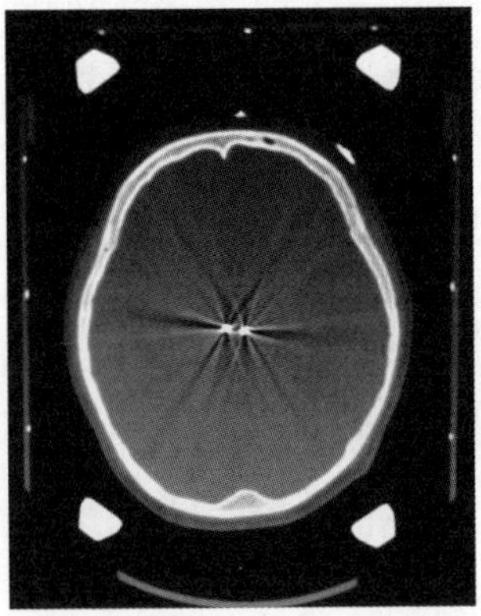

图41.1　CT扫描显示最终的DBS导线位置在下丘脑后部

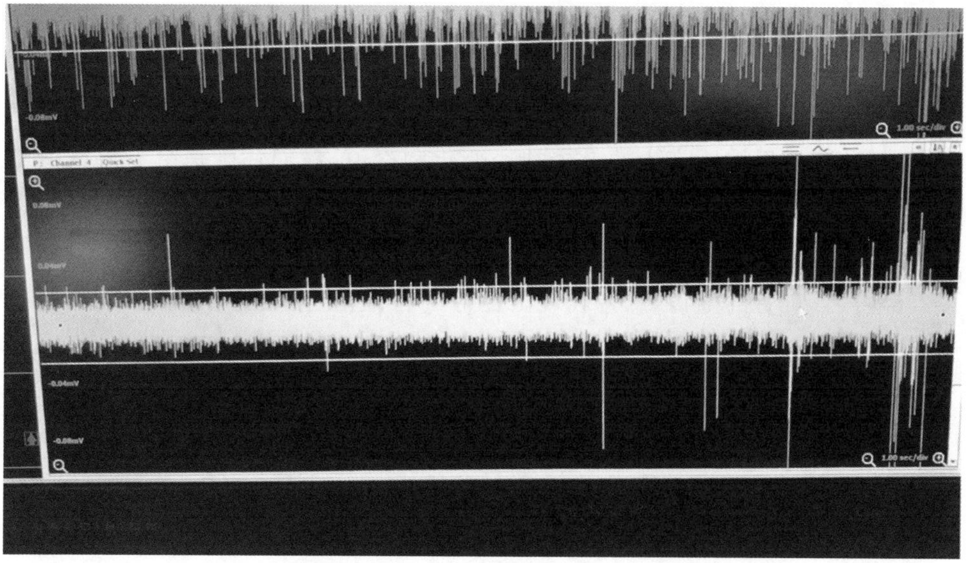

图 41.2 微电极记录显示下丘脑后部 4～28 Hz 的不规则放电

术后第 1 d，患者在重症监护病房接受严密监护。观察到患者更平静和安静，这提示了微损伤效应，因为电刺激还没有激活。

首次 DBS 程控是在术后 20 d 后进行的。程控时逐个将各触点的电压持续增加达到 4 V 的阈值，频率和脉冲宽度保持在 130 Hz 和 60 μs。由于患者难以提供可靠的副作用信息，我们决定不将电压增加到 4 V 以上。手术 3 个月后，他的攻击性行为和注意力有所改善，这时的刺激参数为 C＋2－10－，3 V，130 Hz，60 μs。根据患者母亲报告，他的攻击性、冲动性和伤害意图的发作次数减少了约 70％。尽管他有愤怒的时候，但并没有试图伤害别人。尽管服用的癫痫药物和剂量都没有改变，他也没有癫痫发作。

由于他仍有愤怒的爆发，为了进一步改善对攻击性的控制，电压增加到 3.4 V，频率和脉宽仍为 130 Hz 和 60 μs。在这个新程控参数下，患者母亲报告说他变得缺乏活力和冷漠，并有严重的食欲不振和体重减轻。1 个月后，他患上了尿路感染并发展为脓毒血症，需要在重症监护病房予以血流动力学和呼吸机支持。患者在接受抗生素治疗和营养支持后完全恢复。关闭脉冲发生器后，他的食欲得以恢复，体重增加；然而他又变得富有攻击性和容易冲动，尽管比手术前要轻。

结　果

对于DBS程控所产生的自主神经变化和冷漠，我们怀疑是由于无意中刺激了下丘脑的外侧或腹内侧区。再次打开脉冲发生器，设置电压为3.2 V，保持频率和脉宽不变，刺激的非运动性副作用并未出现。

经过18个月的随访，患者表现出良好的自控能力，攻击性行为减少，没有癫痫发作，注意力也得到了提高。他的疗效持续，没有出现耐受或失去作用。

讨　论

DBS已经是治疗帕金森病、肌张力障碍、震颤和其他运动障碍患者运动症状的一个重要选择[5]。这种外科手术治疗也成功地用于多种疗法难以治愈的精神疾病患者，如抑郁症和强迫症[6]。几十年来，外科手术尝试用于解决复杂的疾病(如精神分裂症)，但效果不佳，往往没有成功[7-9]。专注于症状而不是疾病本身的治疗，我们有机会控制那些降低患者生活质量的症状[9]。从这个意义上来说，进攻性是指严重的无理由的攻击性行为(也被称为兴奋增盛)，通常伴有不同程度的精神损害和各种原因导致的严重脑损伤，如大脑畸形、癫痫、脑炎、创伤、围生期损伤和其他原因[10]。虽然最明显的表现是进攻性，但其他症状包括运动亢进、毁物和自我伤害的刻板行为。这些症状可能对最佳药物治疗和包括电休克(electroconvulsive therapy，ECT)在内的非药物治疗无反应[11-12]。这些患者可能需要限制生活，在专业中心长期住院，以及服用多种药物治疗，这增加了经济、社会和家庭负担。超过60%的病例还伴有癫痫、认知损害以及饮食、性、睡眠和情感的障碍。大多数病例还需要额外的药物、治疗和其他限制[11]。

从历史经验我们已经了解到，大脑特定区域的毁损不足以治疗复杂的疾病，但可能有助于改善诸如攻击性和破坏性行为的症状[1,7,10]。近来，新的神经成像技术、神经生理学微电极记录和病理研究的发展共同促进了大脑中新的通路和连接作为干预靶点，包括PHyp[9-10]。感谢以前的报道[2-3,12]和新的研究结果，我们部分了解了PHyp在行为、睡眠、注意力和自主神经功能中的作用以及该核团在丘脑通路中参与控制癫痫发作的作用。我们也正在努力收集如何才能改善攻击性和其他症状的意见[13-16]。PHyp 是下丘脑的一个异质性区域，由具有不同生理功能的多种类型细胞组成。解剖上它在丘脑下方，位于第三脑室外侧缘外侧 1～5 mm，连合间线下 5 mm，与红核头端、乳头体前缘及第三脑室底和侧壁相毗邻。它位于植物功能、内分泌功能和行为功能的汇集地[9,12]。它的神经连接有直接通路和间接通路，还有皮层和皮层下区域，包括周围的下丘脑核团、额叶和颞叶、丘脑和乳头体。

Sano 等人报告，11 例患者中有 10 例在下丘脑后内侧毁损后，攻击性行为的控制有所改善[1]。在过去的 10 年里，Franzini 和 Torres 等人发表了一系列 PHyp DBS 控制患者攻击性的病例，所有患者都取得良好的结果。他们还报告了其他症状的控制，包括癫痫发作[3,13-16]。毁损该区域的主要副作用是嗜睡和心动过速[1]。干预 PHyp 区域控制攻击性（和癫痫）的原理在于它的神经联系，但我们相信由于该区域高度有序的联系，有可能取得神经精神方面的更多获益，尽管这一点还需要更多的观察研究。这种疗法还被认为可以调节自主神经和行为功能，并在癫痫发病中发挥作用[13-16]。注意力的改善可能是攻击性和伤害性行为减弱的间接结果。最后，据报道，无论是高频还是低频刺激都对攻击性有益[15-16]。DBS 治疗攻击性的主要问题是很少有病例发表。为了使这一领域向前发展，我们将需要更多的理解和更多的数据。

知识精要

药物难治的严重攻击性和伤害性行为的患者经仔细选择后可能从 PHyp DBS 中获益。

在考虑 DBS 植入之前，需要一个跨学科的团队来教育患者的照顾者，并构建一个风险受益分析。这一方法是高度实验性的，因为已知病例极少更缺乏随机对照试验。所有病例都应在文献中报告。伦理委员会（如有）应参与决策过程并提供指导，包括适当地签署同意书（由所有参与方签署）。

虽然癫痫、注意力和冲动性也可能随着 PHyp 的植入而改善，但这些通常不是决定植入的主要因素。主要目标是遏制攻击性行为。更多的研究将阐明其他行为和症状的最佳治疗方法。

程控后的临床病程可能会由于刺激引起的神经植物副作用而变得复杂，应该仔细监测并设法解决。电压和其他参数的微小变化可能会影响到副作用和治疗结果。

揭示 PHyp 刺激作用的生理机制和其他机制还需要进一步的研究。这些研究有助于建立一个治疗药物难治性行为攻击性的长期安全有效的方法。

【参考文献】

[1] Sano K, Yoshioka M, Ogashiwa M, et al. Ohye C: Postero-medial hypothalamotomy in the treatment of aggressive behaviors[J]. Confin Neurol, 1966, 27:164 - 167.

[2] Torres C V, Sola R G, Pastor J, et al. Long-term results of posteromedial hypothalamic deep brain stimulation for patients with resistant aggressiveness[J]. J Neurosurg, 2013, 119(2): 277 - 287.

[3] Franzini A, Messina G, Cordella R, et al. Deep brain stimulation of the posteromedial hypothalamus: indications, long-term results, and neurophysiological considerations[J]. Neurosurg Focus, 2010, 29: E13.

[4] Micieli R, Rios A L, Aguilar R P, et al. Single-unit analysis of the human posterior hypothalamus and red nucleus during deep brain stimulation for aggressivity[J]. J Neurosurg, 2017, 126(4):1158 - 1164.

[5] Wagle Shukla A, Okun M S. Surgical treatment of Parkinson's disease: patients, targets, devices and approaches[J]. Neurotherapeutics, 2014, 11(1):47 - 59.

[6] Williams N R, Okun M S. Deep brain stimulation (DBS) at the interface of neurology and psychiatry[J]. J Clin Invest, 2013, 123(11):4546 - 4556.

[7] Faria M A Jr. Violence, mental illness, and the brain: a brief history of psychosurgery. Part 1: from trephination to lobotomy[J]. Surg Neurol Int, 2013, 4:49.

[8] Faria M A Jr. Violence, mental illness, and the brain: a brief history of psychosurgery: Part 2: from the limbic system and cingulotomy to deep brain stimulation[J]. Surg Neurol Int, 2013, 4:75.

[9] Barbosa D A N, Oliveira-Souza R, Monte Santo F, et al. The hypothalamus at the crossroads of psychopathology and neurosurgery[J]. Neurosur Focus, 2017, 43(3):E15.

[10] Franzini A, Marras C, Ferroli P, et al. Stimulation of the posterior hypothalamus for medically intractable impulsive and violent behavior[J]. Stereotact Funct Neurosurg, 2005, 83:63 - 66.

[11] Van Ool J S, Snoeijen-Schouwenaars F M, Tan I Y, et al. Challenging behavior in adults with epilepsy and intellectual disability: an analysis of epilepsy characteristics[J]. Epilepsy Behav, 2018, 86:72 - 78.

[12] Yampolsky C, Bendersky D. Cirugía de los trastornos del comportamiento: el estado del arte

[J]. Surg Neurol Int,2014, 5(Suppl 5):S211 - S231.

[13] Benedetti-Isaac J C,Torres-Zambrano M,Vargas-Toscano A,et al. Seizure frequency reduction after posteromedial hypothalamus deep brain stimulation in drug-resistant epilepsy associated with intractable aggressive behavior[J]. Epilepsia,2015, 56(7):1152 - 1161.

[14] Messina G,Islam L,Cordella R,et al. Deepbrain stimulation for aggressive behavior and obsessive-compulsive disorder[J]. J Neurosurg Sci,2016,60(2):211 - 217.

[15] Hernando V,Pastor J,Pedrosa M,et al. Low-frequency bilateral hypothalamic stimulation for treatment of drug-resistant aggressiveness in a young man with mental retardation[J]. Stereotact Funct Neurosurg,2008,86:219 - 223.

[16] Franzini A,Marras C,Tringali G,et al. Chronic high frequency stimulation of the posteromedial hypothalamus in facial pain syndromes and behaviour disorders[J]. Acta Neurochir Suppl,2007,97(Pt 2):399 - 406.

（张卫民）

第42章　双侧苍白球电刺激治疗脊髓小脑共济失调症中的肌张力障碍及肌张力障碍性震颤

Aparna Wagle Shukla, Pamela R. Zeilman

脑深部电刺激的指征

震颤，全身型肌张力障碍。

病史及相关检查

一个33岁的右利手白人男性患者，表现为双侧上肢震颤及颈、上肢和脚趾痛性姿势异常。他青少年时期发病，到了高中时期，症状逐渐加重使他受到了严重困扰。患者的朋友和家里人观察到他走路姿势的异样，评价其为“懒散的步态”。他的上肢活动时震颤症状更严重，并且双侧均有受累。震颤在休息或饮酒后可减轻，但在生理或心理应激条件下可加重，影响到写字、吃饭、喝水和穿衣。颈部和上肢的痛性姿势异常带给他巨大痛苦，并进一步影响到他的日常活动。

诊断为儿童期起病的肌张力障碍后，患者为该疾病寻求过多种治疗建议。他尝试过很多口服药物治疗，包括苯海索、左旋多巴/卡比多巴、氯硝西泮、巴氯芬，颈部和足部接受过多个疗程的肉毒毒素注射治疗，但临床改善效果不佳。他被转诊至我们中心接受脑深部电刺激治疗（deep brain stimulation, DBS）。在他来我们中心的时候，自诉有焦虑、抑郁和惊恐发作症状，但对精神科医生开具的口服药物反应良好。患者DYT1型肌张力障碍基因检测阴性，Wilson病相关检查及头颅磁共振检查未发现显著异常。体格检查提示：上肢有对称性的中至重度姿势及动作性震颤，同时伴有轻微的静止性震颤。手腕有轻度姿势性震颤。颈部向左侧偏转并向右侧倾斜，伴有躯干向右侧异常弯曲，足部脚趾不自主弯曲(左侧>右侧)。这些症状都在走路时更加明显。其他的神经系统体格检查包括认知功能,眼球运动,以及运动系统功能均未发现显著异常。根据运动障碍协会专家共识中推荐以临床特征和病因 2 条主线进行肌张力障碍的分类,我们诊断他为病因未明的青少年期发病的全身型肌张力障碍,伴有上肢肌张力障碍性震颤。经过我们中心神经内外科、神经心理科、精神科、职业治疗、物理治疗和言语治疗等多学科评估后,我们认为该患者适宜接受双侧苍白球内侧部的 DBS 电极植入。术后 6 个月随访时,他的震颤和肌张力障碍症状有了中等至明显的改善。

复杂之处

尽管肌张力障碍和震颤的症状最初有改善,手术 2 年后,我们观察到患者的步态和平衡问题加重。尽管已使用辅助步行设备,患者自述行走时仍会出现方向偏离,并且出现频繁跌倒。同时他有言语不清,这在术前并未出现。我们检查了他在刺激开期和关期的情况,发现其步态和言语问题在刺激器关机时仍然存在。他被诊断为新发小脑共济失调,合并震颤和全身型肌张力障碍,考虑他患有一种肌张力障碍综合征。尽管这些症状是散发的,但因为上述新发症状,我们对他进行了进一步的检查,包括血清中甲胎蛋白、白蛋白、氨基酸、胆固醇、超长链脂肪酸、氨、转铁蛋白因子、维生素 E 和铜蓝蛋白水平,尿液检查是否有有机酸、植烷酸、共济蛋白以及乳酸水平的升高。我们还做了外周血涂片检查是否有棘红细胞数量的增加,血清淋巴细胞生成素电泳,副肿瘤抗体和重金属筛查。考虑到上述检查结果不显著,虽然患者无家族史,我们还是检测了脊髓小脑共济失调症(spinocerebellar ataxia,SCA)基因组。我们发现患者 SCA17 基因异常,表现为编码 TATA 结合蛋白(TATA－binding protein,TBP)的聚谷氨酰胺尾部的 CAG 三核苷酸发生不稳定重复扩增突变。其中一个等位基因有 22 个重复序列,而另一个等位基因有 43 个。

疑难分析和处置

最初的 DBS 设置为单极刺激模式,电压 2～3.5 V,脉宽 90～120 μs,频率 130～180 Hz,对上肢震颤有显著效果,但是对颈部和足部的症状改善一般。足部的肌张力障碍是非常麻烦的,会显著影响到步态障碍。我们因此尝试了多种参数设置(表 42.1),包括单极和宽双极刺激,更低频率 60Hz 和更高脉宽 180 μs。多次程控后,我们发现低频结合高脉宽刺激能在维持上肢震颤缓解的同时,最好地改善颈部和足部的异常姿势。但是在这个参数设置下,患者述双腿有奇怪的牵拉感和沉重感。这些与既往肌张力障碍症状无关,在程控数小时后出现。虽然这些新的症状比较轻,但持续出现令患者困扰。因此,我们考虑用循环刺激模式替代传统的持续刺激模式。患者的刺激改为 1 min 循环模式(1 min 开机,1 min 关机;循环时间长短凭经验选择),低频率和高脉宽参数保持不变。新的参数设置能有效控制震颤和肌张力障碍症状,而且没有之前提及的持续刺激导致沉重和牵拉感觉问题。

表 42.1　不同时期双侧苍白球脑深部电刺激程控参数变化

随访时间	左				右			
	脉宽 /μs	刺激触点和模式	电压 /V	频率 /Hz	脉宽 /μs	刺激触点和模式	电压 /V	频率 /Hz
1 个月	C+1− 持续刺激	2.5	60	180	C+1− 持续刺激	2.5	60	180
6 个月	3+0− 持续刺激	3.0	135	180	1+0− 持续刺激	2.0	135	180
1 年	3+1− 持续刺激	2.5	135	150	1−3+ 持续刺激	2.5	150	160
3 年	C+1− 循环刺激	3.1	60	180	C+1− 循环刺激	3.0	60	180
11 年	C+1− 循环刺激	3.1	60	180	C+1− 循环刺激	3.0	60	180

结　　果

目前该名患者已经在 DBS 术后随访了 11 年。他报告震颤、颈部肌张力障碍有显著的缓解,足部姿势也有中等程度的改善。然而,如预计的那样,共济失调(SCA17)相关的步态和平衡症状逐年进展。他现在使用机动小车帮助活动。

讨 论

本病例是 DBS 治疗 SCA17 的首次报道，对症处理患者的肌张力障碍症状和震颤。SCA17 是常染色体显性遗传小脑共济失调的一种，由于 TBP 基因上 CAG 异常扩增引起的[1]。SCA17 是罕见病，目前为止只报道过几例[1]。尽管 SCA17 已知的表型很有限，有报道称除了小脑共济失调，其临床表型还可能包含了痴呆、癫痫、精神错乱和运动障碍，后者包括帕金森病样症状、肌张力障碍和舞蹈症[1]。该病例中主要表现为肌张力障碍、肌张力障碍性震颤和起病后近 20 年时出现的小脑共济失调。

尽管早期报道中 SCA17 出现临床症状的异常三核苷酸拷贝数量的临界值是 43 次[2]，但许多后来发表的文章报道低于该拷贝数量也会发病，正如本文中的患者[3]。先前报道中的患者 CAG 拷贝数为 55，出现了局灶型肌张力障碍症状，包括书写痉挛和斜颈，而该病例表现为全身型肌张力障碍，拷贝数为 41。

根据运动障碍疾病协会修订的肌张力障碍分类[5]，该患者为肌张力障碍综合征。除了肌张力障碍之外，他还有其他神经和精神症状，包括小脑共济失调，焦虑和惊恐发作。起病年龄为青少年时期(13～20 岁)，症状是全身型分布，病程为进展性。从病因分类考虑，为遗传退行性。DBS 治疗遗传性肌张力障碍曾经有过报道，但主要 DYT1 型、DYT6 型和肌阵挛合并肌张力障碍[6]。尽管 DBS 治疗 SCA 有数例报道，但都是采用丘脑腹中间核团(ventral intermediate, Vim)为靶点来控制震颤[7]，至今还未见有关 SCA 中肌张力障碍的报道，更没有 GPi 作为靶点治疗肌张力障碍症状的报道。[4]

该病例另一个有趣的方面是关于 DBS 程控。虽然常规的电极设置、电压、脉宽和频率可有效改善震颤和肌张力障碍，我们发现从持续刺激模式切换至循环模式可以避免延迟发生的牵拉和沉重感等不良反应。有报道称循环刺激模式可以延长电池寿命[8]，这不足为奇；但通过降低累积刺激剂量减轻内囊相关不良反应还未被报道过。

DBS 是个有效的治疗方法，在本病例中观察到可持续控制震颤和肌张力障碍的症状从而显著改善患者的生活质量将近 11 年。然而我们不能解释为什么小脑共济失调很快在手术后出现。是因为 DBS 治疗对肌张力障碍和肌张力障碍性震颤有效从而使共济失调症状显露，还是因为 DBS 对疾病的病理生理有不良影响？这都需要更多的经验。更简单的解释是因为疾病本身的进展。该病例的治疗不能推广到所有类型的遗传性共济失调，阳性结果的证实需要更多用采用盲法评估的病例。尽管如此，该病例长期持续的症状控制提示 DBS 疗法是 SCA17 伴发的肌张力障碍和肌张力障碍性震颤的潜在治疗手段。

知识精要

DBS 治疗可能对全身型肌张力障碍和肌张力障碍性震颤有效果，即使其病因是遗传变异性 SCA17 导致的。

低拷贝数量的 SCA17 也可表现为显著性的全身型肌张力障碍表型。

GPi 是适用于肌张力障碍性震颤的 DBS 治疗靶点，但是如果以震颤为首要表现，许多中心优先使用 Vim DBS。

循环刺激模式会增加电池的寿命并且同时降低刺激导致的不良反应发生的可能，而这些不良反应有时会延迟发生。使用循环刺激模式是我们病例的一个创新点。

【参考文献】

[1] Toyoshima Y, Takahashi H. Spinocerebellar ataxia type 17 (SCA17)[J]. Advances in experimental medicine and biology, 2018, 1049: 219 - 231.

[2] Park H, Jeon B S, Shin J H, et al. A patient with 41 CAG repeats in SCA17 presenting with parkinsonism and chorea[J]. Parkinsonism & related disorders, 2016, 22: 106 - 107.

[3] Origone P, Gotta F, Lamp M, et al. Spinocerebellar ataxia 17: full phenotype in a 41 CAG/CAA repeats carrier[J]. Cerebellum & ataxias, 2018, 5: 7.

[4] Hagenah J M, Zuhlke C, Hellenbroich Y, et al. Focal dystonia as a presenting sign of spinocerebellar ataxia 17[J]. Movement disorders: official journal of the Movement Disorder Society, 2004, 19: 217 - 220.

[5] Albanese A, Bhatia K, Bressman S B, et al. Phenomenology and classification of dystonia: a consensus update[J]. Movement disorders: official journal of the Movement Disorder Society, 2013, 28: 863 - 873.

[6] Vidailhet M, Jutras M F, Grabli D, et al. Deep brain stimulation for dystonia[J]. Journal of neurology, neurosurgery, and psychiatry, 2013, 84: 1029 - 1042.

[7] Hashimoto T, Muralidharan A, Yoshida K, et al. Neuronal activity and outcomes from thalamic surgery for spinocerebellar ataxia[J]. Annals of clinical and translational neurology, 2018, 5: 52 - 63.

[8] Tai C H, Wu R M, Liu H M, et al. Meige syndrome relieved by bilateral pallidal stimulation with cycling mode: case report[J]. Neurosurgery 2011, 69: E1333 - 1337.

（吴芸昊）

第 43 章　脑深部电刺激治疗传出性震颤：震颤适应性的应对策略

Danielle S. Shpiner, Sagari Bette, Corneliu C. Luca

脑深部电刺激的指征

继发于多发性硬化症(multiple sclerosis, MS)的药物难治的传出性震颤(也称为 Holmes 震颤、红核震颤,译者注)。

病史及相关检查

患者女性,72 岁。右利手,有 MS 病史,因上肢严重震颤影响喂食与写字就诊。患者还存在平衡和跌倒等问题,需使用助行器行走。经初步检查,患者存在明显的"点头样"头部震颤,上肢存在大幅度运动性和姿势性震颤,踝关节振动觉减弱,闭目难立征阳性,指鼻和跟膝胫试验共济失调,以及宽基步态。脑部磁共振成像(magnetic resonance imaging, MRI)显示双侧大脑半球 T2 加权和液体衰减反转恢复序列(fluid-attenuated inversion recovery, FLAIR)上广泛汇合的高信号影,以及双侧小脑脚的病变,与患者的 MS 诊断一致。该患者因震颤服用多种药物,但效果不明显,服用的药物包括普萘洛尔、扑米酮、加巴喷丁、托吡酯、吡仑帕奈和氯硝西泮。患者接受了左侧丘脑腹中间核(ventral intermediate, Vim)的脑深部电刺激植入术(deep brain stimulation, DBS),并听从指示在晚上关机。最初患者治疗反应很好,可用右手拿杯子喝水,还能写字(图 43.1)。然而,该显著效果仅持续了 1 个星期,震颤就再次发生了。经过多次 DBS 参数的调整,患者的震颤症状有所缓解,但仍无法独立进行日常生活活动。

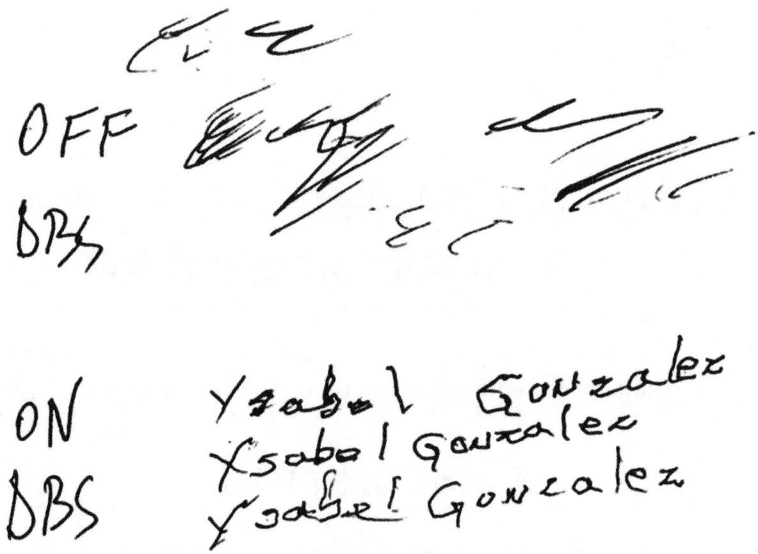

图 43.1　多发性硬化症继发严重传出性震颤患者的书写情况(重复 3 次)

注:上图:DBS 关闭;下图:DBS 打开,交叉电脉冲 0—1—3+,5 V,125 Hz,90 μs。

复杂之处

最初单侧 Vim DBS 对病人的震颤有显著改善。患者能够稳定手臂,可写字和进食。首次程控后震颤改善了 90%,但对震颤的抑制是短暂的。对刺激的逐渐耐受被认为是疗效逐渐变差的可能解释,但疾病进展和导线位置问题也是有可能的。

疑难分析和处置

患者在接下来的 10 个月,每 2 周进行 1 次程控,然后过渡到每 4 周进行 1 次。在不同触点交替刺激时,她对震颤的控制相对较好。也只有在不同参数交替刺激时,患者能保持临床症状改善,但随着时间的推移 DBS 疗效降低(表 43.1)。在我们的案例中,最初的刺激策略是先同时刺激多个触点,然后对不同触点进行交替刺激,2 种方式抑制震颤的效果相似。随着刺激强度的增加,感觉异常副作用变得难以忍受,因此更换为双极刺激,以及后来的交叉电脉冲。

表 43.1　不同时间点的刺激触点和参数

术后时间/月	阴极/(－)	阳极/(＋)	振幅/V	脉宽/μs	频率/Hz	震颤控制*/%
0.5	0,1	C	2.5	90	180	90
1	0,1,2	C	3.0	90	180	80
2	0,2	C	3.5	90	250	70
3	1	3	4.0	90	250	30
6	0,1	3	4.0	90	250	50
10	0	3	5.0	90	125	90
	1	3	5.0	90	125	

*震颤控制程度是根据神经内科医师的评估，比较同一次就诊时 DBS 关闭和打开时的震颤。术后 10 个月时使用了交叉电脉冲，触点选择 0 和 1。

结　果

交替刺激 DBS 导线上的不同区域能够更持久地控制震颤。使用 2 个触点高频率和高脉宽刺激也可以短暂缓解震颤。在术后 10 个月使用交叉电脉冲实现了持续改善(表 43.1)。

讨　论

DBS 有效控制震颤之后不久效果消失是传出性震颤的重要问题。多发性硬化症患者中震颤患病率据估计高达 46%，其中严重、致残性震颤患者达 6%[1]。震颤通常是姿势性、动作性、意向性或兼而有之，传出性震颤和静息性震颤并不常见[2-3]。病理生理学尚未完全阐明，但通常归因于小脑和丘脑通路的功能障碍[3-4]，可能还涉及基底节和皮层的连接，可能导致小脑丘脑皮质通路的全面过度激活[2]。药物治疗包括托吡酯、异烟肼、普萘洛尔、扑米酮、左乙拉西坦、卡马西平和肉毒毒素注射。这些都是基于小样本的研究和个案报告。

MS 相关性震颤的外科治疗包括 DBS 和毁损。不管是单侧还是双侧手术，最常用的靶点是 Vim，其他有效的靶点包括丘脑底区后部(posterior subthalamic area，PSA)、未定带、丘脑底核(subthalamic nucleus，STN)、丘脑腹嘴前核(ventralis oralis anterioris，Voa)/丘脑腹嘴后核(ventralis oralis posterioris，

Vop)、苍白球内侧部(globus pallidus pars interna,GPi)和丘系前辐射[5-6]。对于单根电极DBS植入术后震颤复发的患者,在同侧的Voa/Vop或PSA靶点再植入一根电极作为补救措施已经被证明有疗效。另外也有较少的病例一开始就植入了双根电极,也对震颤有明显改善。最近的一项研究表明,Vim加Voa/Vop的同侧双电极植入可能是有用的[7]。在这项研究中,第二条电极植入阻止了病人在程控1周后的症状恶化。

对于Vim DBS治疗原发性震颤(essential tremor ,ET)的患者,随着时间的推移(疾病进展和适应性)刺激失去疗效,即使调整刺激参数也是如此。一项研究对20名原发性震颤患者进行了长达10年的随访,结果显示Vim DBS减轻震颤的作用在短期内较稳定,而长期来看有衰减[8]。这项研究还证明了反弹现象,即在关闭刺激后震颤加剧,这种现象在30～60 min达到一个平台。作者指出,用震颤进展来解释适应性会被这种反弹效应所混淆[8]。刺激随时间失效更像是疾病进展而不是适应性。

夜间关闭刺激和刺激假期的方法也已经被用来努力消除这些不利效应[9]。在一项纳入了22名Vim DBS治疗的ET患者的研究中,随机分为标准刺激组或交替刺激模式组,在12周的观察期内,交替刺激组对震颤的控制更持续[9]。根据原发性震颤评分量表(essential tremor rating assessment scale,TETRAS),整体的震颤改善为7.3分(超过基线)。

毁损疗法再次受到青睐,尤其是在磁共振导向聚能超声(MRI－guided focused ultrasound therapy,MRIgFUS)治疗出现之后。一篇综述显示射频或伽马刀毁损Vim治疗MS震颤短期有效,但高达40%的单侧毁损病例存在持续副作用[10]。

DBS术后传出性震颤复发的病理生理学机制知之甚少。对于随时间失效有以下解释:①疾病进展;②严重震颤可能需要双靶点刺激;③在小脑丘脑皮质通路中的补偿性或适应性机制诱发了反弹性震颤。

到目前为止,大多数研究都发现疾病进展是DBS随时间失效的主要因素[11-13],但探讨DBS术后早期即出现疗效欠佳/疗效丧失原因的文献仍然很少[14-15]。一些研究者报告称,"刺激假期"暂时恢复了Vim DBS的效果,患者可能从间歇性使用刺激器中受益,患者通常在睡眠期间关闭刺激器。另一项研究表明,系统优化的Vim DBS刺激可以在短期内显著改善ET患者的震颤,但随着时间的推移效果可能会丧失,还提出使用交替刺激方案可能避免刺激的耐受[9]。在最近的一篇综述中,提出并描述了包括交替参数设置、DBS假期和适应性 DBS 在内的重新程控策略[16]。如果这些都不成功，应考虑重新定位靶点、升级刺激器或者再植入另外的电极于 PSA 或 Vop。

电极导线植入位置不佳是震颤复发的一个可能解释（特别是对于那些只有几小时或几天有效的情况）。在我们的案例中，刺激开启后的第 1 周效果非常显著。治疗传出性震颤的理想 DBS 靶点尚未确定，这可能取决于原发病变或环路的位置和严重程度。根据有限的经验以及 Vim DBS 的效果，可以考虑的代替靶点还有丘脑前部（Voa/Vop）、苍白球内侧核（GPi）或 PSA。此外，同侧植入双 DBS 电极，将第 2 根导线植入 Voa/Vop 或 PSA，可能有助于减轻致残性震颤并避免反弹。

避免早期震颤反弹的一个可能策略是，在震颤复发之前，为患者提供预先设定的具有类似效果的数个刺激程序，并允许他们定期切换为不同的程序。然而，在实践中，这是很难管理的，因为它需要患者频繁地调整，依从性可能很差。新的技术如适应性刺激，其刺激的强度可根据震颤严重程度自行调整，可能有助于抵消这种不足。这一策略的有效性还需要临床研究来进一步证实。

知识精要

传出性震颤通常对大多数药物治疗无反应，而 DBS 的治疗效果可能会逐渐减弱。

让患者在夜间关闭刺激，可能可以减少疗效的减退或刺激适应性。

在程控后不久发现震颤加重的情况时，有效的策略是交替刺激不同部位，类似于协调复位。其他最新的建议包括暂停刺激再打开，以及双电极植入刺激同侧大脑不同的触点[7]。

【参考文献】

[1] Rinker J R, Salter A R, Walker H, et al. Prevalence and characteristics of tremor in the NARCOMS multiple sclerosis registry: a cross-sectional survey[J]. BMJ Open, 2015, 5: e006714.

[2] Wilkins A. Cerebellar dysfunction in multiple sclerosis[J]. Front Neurol, 2017, 8: 312.

[3] Koch M, Mostert J, Heersema D, et al. Tremor in multiple sclerosis[J]. J Neurol, 2007, 254: 133 - 145.

[4] Oakes P K, Srivatsal S R, Davis M Y, et al. Movement disorders in multiple sclerosis[J]. Phys Med Rehabil Clin N Am, 2013, 24: 639 - 651.

[5] Ramirez-Zamora A, Okun M S. Deep brain stimulation for the treatment of uncommon tremor syndromes[J]. Exp Rev Neurotherap, 2016, 16(8): 983 - 997.

[6] Artusi C A, Farooqi A, Romagnolo A, et al. Deep brain stimulation in uncommon tremor disorders: indications, targets and programming[J]. J Neurol, 2018, 265: 2473 - 2493.

[7] Oliveria S F, Rodriguez R L, Bowers D, et al. Safety and efficacy of dual-lead thalamic deep brain stimulation for patients with treatment-refractory multiple sclerosis tremor: a single-centre, randomised, single-blind, pilot trial[J]. Lancet Neurol, 2017, 16(9): 691 - 700.

[8] Paschen S, Forstenpointner J, Becktepe J, et al. Long-term efficacy of deep brain stimulation for essential tremor[J]. Neurology, 2019, 92: e1378 - e1386.

[9] Seier M, Hiller A, Quinn J, et al. Alternating thalamic deep brain stimulation for essential tremor: a trial to reduce habituation[J]. Mov Disord Clin Pract, 2018, 5(6): 620 - 626.

[10] Schreglmann S R, Krauss J K, Chang J W, et al. Functional lesional neurosurgery for tremor: a systematic review and meta - analysis[J]. J Neurol Neurosurg Psychiatry, 2018, 89: 717 - 726.

[11] Pahwa R, Lyons K E, Wilkinson S B, et al. Long-term evaluation of deep brain stimulation of the thalamus[J]. J Neurosurg, 2006, 104: 506 - 512.

[12] Rodríguez Cruz P M, Vargas A, Fernández-Carballal C, et al. Long-term thalamic deep brain stimulation for essential tremor: clinical outcome and stimulation parameters[J]. Mov Disord Clin Pract, 2016, 3(6): 567 - 572.

[13] Pilitsis J G, Metman L V, Toleikis J R, et al. Factors involved in long-term efficacy of deep brain stimulation of the thalamus for essential tremor[J]. J Neurosurg, 2008, 109: 640 - 646.

[14] Patel N, Ondo W, Jimenez-Shahed J. Habituation and rebound to thalamic deep brain stimulation in long-term management of tremor associated with demyelinating neuropathy[J]. Int J Neurosci, 2014, 124(12): 919 - 925.

[15] Merchant S H, Kuo S H, Qiping Y, et al. Objective predictors of "early tolerance" to ventral intermediate nucleus of thalamus deep brain stimulation in essential tremor patients[J]. Clin Neurophysiol, 2018, 129(8): 1628 - 1633.

[16] Fasano A, Helmich R C. Tremor habituation to deep brain stimulation: Underlying mechanisms and solutions[J]. Mov Disord, 2019 Dec, 34(12): 1761 - 1773.

（金　丹　韩　斌）

第 44 章　脑深部电刺激治疗迟发性肌张力障碍和迟发性运动障碍

Shannon Y. Chiu, Irene A. Malaty

脑深部电刺激的指征

严重的药物难治性迟发性运动障碍和迟发性肌张力障碍。

病史及相关检查

患者男性，26 岁，因迟发性运动障碍和迟发性肌张力障碍前来我们运动障碍疾病中心就诊。患者于 17 岁时父亲去世后出现抑郁和幻觉，他曾先后使用氟哌啶醇、利培酮、奥氮平、齐拉西酮、阿立哌唑和喹硫平等药物来治疗伴有精神病性症状的抑郁症。患者在大约 24 岁时首先出现双上肢的震颤，随后出现上肢和颈部的肌张力障碍样姿势和过度运动，特别是出现严重的头部和躯干后仰抽搐，伴有颈部向左后方的拉伸和双臂的伸展及内旋。夜间为了睡眠，患者采用了一个“拮抗姿势”——将手机顶靠在左耳上以减少颈部和上臂的异常运动。患者是在长期使用神经安定类药物之后出现的运动障碍和肌张力障碍症状，并逐渐进展，符合迟发性障碍的诊断。患者先后服用溴隐亭、丁苯那嗪、卡比多巴/左旋多巴、苯海索、氯硝西泮、替扎尼定、巴氯芬、氯氮平等药物和肉毒毒素注射治疗，均无明显效果。颈部、双上肢和躯干剧烈的过度运动导致患者出现角弓反张样姿势，严重影响患者的日常生活和生活质量。因为进食受到干扰，患者的体重逐渐减轻。

最终患者接受了双侧内侧苍白球(globus pallidus interna, GPi)脑深部电刺激(deep brain stimulation, DBS)手术，术后总体运动功能改善 50%。患者可较长时间坐在椅子上，并可以不用扶持物体在走廊上行走。然而随时间推移，患者头部、上半身的后仰和双侧上肢的运动障碍加重，颅脑 CT 扫描发现刺激电极未在最佳位置上(图 44.1A 和 B)。据推测患者在手术中的剧烈过度运动，以及头部持续频繁的突然后仰运动导致了罕见的电极腹侧移位。尤其是患者爱好健身，肌肉强壮有力，进一步增加了不自主运动的力度。患者再次手术取出电极并且重新植入双侧 GPi DBS，手术在全麻下进行以消除术中不自主运动的影响。

虽然进行了电极位置的修正，但患者仍有躯干和颈部的严重后仰和异常步态(图 44.2A 和 B)，言语也有轻度受损，书写变得更加困难。进食时，患者不得不将双肘、双膝靠在桌子上以控制他的运动。我们最终决定对患者施行补救性的双侧丘脑底核(subthalamic nucleus，STN)DBS 手术(图 44.3A 和 B)。

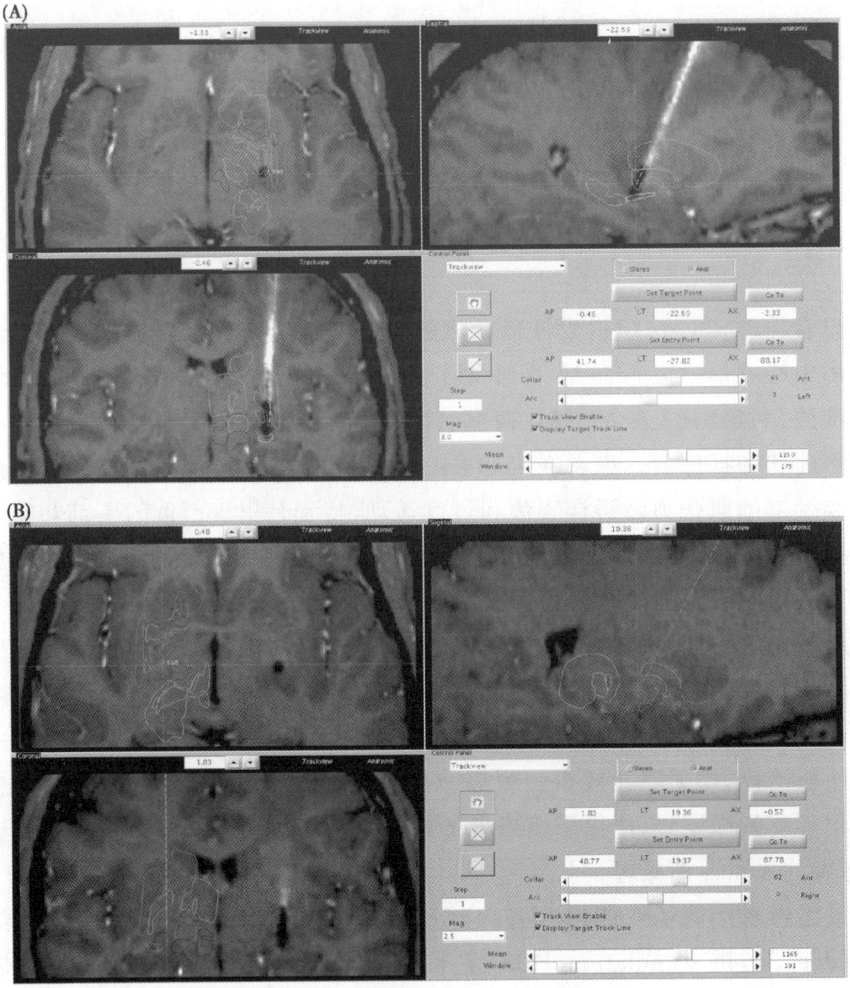

图 44.1　第一次双侧 GPi DBS 术后的电极位置

(A)

(B)

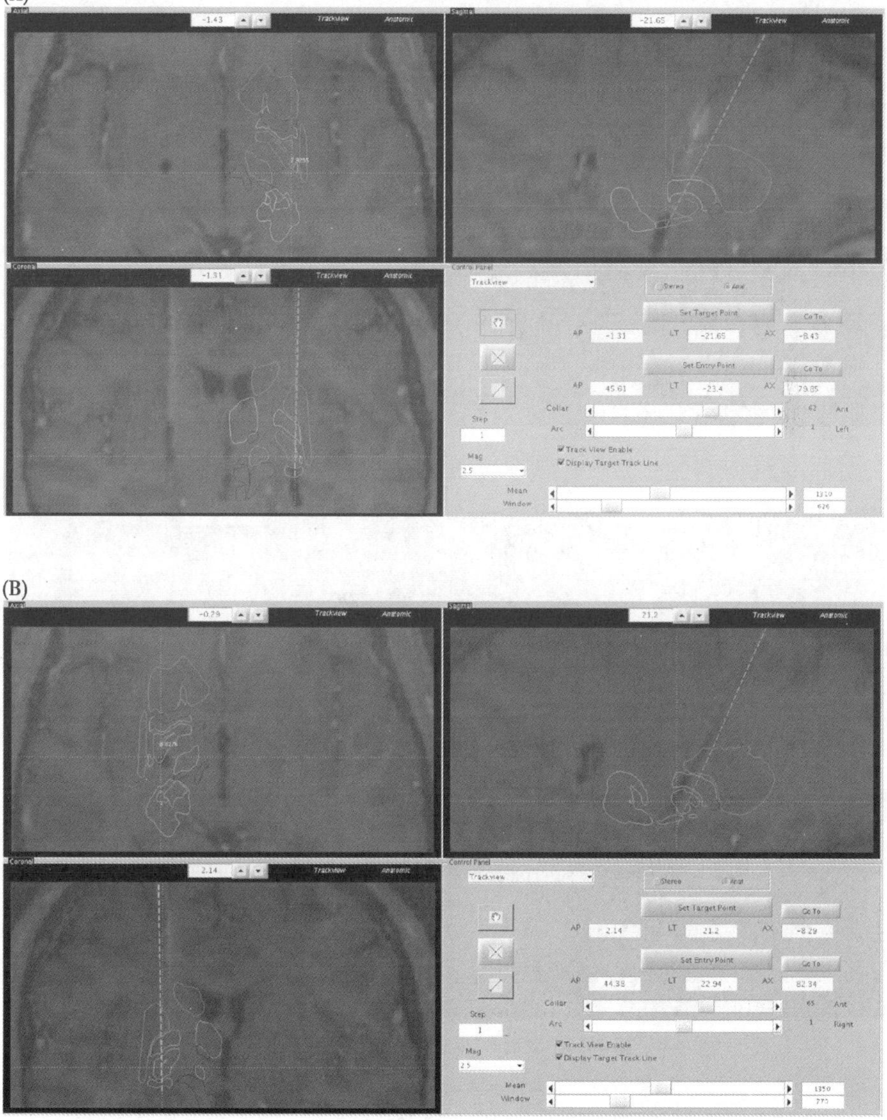

图 44.2　双侧 GPi DBS 翻修术后的电极位置

(A)

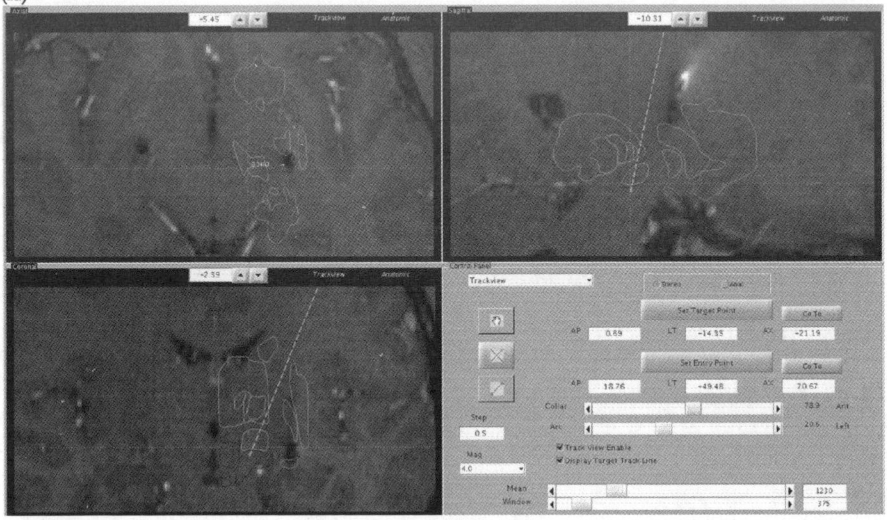

(B)

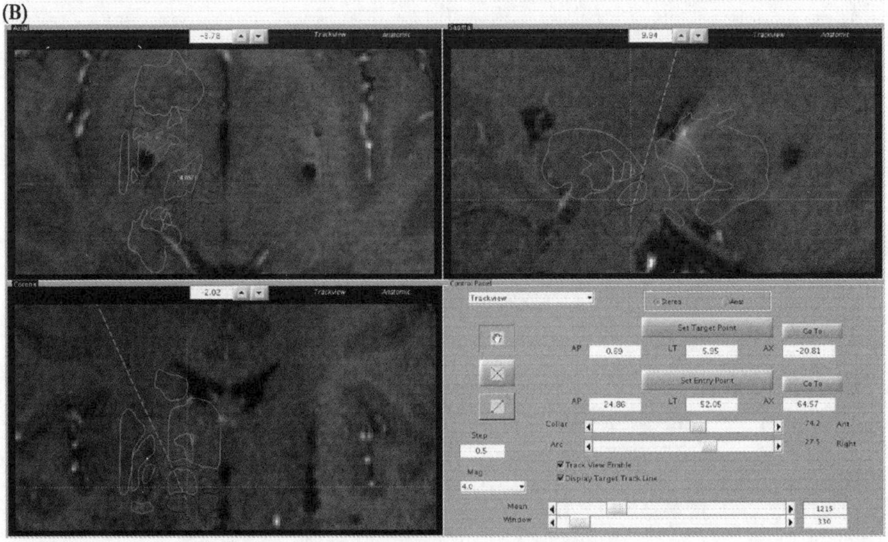

图 44.3　双侧 STN DBS 术后的电极位置

复杂之处

电极移位(腹侧),严重的药物难治性迟发性运动障碍和肌张力障碍、后仰及构音障碍,需要双靶点电刺激治疗。

疑难分析和处置

在第一次施行手术时，DBS 术后患者感觉后仰症状得到改善，考虑是微毁损的效应。患者术后 6 个月的统一肌张力障碍量表（united dystonia rating scale，UDRS）总分是 20 分，Burke-Fahn-Marsden 肌张力障碍量表（Burke-Fahn-Marsden dystonia rating scale，BFMDRS）评分是 18 分。但随着症状的加重，患者的 UDRS 评分升为 27 分。遗憾的是，虽然施行了双侧 GPi 电极的翻修手术，刺激电压高达 5V，患者在术后 3 个月仍有中到重度的肌张力障碍症状，BFMDRS 的运动评分为 21.5 分，UDRS 总体评分为 23 分。患者再次尝试肉毒毒素注射治疗（肉毒毒素 A 总量 600 U），但没有效果。在翻修手术 1 年后，患者进行了双侧 STN DBS 手术，接下来术后 6 个月的 UDRS 总体评分为 16 分、BFMDRS 运动评分为 6.5 分，GPi DBS 的刺激电压高（双侧均为 6.4V），而 STN DBS 刺激电压较低（双侧均为 2V）、刺激频率为 120Hz。患者可以独立日常生活，驾驶和步行时不再出现躯体后仰，患者逐步减少了丁苯那嗪的剂量。最近几年，患者曾尝试降低 GPi 电极的刺激电压，但电压一旦降低，症状就会立即加重。由此看来，要取得最大疗效，需要 GPi 和 STN 双靶点联合刺激。表 44.1 归纳了患者当前使用的最优 DBS 刺激参数。

表 44.1 优化的脑深部电刺激参数

	触点设置	电压/V	脉宽/μs	频率/Hz
左侧 STN	C+1−	2.2	120	180
右侧 STN	C+5−	2.4	120	180
左侧 GPi	8−9−10+	5.9	90	135
右侧 GPi	0−1+	5.9	90	135

结　果

本病例描述了 1 例患有严重迟发性运动障碍和肌张力障碍的患者同时行 GPi 和 STN DBS 治疗的情况。这个患者爱好健身，可能增强了躯体后仰和角弓反张等异常运动的力度，导致电极植入位置不佳，且电极随时间出现（腹侧）

移位。最终，患者致残的肌张力障碍样后仰和迟发性运动障碍需要采用 GPi 和 STN 双靶点联合 DBS 来治疗。患者术后在我们中心长期随访，10 余年来疗效一直保持稳定。在最近一次随访时（双侧 GPi 电极翻修术后 12 年、双侧丘脑底核 DBS 术后 10 年），患者的总体 UDRS 和 BFMDRS 运动评分分别为 2 分和 1 分。患者有轻微的言语功能受损，可能是刺激诱发。

讨 论

迟发性障碍是指使用至少 3 个月的多巴胺受体拮抗剂后延迟出现，并且排除其他原因引起的一组运动障碍疾病[1]。使用抗精神病药物治疗的精神分裂症门诊患者中大约有 1/3 可出现迟发性障碍[2]，但迟发性障碍也可发生于曾使用过某些止吐药、抗抑郁药或神经安定剂的患者。迟发性障碍可分为临床表现明显不同的几个亚型：经典类型是口－颊－舌运动障碍，就是经常称谓的迟发性运动障碍；迟发性肌张力障碍是一种肌张力障碍综合征，可以影响躯体的任一部分，症状可以包括不自主运动或其他表现[3]；其他类型包括迟发性静坐不能、抽动症和震颤[2]。迟发性运动障碍的病理生理机制目前尚不清楚，但一般认为与下列有关：①由于被多巴胺受体拮抗剂长期阻滞，多巴胺 D2 和 D3 受体出现超敏反应；②由于适应不良的突触可塑性改变，导致基底节直接和间接通路失衡；③氧化应激和基因易感性[4-6]。

长期的迟发性障碍可使患者致残，抗胆碱能药物、肌肉松弛剂、多巴胺耗竭剂、苯二氮䓬类等药物和肉毒毒素注射治疗常常疗效不佳或受副作用的限制而无法应用[2]。对那些药物难治性的致残性病例，神经刺激是一种潜在的治疗手段。

已有少量病例和队列研究报道，迟发性运动障碍和肌张力障碍患者在 GPi 或 STN DBS 术后症状改善、BFMDRS 运动评分和/或异常不自主运动评分（abnormal involuntary movement scale，AIMS）降低[7-9]。在一篇最近的 DBS 治疗迟发性综合征的文献综述中，纳入了 4 个迟发性运动障碍研究和 30 个迟发性肌张力障碍研究中共 117 例患者，绝大多数在 DBS 术后 AIMS 和 BFMDRS 运动评分得到改善[4]。大多数病例的刺激靶点选择双侧 GPi 腹后部，仅 8 例患者选择双侧 STN[10-11]。迄今为止，有一个法国的研究团队（STARDYS）报道了一个 GPi DBS 治疗Ⅱ级证据的研究结果，19 例患有严重的难治性迟发性运动障碍和肌张力障碍的患者，在刺激“开”“关”状态进行双盲视频评估，随访 6～11 年发现疗效长期存在[9,12]。3 个Ⅳ级证据的研究也同样报道了 GPi DBS 治疗迟发性肌张力障碍的有效性。根据最近发表的一篇文献综述和治疗建议，目前 GPi DBS 是作为 C 级推荐用于难治性迟发性运动障碍的治疗[2]。STN DBS 和双靶点 DBS 对于这类患者的疗效还需要未来做进一步的研究。

知识精要

严重的难治性迟发性运动障碍和迟发性肌张力障碍可以采用 GPi DBS 或 STN DBS 治疗。既往采用双侧苍白球毁损术治疗，但现今已很少使用，因为有导致延髓性麻痹的风险。

当术后初始疗效出现减退时，应当确定脑内电极的位置，因为电极有可能发生了移位；虽然电极常见向背侧位移，但也可能向腹侧移位。

对一些严重和难治性的迟发性障碍病例，可考虑双靶点刺激。

【参考文献】

[1] Fernandez H H，Friedman J H. Classification and treatment of tardive syndromes[J]. Neurologist，2003，9(1)：16－27.

[2] Bhidayasiri R，Jitkritsadakul O，Friedman J H，et al. Updating the recommendations for treatment of tardive syndromes：a systematic review of new evidence and practical treatment algorithm[J]. J Neurol Sci，2018，389：67－75.

[3] Burke R E，Fahn S，Jankovic J，et al. Tardive dystonia：late-onset and persistent dystonia caused by antipsychotic drugs[J]. Neurology，1982，32(12)：1335－1346.

[4] Macerollo A，Deuschl G. Deep brain stimulation for tardive syndromes：systematic review and meta-analysis[J]. J Neurol Sci，2018，389：55－60.

[5] Waln O，Jankovic J. An update on tardive dyskinesia：from phenomenology to treatment[J]. Tremor Other Hyperkinet Mov (NY)，2013，3.

[6] Westmoreland Corson P，Nopoulos P，Miller D D，et al. Change in basal ganglia volume over 2 years in patients with schizophrenia：typical versus atypical neuroleptic[J]. Am J Psychiatry，1999，156(8)：1200－1204.

[7] Lane R D, Glazer W M, Hansen T E, et al. Assessment of tardive dyskinesia using the abnormal involuntary movement scale[J]. J Nerv Ment Dis, 1985, 173(6): 353 - 357.

[8] Morigaki R, Mure H, Kaji R, et al. Therapeutic perspective on tardive syndrome with special reference to deep brain stimulation[J]. Front Psychiatry, 2016, 7: 67.

[9] Pouclet-Courtemanche H, Rouaud T, Thobois S, et al. Long-term efficacy and tolerability of bilateral pallidal stimulation to treat tardive dyskinesia[J]. Neurology, 2016, 86(7): 651 - 659.

[10] Meng D W, Liu H G, Yang A C, et al. Long-term effects of subthalamic nucleus deep brain stimulation in tardive dystonia[J]. Chin Med J(Engl), 2016, 129(10): 1257 - 1258.

[11] Deng Z D, Li D Y, Zhang C C, et al. Long-term follow-up of bilateral subthalamic deep brain stimulation for refractory tardive dystonia[J]. Park Relat Disord, 2017, 41: 58 - 65.

[12] Damier P, Thobois S, Witjas T, et al. Bilateral deep brain stimulation of the globus pallidus to treat tardive dyskinesia[J]. Arch Gen Psychiatry, 2007, 64(2): 170 - 176.

（秦明筠　张　训）